현대인의 건강생활론

안민주·김 공

dcb

저 | 자 | 소 | 개

안 민 주

동신대학교 체육학박사
동신대학교 생활체육학과 교수
한국운동재활협회 이사
한국골프학회 이사
D.R.T 인명구조 교육평가위원

김 공

동신대학교 체육학박사
현 동신대학교 운동처방학과 교수
ICHPER SD Asia Journal of Research 이사
한국체육정책학회 이사
한국골프학회 편집위원
비영리단체 한국운동재활협회 전남지부 대표

현대인의 건강생활론

초판발행/2011년 7월 31일
초판2쇄/2014년 9월 30일
발행인/민유정
발행처/대경북스
ISBN/978-89-5676-346-0

이 책은 저작권법에 따라 보호받는 저작물이므로 무단전재와 복제를 금지하며, 책 내용의 전부 또는 일부를 이용하려면 반드시 대경북스의 동의를 받아야 합니다.

등록번호 제 1-1003호
서울특별시 강동구 풍성로51길 17 (성내동) 서림빌딩 2F
전화 : 02) 485-1988, 485-2586~87 · 팩스 : 02) 485-1488
e-mail:dkbooks@chol.com · http://www.dkbooks.co.kr

머리말

오늘날 우리나라는 저출산과 고령화라는 국가차원의 사회적 문제에 당면하고 있으며 이에 대한 해결방안들이 다양하게 제시되고 있다. 이러한 방안들의 결정적인 축이 국민의 건강이다.

국민 건강은 그 나라의 국가경쟁력을 의미하고, 건강의 한 지표로서 인간의 수명은 매우 중요하게 다루어진다.

그러나 인생을 오래 산다는 것 자체만으로는 아무런 의미가 없고, 활력 있고 건강하게 오래 살아야 한다는 점이 복지사회의 목표이다.

현대인들은 과거에 비해 매우 편리한 생활을 누리고 있지만, 반대급부로서 스트레스, 음주, 흡연, 특히 운동부족 등의 생활습관으로 인해 대다수의 사람들이 건강을 올바로 지키지 못하는 것이 현실이다.

인간의 건강을 유지 및 증진하기 위해서는 일단 우리 몸의 구조와 생리에 대해 알아야하고, 건강에 영향을 미치는 여러 가지 요소에 대한 포괄적인 지식이 필요하다. 또한 건강을 지키기 위해서는 꾸준한 운동과 생활습관 개선, 신체 위험 시 대처할 수 있는 행동능력 등을 갖추어야 한다.

그에 따라 본 서는 현대사회에서 운동의 필요성, 트레이닝 및 운동처방의 원리와 실제를 제시했고, 영양과 생활습관병, 건강을 저해하는 물질, 상해와 응급처치 등, 현대인이 올바른 건강유지와 증진을 위해 필요한 요인들을 다양하게 집필했다.

아무쪼록 본 서가 독자들에게 운동과 건강에 대한 다양한 지식과 정보를 제공해 주는 건강 지침서가 되길 바란다.

끝으로 어려운 여건 속에서도 본 서 출판에 물심양면으로 도움을 주신 대경북스 민유정 사장님과 편집부 직원 분들께 진심으로 감사드린다.

2011년 7월

저 자 씀

차 례

제1장 현대사회의 특징과 운동의 필요성

1. 운동부족 …………………………………………………………… 19
2. 식생활의 불균형 …………………………………………………… 21
3. 과도한 스트레스 …………………………………………………… 22

제2장 체력의 정의와 운동의 효과

1. 건강이란 무엇인가 ………………………………………………… 25
   1) 건강의 정의 …………………………………………………… 25
   2) 건강을 유지하기 위한 요소 ………………………………… 26
2. 체력이란 무엇인가 ………………………………………………… 27
3. 체력의 요소 ………………………………………………………… 28
   1) 행동체력 ………………………………………………………… 28
   2) 방위체력 ………………………………………………………… 28
      (1) 근력과 근지구력/29   (2) 순발력/30
      (3) 심폐지구력/30   (4) 유연성/30
      (5) 스피드/31
3. 운동이 체력이 미치는 영향 ……………………………………… 31
   1) 체력이 강화된다 ……………………………………………… 31
   2) 생활의 활력소가 된다 ………………………………………… 31
   3) 근력과 근육크기가 증가한다 ………………………………… 32
   4) 뼈를 튼튼하게 한다 …………………………………………… 34
   5) 심혈관계의 기능이 향상된다 ………………………………… 34
      (1) 심장기능의 강화/34   (2) 최대산소소비량의 증가/35
      (3) 허파기능의 향상/36   (4) 혈액량의 증가/36
      (5) 혈관의 탄력성 향상 및 혈관수의 증가/37
   5) 비만이 해소된다 ……………………………………………… 37
   6) 관절질환 및 요통 예방 ……………………………………… 38

제3장 퍼스널 트레이닝의 실제

1. 트레이닝의 개념 ·· 41
2. 트레이닝의 목적 ·· 41
   1) 신체발달 ·· 41
   2) 특수한 신체기능의 발달 ·· 42
   3) 정신력 강화 ·· 42
   4) 팀의 준비도 향상 ··· 42
   5) 선수의 건강 증진 ··· 42
3. 트레이닝의 분류 ·· 43
   1) 형식상의 분류 ··· 43
      (1) 반복훈련법(repetition training)/44　(2) 구간훈련법(interval training)/44
      (3) 지속훈련법(continuty training)/45　(4) 중량훈련법(weight training)/45
      (5) 순환훈련법(circuit training)/45　(6) 고지훈련법(altitude training)/46
   2) 내용상의 분류 ··· 46
      (1) 근력향상을 위한 훈련/46　(2) 스피드 육성을 위한 훈련/47
      (3) 지구력 향상을 위한 훈련/47　(4) 유연성 향상을 위한 훈련/48
      (5) 평형성 향상을 위한 훈련/48
4. 트레이닝의 요소 ·· 49
   1) 운동형태 ·· 49
   2) 운동빈도 ·· 49
   3) 운동강도 ·· 49
   4) 운동시간 ·· 50
   5) 운동기간 ·· 50
5. 트레이닝 시 유의점 ·· 50
   1) 오버트레이닝과 슬럼프 ··· 50
   2) 훈련중지 ·· 51
6. 웨이트 트레이닝의 실제 ·· 51
   1) 윗몸운동 ·· 51
      (1) 데드 리프트(Dead lift)/51　(2) 프론트 프레스(Front press)/52
      (3) 벤치 프레스(Bench press)/53　(4) 업라이트 로우(Upright row)/54
      (5) 벤트 오버 로우(Bent-over row)/54　(6) 바벨 컬(Barbell curl)/55
      (7) 랫 풀 다운(Lat pull down)/56　(8) 래터럴 레이즈(Lateral raise)/56
      (9) 프론트 레이즈(Front raise)/57　(10) 덤벨 플라이(Dumbbell fly)/58

(11) 덤벨 벤트 암 풀 오버(Dumbbell bent arm pull over)/58
　2) 하체·등 운동 ·· 59
　　　(1) 백 익스텐션(Back extension)/59　　(2) 스쿼트(Squat)/60
　　　(3) 레그 익스텐션(Leg extension)/61　(4) 레그 컬 (Leg curl)/61
　3) 복근운동 ··· 62
　　　(1) 싯 업(Sit up)/62　　　　　　　　(2) 리버스 비틀(Reverse beetles)/63
　4) 목 운동 ··· 63
　　　(1) 목 굴곡(Neck flexion)/63　　　　(2) 목 신전(Neck extension)/64

제4장 생활습관병

1. 뇌졸중 ··· 67
　1) 뇌졸중의 종류 ·· 68
　2) 뇌졸중의 위험인자 ··· 69
　3) 뇌졸중의 조짐·증상 ··· 70
　4) 뇌졸중의 치료와 예방 ··· 70
2. 고혈압 ··· 70
　1) 증후성 고혈압 ·· 71
　2) 본태성 고혈압증 ·· 72
　3) 고혈압증의 치료와 예방 ··· 72
　4) 고혈압의 운동요법 ··· 73
　　　(1) 기대되는 효과/73　　　　　　　(2) 적 응/73
3. 허혈성 심장병 ··· 74
　1) 허혈성 심장병의 뜻 ··· 74
　2) 허혈성 심장병의 종류 ··· 74
　　　(1) 협심증/74　　　　　　　　　　　(2) 심근경색/75
　3) 허혈성 심장병의 치료 ··· 75
　　　(1) 협심증/75　　　　　　　　　　　(2) 심근경색/75
　4) 허혈성 심장병의 예방 ··· 76
4. 관상동맥질환 ··· 76
　1) 관상동맥질환의 위험인자 ·· 76
　2) 관상동맥질환의 운동요법 ·· 77
　　　(1) 적 응/77　　　　　　　　　　　　(2) 실시 포인트/78
　　　(3) 심근경색 회복기의 재활/78

5. 부정맥 ·· 79
　1) 부정맥의 발병요인 ·· 79
　2) 부정맥의 운동요법 ·· 79
6. 선천성 심장질환 및 후천성 판막증 ·· 79
　1) 선천성 심장질환의 발견 ·· 79
　2) 선천성 심장질환의 운동요법 ·· 80
　3) 후천성 판막증의 운동요법 ·· 80
7. 뇌혈관장애 ··· 81
　1) 뇌혈관장애의 원인 ··· 81
　2) 뇌혈관장애의 운동요법 ··· 81
8. 만성 호흡기질환 ·· 82
　1) 기관지천식과 운동요법 ··· 82
　　(1) 운동유발성 천식/82　　　　(2) 발생기전/82
　　(3) 기관지천식(특히 EIA)환자의 운동 시 주의사항/83
　2) 폐기종과 운동요법 ·· 83
　　(1) 폐기종의 원인/83　　　　　(2) 폐기종의 운동요법/84
9. 당뇨병 ·· 84
　1) 당뇨병의 원인 ·· 84
　2) 당뇨병의 분류 ·· 85
　　(1) 인슐린의존형 당뇨병/85　　(2) 인슐린비의존형 당뇨병/85
　　(3) 기　타/85　　　　　　　　 (4) 경계형/85
　3) 당뇨병의 증상 ·· 86
　4) 당뇨병의 치료 및 예방 ··· 86
　5) 당뇨병의 운동요법 ·· 86
10. 고지혈증 ··· 87
　1) 고지혈증의 원인 ·· 87
　2) 고지혈증의 운동요법 ·· 87
　　(1) 운동의 종류/87　　　　　　(2) 운동의 강도/87
11. 통　풍 ·· 88
12. 골다공증 ··· 88
13. 간경변 ·· 89

제5장 비만과 체중관리

1. 비만이란 ··· 93
  1) 비만의 정의 ·· 93
  2) 비만의 분류 ·· 93
    (1) 지방조직의 형태에 의한 분류/93   (2) 지방조직의 체내 분포에 의한 분류/94
2. 비만의 원인과 과정 ·· 96
  1) 비만의 원인 ·· 96
    (1) 유전적 원인/96   (2) 지방세포의 발달/97
    (3) 생활습관/97   (4) 기초대사량의 감소/98
  2) 비만의 과정 ·· 98
3. 비만의 진단과 이상체중 ·· 99
  1) 비만의 진단 ·· 99
    (1) 표준체중법/100   (2) 피하지방법/100
    (3) 체질량지수법/102   (4) 허리와 엉덩이둘레비/102
    (5) 생활 속의 측정법/103
  2) 이상체중의 결정 ··· 103
4. 식이요법을 이용한 체중조절 ·· 104
  1) 식이요법과 체중조절 ··· 104
  2) 식이요법의 종류 ··· 105
    (1) 저칼로리 식사/105   (2) 원 푸드 다이어트/106
    (3) 초저열량 식사/106
  3) 이상적인 식사계획 ·· 106
    (1) 1일 총에너지필요량 결정/107   (2) 식단작성/107
  4) 체중조절을 위한 식사지침 ··· 107
    (1) 기본지침/107   (2) 주의사항/108
5. 운동요법을 이용한 체중조절 ·· 108
  1) 운동요법과 체중조절 ··· 108
  2) 운동지침 ·· 109
    (1) 기본지침/109   (2) 운동의 종류/109
  3) 운동방법 ·· 110
    (1) 운동강도/110   (2) 운동시간/110
    (3) 운동빈도/110   (4) 주의사항/110
  4) 운동량 산출 및 계획 ··· 110

　　　　(1) 운동량/111　　　　　　　　(2) 운동계획/111
6. 약물요법을 이용한 체중조절 ………………………………………… 112
7. 수　술 …………………………………………………………………… 113
8. 행동수정요법을 이용한 체중조절 …………………………………… 113
　1) 행동수정요법과 체중조절……………………………………………… 113
　2) 행동수정요법 …………………………………………………………… 114
　　　　(1) 섭식행동의 기록/114　　　　(2) 섭식환경정비/114
　　　　(3) 식습관 개선/114　　　　　　(4) 생활활동 습관변화/115

제6장 피로와 스트레스

1. 피로의 개념과 대책 …………………………………………………… 119
　1) 피로의 원인 ……………………………………………………………… 119
　　　　(1) 에너지과잉소모/120　　　　(2) 젖산축적/120
　　　　(3) 중추신경계의 피로/120
　2) 피로의 현상 ……………………………………………………………… 121
　　　　(1) 안색변화/121　　　　　　　(2) 원기저하/121
　　　　(3) 호흡·순환계의 변화/122　　(4) 근육의 변화/122
　　　　(5) 신경의 변화/122　　　　　　(6) 소화기의 변화/122
　　　　(7) 정신의 변화/122
　3) 피로의 판정요령………………………………………………………… 122
　　　　(1) 자각적 증상/123　　　　　　(2) 타각적 증상/123
　4) 피로의 회복 …………………………………………………………… 126
　　　　(1) 휴　식/126　　　　　　　　(2) 영　양/126
　　　　(3) 원인제거/127　　　　　　　(4) 수　면/127
　　　　(5) 목　욕/128
2. 스트레스와 대처법……………………………………………………… 128
　1) 스트레스요인 …………………………………………………………… 128
　2) 스트레스에 대한 인체의 반응 ……………………………………… 129
　　　　(1) 응전 또는 도피(경계반응)/130　(2) 저항기/130
　　　　(3) 소모기(탈진기)/130
　3) 스트레스대처법 ………………………………………………………… 131
　　　　(1) 일반적인 방안/131　　　　　(2) 운동요법에 의한 스트레스해소/132
　4) 스트레스로 인한 마음의 병…………………………………………… 132

(1) 우울증/132　　　　　　　(2) 심신증/134
　　　(3) 신경증/136　　　　　　　(4) 의존증/137
　　　(5) 섭식장애/138　　　　　　(6) 외상 후 스트레스장애/138
　　　(7) 주위의 대응방법/139

제7장 건강을 해치는 물질

1. 알코올 ··· 143
   1) 알코올의 성분 ·· 143
   2) 알코올의 흡수와 대사작용 ·· 144
   3) 알코올의 폐해 ·· 146
      (1) 알코올중독/146　　　　　　(2) 여성과 알코올/146
      (3) 음주 테스트/　　　　　　　147
   4) 알코올이 인체에 미치는 영향 ··· 147
      (1) 신경계에 미치는 영향/147　(2) 심혈관계에 미치는 영향/147
      (3) 간질환/148　　　　　　　　(4) 암/148
      (5) 기타 영향/149　　　　　　　(6) 알코올과 임신/149
2. 흡　연 ··· 150
   1) 니코틴이 인체에 미치는 영향 ··· 151
      (1) 암/152　　　　　　　　　　(2) 심혈관계질환/152
      (3) 뇌졸중/153　　　　　　　　(4) 호흡계질환/153
      (5) 성기능 감소/153　　　　　　(6) 기타 질환/154
   2) 간접 흡연 ··· 154
   3) 금　연 ·· 155
      (1) 금연을 위한 여러 가지 방법/156　(2) 금연의 장점/156
3. 카페인 ··· 157
   1) 카페인중독 ··· 157
   2) 카페인 장기복용의 영향 ·· 158
4. 각종 약물과 마약 ··· 159
   1) 약물의 종류와 작용기전 ·· 159
      (1) 약물의 종류/159　　　　　　(2) 약물의 작용기전/160
   2) 약물의 투입경로 ·· 161
      (1) 구강투입/161　　　　　　　(2) 주　사/161
      (3) 흡　입/162　　　　　　　　(4) 연　고/162

    (5) 좌 약/162
  3) 약물의 사용과 오남용 …………………………………………… 163
  4) 마 약 ……………………………………………………………… 163
    (1) 각성제류/163   (2) 마리화나/166
    (3) 아 편/167   (4) 환각제/170
    (5) 합성마약(클럽마약)/172 (6) 스테로이드/173

제8장 건강과 영양

1. 탄수화물 ……………………………………………………………… 177
  1) 탄수화물이란 ……………………………………………………… 177
  2) 탄수화물의 기능 ………………………………………………… 178
    (1) 에너지공급/178   (2) 단백질절약작용/178
    (3) 장내 운동성/178   (4) 체성분/179
  3) 탄수화물의 소화와 흡수 ………………………………………… 179
    (1) 소 화/179   (2) 작은창자에서의 소화/179
    (3) 흡 수/180
  4) 탄수화물과 식품 ………………………………………………… 181
  5) 탄수화물 섭취 권장량 …………………………………………… 181
2. 지 방 ……………………………………………………………… 181
  1) 지방이란 ………………………………………………………… 181
  2) 지방의 기능 ……………………………………………………… 182
    (1) 농축된 에너지원/182   (2) 필수지방산과 비필수지방산/182
    (3) DHA/183   (4) 인체의 구성성분/183
    (5) 체온조절과 장기보호/183 (6) 만복감/183
    (7) 맛과 향미성분 공급/184 (8) 지용성 비타민의 흡수/184
  3) 지방질과 식품 …………………………………………………… 184
  4) 지방질 섭취 권장량 ……………………………………………… 185
3. 단 백 질 …………………………………………………………… 185
  1) 단백질이란 ……………………………………………………… 185
  2) 단백질의 기능 …………………………………………………… 185
    (1) 성장 및 체조직의 구성성분/185
    (2) 여러 가지 효소, 호르몬, 면역제의 주요 구성성분/186
    (3) 체성분의 중성유지/186 (4) 체내의 수분평형조절/186

　　　　(5) 당질로 전환/187　　　　(6) 지방질로 전환/187
　　3) 단백질과 식품 ……………………………………………………… 187
　　4) 단백질 섭취 권장량 ………………………………………………… 188
4. 무 기 질 ……………………………………………………………… 188
　　1) 무기질이란 …………………………………………………………… 188
　　2) 무기질의 종류 ……………………………………………………… 190
　　　　(1) 칼슘(Ca)/190　　　　(2) 인(P)/190
　　　　(3) 나트륨(Na)/191　　　(4) 칼륨(K)/191
　　　　(5) 마그네슘(Mg)/192　　(6) 미량무기질/192
5. 비 타 민 ……………………………………………………………… 195
　　1) 비타민이란 …………………………………………………………… 195
　　2) 지용성 비타민 ……………………………………………………… 196
　　　　(1) 비타민 A/196　　　　(2) 비타민 D/197
　　　　(3) 비타민 E/198　　　　(4) 비타민 K/199
　　3) 수용성 비타민 ……………………………………………………… 199
　　　　(1) 비타민 C/199　　　　(2) 비타민 B1(티아민)/200
　　　　(3) 비타민 B2(리보플라빈)/200　(4) 비타민 B6/200
　　　　(5) 비타민 B12/201　　　(6) 나이아신/201
　　　　(7) 엽산(folate)/201　　(8) 판토텐산(pantothenic acid)/202
　　　　(9) 바이오틴(biotin)/202
6. 물 …………………………………………………………………… 202
7. 운동과 올바른 식생활 ………………………………………………… 203
　　1) 올바른 식습관의 형성 ……………………………………………… 203
　　2) 연령별 올바른 식생활 ……………………………………………… 205
　　　　(1) 1~2세/205　　　　　(2) 3~5세/205
　　　　(3) 6~12세/206　　　　 (4) 13~19세/206
　　　　(5) 노년기/206

제9장 운동처방의 원리

1. 운동처방이란 ……………………………………………………………… 209
2. 운동처방의 목적 ………………………………………………………… 210
3. 운동처방의 구성요소 …………………………………………………… 210
　　1) 운동처방의 질적 요소 ……………………………………………… 210

         (1) 운동형태/210   (2) 운동강도/211
    2) 운동처방의 양적 요소 ·· 211
         (1) 운동지속시간/211   (2) 운동빈도/212
         (3) 운동기간/212
 4. 운동처방의 과정 ·· 213
    1) 의학검사 ··· 213
    2) 운동부하검사 ··· 214
    3) 체력검사 ··· 214
    4) 운동처방전의 작성 ··· 214
    5) 운동처방전의 교부 ··· 215
    6) 사후관리와 재검사 ··· 215
 5. 체력검사와 체력측정방법 ··· 216
    1) 체력검사종목 ··· 216
         (1) 근력과 근지구력/216   (2) 순발력/217
         (3) 심폐지구력/217   (4) 유연성/218
         (5) 비만도/218
    2) 측정항목 및 방법 ··· 218
         (1) 제자리 멀리뛰기/218   (2) 윗몸일으키기/219
         (3) 앉아 윗몸 앞으로 굽히기/219   (4) 1,200m 달리기/219
         (5) 체지방률(%)/220
    3) 한국인의 체력평가기준치 ·· 220

제10장 스포츠상해와 응급처치

1. 스포츠상해의 종류 ·· 225
    1) 근육의 상해 ··· 225
         (1) 근육의 통증/225   (2) 타박상/226
         (3) 근육의 경련/226
    2) 힘줄의 상해 ··· 227
         (1) 건염/227   (2) 건초염/227
    3) 뼈, 관절 및 인대의 상해 ··· 228
         (1) 뼈의 골절/228   (2) 인대의 염좌/229
         (3) 관절의 상해/229

2. 스포츠상해의 예방 ………………………………………………… 230
   1) 준비운동 ……………………………………………………………… 230
      (1) 준비운동의 효과/231   (2) 준비운동의 종류와 방법/232
   2) 정리운동 ……………………………………………………………… 232
      (1) 정리운동의 효과/233   (2) 정리운동의 종류와 방법/233
   3) 기타 스포츠상해의 예방 …………………………………………… 233
3. 응급처치의 원리 …………………………………………………… 234
   1) 응급처치의 목적 …………………………………………………… 235
   2) 응급처치의 실시범위와 준수사항 ………………………………… 235
   3) 응급처치의 활동원칙 ……………………………………………… 236
4. 응급처치의 실제 …………………………………………………… 237
   1) 환자에 대한 평가 …………………………………………………… 237
      (1) 기본적 평가(ABC 평가)/237   (2) 평가방법/237
   2) 쇼크에 대한 처치 …………………………………………………… 239
      (1) 쇼크란 무엇인가/239   (2) 쇼크의 대표적 증상/239
      (3) 쇼크에 대한 처치/240
   3) 기도유지 …………………………………………………………… 241
      (1) 기도유지의 중요성/241   (2) 기도폐쇄의 원인/241
      (3) 기도폐쇄의 징후와 증상/242 (4) 기도유지 방법/242
      (5) 이물질 제거/243
   4) 구조호흡 …………………………………………………………… 244
      (1) 호흡확인/244   (2) 실시방법/244
      (3) 주의사항/245   (4) 실시한계/245
   5) 심폐소생술 ………………………………………………………… 246
      (1) 실시대상/246   (2) 압박위치/246
      (3) 압박방법/247   (4) 실시방법/247
      (5) 유의사항/248
   6) 지혈법 ……………………………………………………………… 248
      (1) 출혈과 지혈/249   (2) 지혈방법/249
5. 환자 운반법 ………………………………………………………… 251
   1) 운반원칙 …………………………………………………………… 251
   2) 주의사항 …………………………………………………………… 252
   3) 운반방법 …………………………………………………………… 252
      (1) 1인 운반법/252   (2) 2인 운반법/252
   4) 운반도구 만들기 …………………………………………………… 253

제11장 인체에 대한 이해

1. 인체운동의 해부학적 정의 ·· 257
   1) 운동면 ·· 257
      (1) 전후면/257   (2) 좌우면/257
      (3) 수평면/258
   2) 방향에 관련된 용어 ·· 258
   3) 관절운동에 관련된 용어 ·· 259
2. 인체의 근육계 ··· 261
   1) 근육의 일반적 작용 ·· 261
   2) 근육별 기능 ·· 261
3. 인체의 골격계 ··· 265
   1) 머리뼈 ··· 265
      (1) 뇌머리뼈(뇌두개골)(8개)/265   (2) 얼굴뼈(안면골) (15개)/266
   2) 몸통의 골격 ·· 266
      (1) 척주의 골격(32개)/266   (2) 가슴우리(흉곽)(25개)/266
   3) 팔다리의 골격 ··· 267
      (1) 팔뼈(상지골)(64개)/267   (2) 손/267
      (3) 다리뼈(62개)/267   (4) 발/269
4. 인체의 관절 ·· 269
   1) 발관절과 발의 운동 ·· 269
   2) 무릎관절의 운동 ·· 269
   3) 골반과 엉덩관절의 운동 ·· 271
   4) 척주의 운동 ·· 271
   5) 어깨관절의 운동과 기능 ·· 272
   6) 팔꿉관절의 운동과 기능 ·· 272
   7) 손관절의 운동 ··· 272

참고문헌 ·· 273

제 1 장
현대사회의 특징과 운동의 필요성

경제성장으로 인한 물질적 풍요로움으로 말미암아 현대인은 몸을 움직이지 않는 편안하고 안락한 생활을 행복의 척도로 여기는 사고방식을 가지게 되었다. 물질문명의 발달은 우리에게 많은 혜택을 가져왔지만, 산업화·공업화에 비례하여 대기 및 수질오염이 진전되고 각종 화학무기와 핵무기의 개발로 인해 인류의 생존이 위협받고 있다.

특히 개인적으로는 여가시간이 늘어나고 첨단 과학기술로 인해 운동부족이 심화되고, 바쁜 일과로 말미암아 식생활이 불규칙해지고, 고도로 복잡화된 사회 속에서 심각한 스트레스를 받으며 살아가고 있다.

이것은 개개인의 체력저하로 이어지고 동맥경화, 고혈압, 당뇨병 등의 성인병을 유발시킴으로써 현대인의 건강을 크게 위협하고 있다.

1. 운동부족

건강은 인간이 바람직한 삶을 누리기 위한 기본조건이며 그 바탕이다. 또한 개인이 향유하는 최고 수준의 건강상태는 그 개인의 행복과 안녕은 물론 건전한 사회를 이룩하는 근본이 된다.

현대사회에서는 기계화와 자동화의 영향으로 육체적 활동이 요구되는 대부분의 힘든 일은 기계가 대신하고 있으며, 이로 인한 신체활동의 부족과 좌업생활로 말미암아 신체기능의 퇴화를 촉진하고 있다. 여기에 식생활의 불균형과 과도한 스트레스까지 가세하여 현대인의 건강을 위협하고 있다.

오늘날 많은 사람들이 운동부족으로 인한 갖가지 퇴행성 질병으로 고통을 받고 있다. 이렇듯 운동부족으로 인하여 발생하는 질병을 운동부족병(hypokinetic disease)이라 하는데, 이는 심혈관계 질환, 고혈압, 비만, 뇌졸중, 당뇨병 등의 순환기 계통의 만성 퇴행성 질환을 일컫는다. 이 질환들은 장기간에 걸쳐 자신도 모르는 사이에 진행되어 그 증상이 나타났을 때는 이미 질병이 많이 진전된 상태로서, 서구 선진국에서는 높은 발생빈도를 보여 사망원인의 수위를 차지하고 있다.

 운동부족으로 인한 성인병을 예방하기 위한 최선의 방법은 규칙적이고 반복적인 운동의 실천이다. 물론 성인병이 운동부족이라는 특정한 원인 하나에 의해 일어나는 것이 아니라, 위험인자(risk factors)라고 불리는 여러 원인들의 상호관계에 의하여 이루어지기 때문에, 운동의 실천만으로 성인병을 예방할 수는 없다. 그러나 운동을 시작하거나 실천하고 있는 사람들은 성인병의 주요 위험요인 하나를 제거한 것이므로 실제로 커다란 위험에 대비한다고 할 수 있다.

 운동이란 인체의 움직임을 일컫는 말로, 인간의 활동능력을 높이기 위한 운동에는 건강운동, 레크리에이션, 스포츠 등의 3가지 유형이 있다.

 건강운동은 인체가 요구하는 운동자극을 의도적·계량적·반복적으로 줌으로써 인체의 생리적 기능을 높이기 위한 활동으로, 그 사람에게 알맞은 운동자극을 주기 위하여 과학적으로 연구된 운동처방의 원리를 적용하여 실시한다.

 레크리에이션, 특히 신체적 레크리에이션은 일상생활에서 축적된 신체적 피로나 정신적 긴장을 이완시키기 위한 활동으로, 주로 정신적으로 즐거움을 맛볼 수 있는 종목을 택하기 때문에 그 활동이 때로는 인체에 과중한 부담을 주거나 반대로 인체에 아무런 도움이 되지 않는다.

 스포츠는 고도로 조직화된 게임을 경쟁적으로 수행하는 활동으로, 그 종목도 다양하며, 종목별로 고도의 운동기술과 강인한 운동 능력이 요구된다. 사람들이 일반적으로 가지는 공통된 생각은 운동의 개념에서 비롯된다. 이들은 운동을 육상, 축구, 야구, 농구, 격투기 등의 소위 스포츠에 한정시킨다.

 이렇듯 운동을 스포츠, 즉 조직화된 경쟁적 신체활동으로 제한하기보다는 인체의 움직임 자체로 보고 3가지 유형, 즉 건강운동, 레크리에이션 및 스포츠를 모두 포함시켜 폭넓게 이해하는 것이 중요하다. 특히 건강을 목적으로 하는 운동은 폭넓은 이해 속에서 건강운동을 주축으로 계획하여야 하며, 이에 선택적으로 레크리에이션 활동을 추가하는 것이 바람직하다.

 운동의 개념에 대한 잘못된 인식을 가진 사람이 있는가 하면 한편으로는 "운동을 하면 누구나 건강해진다"고 하는 막연한 생각을 갖고 있는 사람들도 적지 않다. 이러한 운동예찬론 역시 운동에 대한 올바른 인식이라고 볼 수 없다.

운동에는 항상 어느 정도의 위험이 따르고 있으며, 지나친 운동이 오히려 건강을 악화시키는 경우도 있다. 그러나 적당한 운동은 여러 가지 운동부족병의 예방 및 치료효과를 가져 오게 하여 건강을 증진시키는 역할을 한다.

운동이 여러 질병에 대해 갖는 효과에 대한 연구는 최근에 들어와서 상당한 진전을 보이고 있다. 그러나 운동의 효과는 질병을 운동으로 직접 치료하기보다는 예방적 개념으로 다루어야 할 과제이다. 즉 운동이 인체에 주는 잠정적 효과는 질병의 위험인자를 제거 또는 개선하여 질병에 대한 저항력을 강화시키는 데 있다.

2. 식생활의 불균형

문명이 발달함에 따라 개인에게 일어날 수 있는 가장 큰 부작용의 하나가 운동 부족이라면 그다음은 식생활의 불균형이 문제이다. 식료품 및 기호식품들은 돈만 있으면 얼마든지 손쉽게 구입할 수 있다. 그러나 바쁜 생활 속에서 인스턴트식품과 같은 편리하고 기호에 맞는 것만을 선택하는 경향 때문에 균형 있는 영양을 섭취하기 어렵다. 또한 식생활이 서구화되어 육식 중심으로 변해감에 따라 체격은 커지고 질병의 양상이 서구화되어 가고 있다.

성인병의 위험인자, 즉 과도한 체지방, 운동부족, 불균형한 식생활, 음주, 흡연, 높은 혈중콜레스테롤, 과다한 염분섭취, 스트레스 등은 생활습관과 밀접하게 연관되어 있으므로 그러한 위험인자를 제거하기 위해서는 생활습관이나 생활양식의 변화가 반드시 필요하다.

그러므로 운동선수만이 운동을 하는 것으로 생각하지 말고 운동을 생활화하여야 질병을 예방하고 건강을 증진시켜 활동적이고 건강한 인생을 영위할 수 있을 것이다.

3. 과도한 스트레스

 현대인들은 누구나 시간적으로나 경제적으로 과중한 부담을 안고 살아산다. 운동부족, 불균형한 식생활과 더불어 체력저하와 건강악화를 재촉하는 것은 문명사회가 만든 스트레스이다.
 주어진 일을 완전하게 해야 한다는 중압감, 다른 동료보다 업무를 잘 해결해야 한다는 경쟁심, 이로 인해 발생되는 불신감 등 다양한 긴장상태는 우리에게 불안과 초조를 일으키고, 그로 인해 스트레스를 받게 한다.
 스트레스는 정신적인 에너지를 저하시키고 만성적인 피로를 가져오며, 모든 일에 의욕을 잃게 한다. 심한 경우에는 급성 심장마비를 일으키기도 하는데, 이에 의한 사망률은 연령이 많아짐에 때라 증가하고 있는 실정이다. 또한 같은 연령층에서도 일반직보다 관리직에 근무하는 사람에게서 사망률이 더 높게 나타나는 것은 정신적인 스트레스가 건강에 미치는 영향을 보여 주는 일례라 하겠다.
 우울증, 고혈압, 심장병, 뇌졸중, 당뇨병 등은 스트레스와 직접 관계가 있음을 잘 알려진 사실이다.
 현대생활의 큰 테두리 안에서 살아가야 하는 현대인은 운동부족, 식생활의 불균형, 스트레스가 체력저하와 성인병 등 질병을 유발시키는 3대 요인임을 바로 인식하고, 체력과 건강증진을 통한 활기찬 삶을 유지하기 위해 노력하여야 한다.

제 2 장
체력의 정의와 운동의 효과

1. 건강이란 무엇인가

1) 건강의 정의

고대부터 현재에 이르기까지 수많은 사람들이 건강에 관심을 가져왔고, 건강 증진을 위한 노력을 기울여왔다. 대표적인 예로 그리스인들이 조각을 통하여 인간의 신체미·건강미를 표현하였던 것을 들 수 있다.

건강을 간단한 말로 표현하기는 매우 어렵기 때문에, 건강의 개념은 개인적·사회적·국가적 측면에서 이해되어야 한다.

개인적 측면에서 볼 때는 건강은 개인이 갖고 있는 육체적·정신적 능력이나 자기의 생존과 안녕 행복을 위해서 가장 효과적으로 발휘될 수 있는 상태를 말하며, 사회적 측면에서 볼 때는 사회를 구성하고 있는 인간집단의 그 개개인의 능력을 사회의 안녕과 행복을 위하여 최고로 발휘할 수 있는 상태이다.

또한 국가적 측면에서 볼 때는 건강 그 자체는 국가의 융성에 절대 필요한 기본조건이다. 왜냐하면 부강한 국가를 만드는 원동력은 바로 건강에서 시작되기 때문이다.

이와 같이 건강이란 과연 무엇을 의미하며 어떠한 조건을 구비해야 하는가 하는 문제가 제기된다.

1946년 6월 19일 국제 연합 세계보건기구(WHO)에서는 건강을 다음과 같이 정의하였다.

The World Health Orginization defines Health as "a state of complete physical, mental and social well-being and not merely the absence of disease or infirmity."

건강이란 질병이 없거나 혹은 허약하지 않음에 그치지 않고 육체적·정신적·사회적으로 완전히 안녕한 상태를 말한다.

이것은 약간 추상적 개념이라고 볼 수 있지만 우리 인간이 도달할 수 있는 최고의 이상이며 경지라 해도 과언이 아니다.

2) 건강을 유지하기 위한 요소

우리 인간이 가장 소망하는 것 중의 하나가 무병장수하는 것이라고 볼 수 있다. 그러나 우리 인간이 이것을 쉽게 이룰 수 있는 것은 아니다. 어떻게 하면 '건강하게 장수할 수 있을까' 하는 질문에 대한 수많은 연구가 오랜 옛날부터 꾸준히 진행되어 왔으나 아직까지 명확한 답을 찾아내지는 못했다.

그러나 건강을 유지하고 즐겁고 활기찬 삶을 영위하기 위해서 다음의 몇가지 사항은 필수적으로 지켜야 한다.

첫째, 절제된 생활을 한다.

현대인들은 급변하고 있는 현실사회 속에 육체적·정신적으로 심신을 너무 혹사시키고 있다. 무절제 속에서 건강한 삶을 유지한다는 것은 무리라고 본다.

둘째, 규칙적인 생활을 한다.

인체는 몇 가지 생체리듬을 가지고 있다. 이러한 생체리듬은 일정한 주기성에 의해 우리의 몸을 움직이게 하고 변화하게 한다. 따라서 우리의 몸도 규칙적인 생활리듬을 가져야 한다. 불규칙한 생활리듬은 우리의 생체리듬 변화에 지장을 초래하는데, 이것은 건강과도 직결된다고 볼 수 있다.

셋째, 심신의 안정이 필요하다.

항상 즐겁고 평화스러운 마음으로 하루하루를 보내는 것이 중요하다. 그러나 우리가 매일매일을 즐겁게 보낸다는 것은 그리 쉬운 일이 아니다.

우리의 속담에 '一笑一少 一怒一老'라는 말도 있듯이, 웃으면서 산다는 것은 옛날부터 우리의 건강과 관련을 지어서 생각해 왔다.

넷째, 적절한 음식을 섭취하여야 한다.

현대인에게 가장 문제가 되는 것 중의 하나가 음식물 섭취문제이다. 오늘날 우리들은 생활의 풍요로움과 함께 운동부족, 과다영양소섭취 등으로 인하여 각종 성인병을 유발시키고 있다. 이러한 것들을 예방하기 위해서도 적당한 음식물(영양소) 섭취가 필요하다.

다섯째, 적당한 신체활동을 한다.

인체는 기계와 같아 적당히 쓰면 그 기능이 잘 발달되지만 너무 무리하게 사용하면 신체에 이상이 오고, 오랫동안 사용하지 않으면 퇴화하여 기능장애가 온다. 이러한 점으로 볼 때, 적당한 운동을 통한 심신단련으로 건강을 추구하는 것이 바람직하다.

위의 다섯 가지 사항을 잘 지키고 생활화하면 바라는 대로 건강을 지키는 것이 가능하다. 그러나 무엇보다도 중요한 것은 마음가짐이다.

2. 체력이란 무엇인가

체력(physical fitness)은 다양한 강도의 육체적 활동을 피로를 느끼지 않고 정상적으로 수행할 수 있는 능력을 의미하며, 훈련(exercise training)은 체계적으로 특정한 주기와 강도로 원하는 정도의 체력을 얻을 때까지 몸을 단련하는 것을 의미한다. 체력과 연관된 요소로는 심호흡 능력, 근육의 세기와 힘의 지속 정도, 유연성, 체형 등이 있다. 이러한 요소는 전체적인 건강에 필수적인 역할을 한다.

육체적으로 건강해지기 위해서는 각각의 요소가 운동전문가가 정해 놓은 일정 정도 이상의 기준을 만족시켜야 한다. 육체적인 한계 때문에 이러한 기준을 만족시킬 수 없는 사람들도 있다. 그러나 그런 사람들이 육체적으로 건강해질 수 없다는 것을 의미하지는 않는다.

예를 들어 무릎이나 엉덩관절의 관절염으로 인한 통증 때문에 신체의 유연성을 잃은 여성이라도 건강하지 않다고 말할 수 없는 것과 같다. 그러나 이런 여성도 수영장에서 운동을 하게 되면 부력 때문에 몸이 가벼워지고 관절에 대한 스트레스를 줄여주기 때문에 움직임의 범위를 넓힐 수 있어 근육을 더욱 발달시킬 수 있으며, 물속에서의 걷기운동 등을 통해 심혈관계를 더 건강하게 만들 수 있다. 이와 유사하게 휠체어를 타는 사람도 뛰거나 걸을 수는 없으나, 휠체어 농구 등의 운동을 통해 몸을 건강하게 할 수 있다.

운동테크닉은 체력증진을 위해 반드시 필요한 요소는 아니다. 일상적인 운동이나 훈련만으로는 전문 운동선수와 같은 뛰어난 기량을 갖기 힘들다. 걷기나 달리기, 수영, 사이클링 등의 운동을 즐기는 데는 특별한 능력이 필요하지 않다. 체력증진에 대한 우리의 생각은 개개인의 능력차이가 존재한다는 것을 인정해야 한다. 그리고 그에 따라 수많은 종류의 운동이 존재한다.

3. 체력의 요소

체력은 우리가 살아가며 활동하는 데 필요한 신체적 능력을 말한다. 이 체력은 활동을 하기 위해서 필요한 힘인 행동체력과 기후의 변화에 적응하고 병균의 침입에 저항하는 신체적 힘인 방위체력으로 구성되어 있다.

1) 행동체력

행동체력은 우리의 몸을 효율적으로 움직일 수 있게 하는 신체적 힘으로 운동을 일으키는 힘, 운동을 계속하는 힘, 운동을 조정하는 힘 등이 있다. 운동을 일으키는 힘은 운동을 강하고 빠르게 일으키는 힘으로, 근력과 순발력이 있다. 운동을 계속하는 힘은 운동을 오랫동안 유지시키는 힘으로, 근지구력과 심폐지구력이 있다. 운동을 조정하는 힘은 운동을 효율적으로 연결시키고 균형을 이루게 하는 힘으로 평형성, 민첩성, 교치성, 유연성 등이 있다.

2) 방위체력

병균의 침입과 같은 생물적 자극에 저항하는 힘, 또는 기후, 기압 등의 물리적

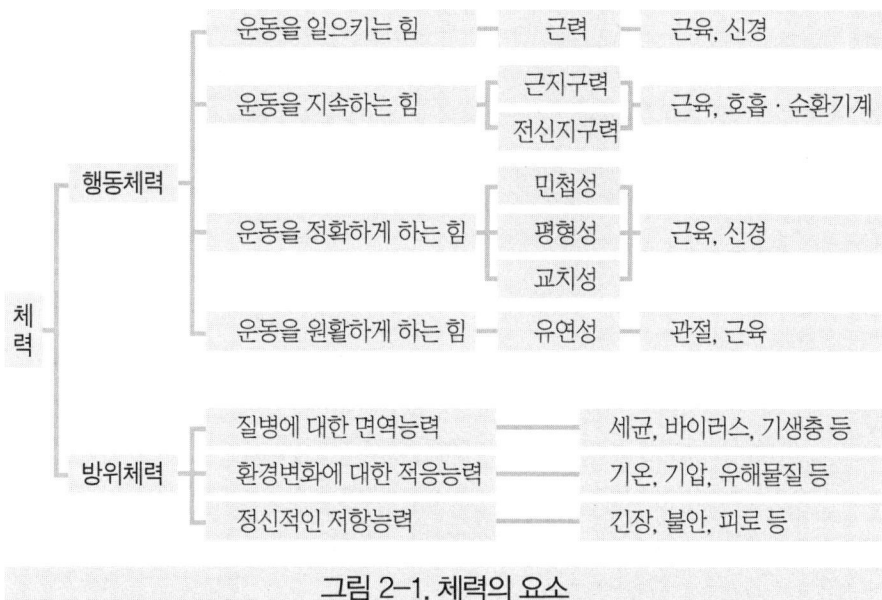

그림 2-1. 체력의 요소

자극, 피로, 갈증 등의 생리적 자극, 긴장, 불안 등의 정신적 자극에 견디는 힘을 방위체력이라 한다. 이와 같은 방위체력은 행동체력이 발달하면서 호흡, 순환, 근육 및 신경계의 기능이 향상되어 강해지기 때문에 행동체력은 운동을 통하여 증진시킬 수 있다.

그림 2-1에 제시된 체력의 요소 중에서 트레이닝과 관련된 주요 행동체력요소를 구체적으로 살펴보기로 한다.

(1) 근력과 근지구력

근력은 근수축에 의해 발휘되는 힘의 총합을 의미한다. 근력의 크기는 근육의 횡단면적에 비례하는데, 일반적으로는 근육의 횡단면적 1㎠당 5kg 정도의 근력이 발휘될 수 있다. 근력 측정은 근력을 바탕으로 발휘되는 근지구력을 진단함으로써 간접적으로 알아볼 수 있다.

한편 근지구력은 근육이 얼마나 운동을 오래 계속할 수 있는가 하는 능력을 의미한다. 근력은 근수축에 의해 발휘되는 힘을 그 내용으로 하고 있는 반면, 근지구력은 근수축의 지속시간을 내용으로 하고 있다는 점에서 특성을 달리한다. 일반적으로 최대근력에 가까운 힘을 반복해서 발휘할 때는 오래 반복하기 어려우며, 발휘되는 근력이 낮을수록 더 오래 지속할 수 있다.

(2) 순발력

단거리 달리기, 높이뛰기, 멀리뛰기, 던지기 등의 운동에서 한정된 시간 내에 일을 수행할 수 있는 능력, 그리고 스포츠 장면에서는 최대노력을 기울인 동적 운동으로서 순간적인 힘을 발휘하는 능력을 파워 혹은 순발력이라 한다. 파워를 크게 하기 위해서는 힘을 크게 발휘하든지 아니면 속도를 크게 발휘하여야 한다. 여기에서의 힘이란 곧 근력을 의미하며, 속도란 근 수축의 스피드를 말한다. 그런데 힘과 스피드의 관계는 간단하지 않다는 데 문제가 있다. 즉 근육의 수축속도는 부하가 크면 클수록 느려진다는 것이다.

(3) 심폐지구력

심폐지구력의 평가는 심장혈관계 및 허파기능에 이상이 없고, 호흡순환계의 산소공급능력, 근육의 산소이용과 에너지대사능력에 의해 이루어진다. 따라서 심폐지구력의 지표로는 최대산소소비량이 가장 중요시된다. 심폐지구력을 검사하기 위해서는 운동검사를 통해 최대산소소비량을 직접 측정하거나 자전거 운동 및 스텝 테스트를 통하여 간접적으로 추정하기도 한다.

(4) 유연성

유연성은 관절의 가동범위와 근육이나 관절 주변 조직(힘줄, 인대 등)의 신장능력에 의해 결정되는 체력요소로서, 운동의 효율성 증진과 상해예방 등에 중요하다. 유연성이 좋으려면 우선 근육경직이 없어야 하며, 관절이나 신경조직에 손상이 없고 유연해야 한다. 유연성 측정은 신체 각 분절이 모두 측정대상이지만, 일반적으로 윗몸 앞으로 굽히기와 윗몸 뒤로 일으키기가 주로 사용된다.

(5) 스피드

스피드는 힘을 빠르게 적용하는 능력인데, 이는 민첩성, 폭발성(탄성운동), 가속, 절대근력, 스피드지구성(무산소성 파워) 등에 의해 결정된다. 스피드는 운동 시 반드시 필요한 체력요소 중의 하나이며, 스피드기술이나 플라이오메트릭 등과 같은 폭발적 파워훈련을 통해 향상된다. 이들 훈련형태는 스피드에 대한 순간적인 에너지 방출의 중요한 요인인 강한 탄성작용과 신전반사촉진을 요구한다.

3. 운동이 체력이 미치는 영향

1) 체력이 강화된다

운동부족이 인체에 미치는 대표적인 악영향은 체력저하와 운동부족병의 유발이다. 체력은 신체성장과 함께 발달하지만 어느 시점이 되면 자연적으로 저하되기 마련이다. 최상의 체력수준에 도달하는 시기와 저하되는 시기는 체력요소에 따라 다르다. 또한 개인의 생활방식이나 운동경험에 따라 체력발달과 쇠퇴가 매우 다른 양상을 보일 수 있다.

일반적으로 체력은 20대를 전후하여 최상의 수준에 도달한 후, 30대를 지나면서 급속히 하락하는 것으로 알려져 있다. 운동은 성장과정에서 개인의 성장잠재력을 충분히 발휘시켜 훨씬 빠르고 높은 체력수준을 얻게 해 주며, 노화과정에서는 쇠퇴속도를 지연시키고 오랫동안 높은 체력수준을 유지하도록 도와준다.

2) 생활의 활력소가 된다

규칙적인 운동을 하는 사람은 흔히 운동을 하였더니 건강해진 것 같다고 말한다. 이들의 느낌은 객관적인 자료로 증명된 것도 아니고, 눈에 띄는 구체적인 현상이 있는 것도 아니다. 그러나 분명히 본인이 무엇인가 몸이 좋아졌다고 자각하는 바가 있다.

이와 같은 효과는 사실 측정하기도 곤란할 뿐만 아니라 객관적인 측정도구도 개발되어 있지 않다. 다만 본인의 자각에 의존하여 확인할 수밖에 없는 시힝임에 틀림없다. 따라서 객관성이 부족하고 오직 본인의 주관적 판단에 의한 것이라고 해서 가볍게 취급되는 경향이 적지 않다. 그러나 건강 측면에서 볼 때 주관적 판단이 객관적 효과보다 가치가 없다고 단정지을 수 없다.

객관적인 검사 결과로 보아 아무 이상이 없는 사람도 실제로 일상생활에서 무기력함을 느끼고 여러 가지 고통을 당하고 있으며 의욕 없는 삶을 살아가는 예가 무수히 많다. 반면에 검사 소견상 약간의 병적 증상이 있거나 혹은 실제로 질환을 가졌음에도 불구하고 본인은 크게 이상이 없다고 느끼거나 자신의 의지와 활동적인 생활로 이를 극복해 내는 사람들도 있다.

인간이 완벽한 건강상태를 유지하기란 거의 불가능하다. 또한 건강수준의 결정인자 중 유전, 환경 등은 개인의 능력으로 지배할 수 없는 요소이다. 개인적으로는 타고난 소질과 주어진 환경에서 자신의 능력을 최대한 발휘하는 것이 최고의 건강상태를 유지하는 비결이라 할 수 있다. 이와 같은 견지에서 볼 때 일상생활에서 기분이 상쾌해졌다, 기력이 왕성하다 등과 같은 신체의 쾌적함과 삶의 활력을 느낀다고 하는 것은 건강에 매우 적합한 조건임에 틀림없다.

3) 근력과 근육크기가 증가한다

운동을 통해 얻을 수 있는 가장 큰 효과는 근력과 근육크기의 증가이다. 근력은 일상생활의 모든 신체활동을 수행하는 데 필수요소이다. 근력이 약한 사람은 일상적인 신체활동이 다른 사람들보다 더 힘들게 느껴지며 더 빨리 피로해진다. 또한 근력의 약화는 작업이나 운동 중의 부상발생가능성을 높인다.

운동에 의한 근력증가는 작업능력을 증가시키고 경기력을 향상시키며 부상을 방지한다. 연령증가에 따라 근력과 몸 전체의 근육무게가 점차 감소한다는 사실

운동에 관한 잘못된 상식

아름다운 몸매를 유지하기 위해서 또는 건강을 위해서 운동이 좋다는 것은 알지만 의외로 많은 사람들이 운동에 관하여 다음과 같은 그릇된 지식을 갖고 있다.

① 허리 부위의 군살을 빼기 위해서는 윗몸일으키기와 허리 굽히기를 많이 하면 된다는 생각은 운동생리학적으로 맞지 않는다.

운동으로 인하여 체내의 지방이 연소될 때는 어떤 특정한 부위의 지방이 사용되는 것이 아니라 몸 전체의 지방이 골고루 연소되기 때문에 허리의 군살을 빼기 위해서 허리부위의 운동을 위주로 한다는 것은 옳지 못하다.

② 운동을 하다가 중지하면 근육이 모두 지방으로 변한다는 생각은 옳지 않다. 생리학적으로 인체의 근육은 지방으로 변할 수 없고, 지방으로 근육을 만들 수도 없다. 운동선수가 은퇴하면 체중이 늘어나는 이유는 현역 때보다 운동량은 줄었든 반면 은퇴 후에도 음식물을 통한 칼로리의 섭취는 계속되기 때문에 지방이 늘어난 결과에 불과하다.

③ 격렬하게 운동하면 그만큼 빨리 체내의 칼로리를 연소시킬 수 있다는 생각은 옳지 못하다.

체내의 칼로리를 소비시키려면 격렬한 운동보다 운동시간을 길게 늘려서 지속적으로 천천히 운동하는 것이 더욱 효과적이다.

④ 운동은 심하게 많이 할수록 좋다는 생각은 잘못이다.

심한 운동은 몸의 부상이나 균형을 파괴할 수도 있기 때문에 과도하거나 지나친 운동보다는 적당한 수준의 운동이 건강을 위해 효과적이다.

⑤ 반드시 아침에 운동하는 것이 효과적이라는 생각은 옳지 않다.

아침이건 저녁이건 자신의 신체적인 컨디션이 좋은 시간을 택하여 운동하라

⑥ 운동을 하기 전에 음식을 먹어서는 안 된다는 생각은 옳지 못하다.

오히려 식사 후에 가벼운 운동을 하는 것이 보다 많은 칼로리를 연소시킬 수 있으므로 식사 후에 가벼운 산책을 습관화하는 것도 좋을 것이다.

땀 흘리는 것이 건강에 좋다고 고온의 사우나 실에 들어가서 의도적으로 많은 땀을 빼는 것이나, 땀복을 입고 지나친 운동으로 땀을 빼는 것은 오히려 탈수현상을 일으켜서 신체 조절에 무리가 생길 수도 있으니 주의해야 한다.

은 잘 알려져 있다. 그러나 이러한 변화는 자연적인 노화현상이라기 보다는 근육을 사용하지 않음으로써 나타나는 것으로 보고되고 있다. 젊어서부터 규칙적인 트레이닝을 실시하면 나이가 들어서도 근력과 근육크기를 유지할 수 있다. 여기서 중요한 사실은 연령에 맞는 운동을 실시해야 한다는 것이다.

4) 뼈를 튼튼하게 한다

인체의 뼈는 정적인 상태에 있는 것이 아니라 외부의 물리적 자극에 반응하면서 변화한다. 즉 외부로부터 물리적 자극이 감소하면 뼈의 굵기와 강도가 감소된다. 반면에 뼈에 가해지는 자극이 증가하면 뼈는 부하에 적응하여 더욱 강해진다. 트레이닝은 뼈에 가해지는 물리적 부하를 증가시킴으로써 뼈를 더욱 튼튼하게 만들어 준다.

특히 노화에 의한 뼈의 약화와 골다공증은 폐경기 이후의 여성들에게 가장 위협적인 질병 중의 하나로 인식되고 있다. 그러므로 뼈를 튼튼하게 만드는데 가장 적절한 시기인 젊은 시절 동안 뼈를 가능한 한 강하게 만들면서 노년기에도 뼈의 건강유지에 주의를 기울이는 것이 가장 이상적인 대처방안이 될 것이다. 뼈의 건강에 가장 큰 영향을 미치는 요인은 신체활동과 영양섭취이며, 트레이닝은 다른 어떠한 운동보다도 뼈를 튼튼하게 만드는데 매우 효과적이다.

5) 심혈관계의 기능이 향상된다

(1) 심장기능의 강화

일반인과 유산소운동으로 단련된 사람의 심박출량을 비교해 보면 운동이 심박출량에 미치는 효과에 대해 쉽게 파악할 수 있다. 안정 시 심박출량은 일반인(5.0L/min)이나 단련된 사람(4.5L/min) 사이에는 큰 차이가 없다. 체중이 유사한 경우에는 안정 시 심박출량은 더욱 근접한 값을 가지게 되는데, 이것은 조직으로 수송되는 혈액의 수요량이 에너지소비량과 산소소비량에 비례하기 때문이다.

그러나 단련된 사람이 일반인보다 안정 시 심박출량이 낮은 값을 나타내는 것은 단련된 사람이 조직에서 산소를 뽑아 쓰는 능력이 뛰어나 적은 혈액량이 공급되더라도 충분한 산소를 섭취할 수 있기 때문이다. 안정 시 심박출량이 적다는 것은 평소 그만큼 심장이 부담을 덜 받는다고 볼 수 있다.

동일한 강도의 운동 중에도 안정 시와 유사하게 일반인과 단련된 사람 사이에 심박출량에 큰 차이가 없다. 그러나 최대운동 중에는 일반인과 단련된 사람의 운동강도가 크게 차이가 나기 때문에 단련된 사람들은 그만큼 많은 산소를 소비하고 이것을 충당하기 위한 혈액의 양도 크게 증가된다.

그래서 일반인의 최대심박출량이 22.8L/min인데 비하여 단련된 사람들은 38.0L/min에 달한다. 최대심박출량의 크기는 그 사람의 유산소성 능력과 비례한다.

(2) 최대산소소비량의 증가

최대산소소비량은 유산소 운동능력과 호흡순환계의 기능을 평가할 수 있는 대표적인 지표이다. 신체의 활동량이 많아지면 증가되는 에너지를 공급하기 위해 필연적으로 산소소비량이 늘어난다. 마찬가지로 운동강도가 강해지면 강해질수록 산소섭취량이 증가한다.

그러나 운동 중 산소소비량이 늘어나는 데에는 한계가 있다. 일정한 시간 간격으로 강도를 점점 높여가며 운동을 계속하다 보면, 어느 시점에 이르러서는 강도를 더 이상 높이더라도 산소소비량은 증가되지 않고 지쳐서 운동을 중단해야 한다. 이때의 산소소비량을 최대산소소비량이라고 하며, 당시의 운동이 유산소운동 능력의 한계이다.

신체훈련에 의해서 최대산소소비량이 증가될 수 있는 범위는 5~25%로 보고 있다. 최대산소소비량의 증가는 매우 복잡한 인체 기관계의 구조적·기능적 향상을 포함하고 있다. 산소소비량은 다음 식으로 결정된다.

$$산소소비량 = 1회 박출량 \times 심박수 \times 동 \cdot 정맥산소차$$

따라서 운동을 규칙적으로 계속하게 되면 운동이 부족한 사람들에 비해 1회 박출량과 동·정맥산소차가 커져 최대산소소비량이 증가한다.

인체기관계의 기능은 어느 것이나 사람이 활동하고 생존해서 살아가는 데 필수적인 역할을 담당한다. 특히 호흡기능과 심장기능은 생사와 직접 관계가 있으며, 이들 기능의 저하는 곧 생존능력의 저하라고 볼 수 있다. 즉 산소소비능력은 이들 기관계의 기능에 대한 종합적인 평가 결과이며, 최대산소소비량이 높은 수준을 유지할 때는 이들 기능이 모두 높은 상태에 있음을 의미한다.

(3) 허파기능의 향상

허파의 기능은 우체국에 비유할 수 있다. 우체국에서 모든 우편물을 수집하고 분류시켜 배달할 준비를 하듯이, 허파는 흡입한 공기 중에서 산소를 분류하여 온몸에 골고루 공급하기 위해 혈액 속의 적혈구(헤모글로빈)에 전달한다. 또한 일단 배달되었지만 잘못된 우편물을 다시 수집하여 반송시키듯이 허파는 온몸을 거쳐 돌아온 적혈구 속의 탄산가스를 몸 밖으로 배출한다.

이러한 허파의 기능이 나쁘면, 공기를 충분히 들이 마시지 못하여 에너지를 만드는데 필요한 산소를 충분히 분리해낼 수 없다. 따라서 규칙적인 운동은 폐활량(공기를 최대로 들이마신 후 다시 최대로 내뿜는 공기의 양)을 증가시킴으로써 환기율의 향상과 호흡 시 산소섭취량의 증가 등 허파기능의 향상을 가져온다.

(4) 혈액량의 증가

분류해 놓은 편지라 할지라도 우체부에 의해 개인에게 정확히 전달되지 않으면 무의미하다. 그와 마찬가지로 허파에서 아무리 많은 산소를 분류해 놓더라도 그것을 배달할 적혈구가 많지 않으면 소용이 없다.

분류된 산소는 적혈구 속의 헤모글로빈과 결합하여 혈류를 따라 몸의 각 조직과 기관에 운반된다. 운동을 통한 혈액량의 증가는 적혈구의 양, 즉 헤모글로빈양의 증가를 가져옴으로써 산소를 운반하는 능력과 각 조직에서 에너지를 생산하면서 만들어진 탄산가스와 같은 노폐물을 제거하는 능력을 향상시킨다.

(5) 혈관의 탄력성 향상 및 혈관수의 증가

혈액의 운반통로가 되는 혈관의 발달은 운동효과 중 가장 뛰어난 것이다.

운동을 통해서 건강이 좋아진 사람은 혈관의 탄력성이 좋아 혈액이 흐를 때 저항이 감소되어 원활할 혈액공급이 가능하다. 이는 고혈압을 예방하는 데 큰 역할을 하게 된다.

한편 운동의 효과로서 모세 혈관의 수가 증가하는데, 이것은 이제까지 미치지 못한 신체조식에 새로운 길을 열어줌으로써 몸의 구석구석까지 산소를 운반하여 신체활동을 더욱 원활하게 해 주는 역할을 한다.

5) 비만이 해소된다

비만은 우리 몸에 필요 이상의 지방이 축적된 상태로, 운동부족과 식생활의 불균형으로 인해 발생한다. 일반적으로 건강한 사람의 경우 체지방이 남자는 20% 이상, 여자는 30% 이상을 비만으로 간주한다.

적당한 지방은 몸의 열량저장고로서 체온을 유지하고 신체 내부조직과 기관을 보호하며, 신체활동의 에너지원이 되지만, 과다한 지방축적은 심장병, 고혈압, 신장염, 당뇨병 등의 원인이 된다. 특히 어릴 때부터 비만인 사람은 성인이 된 후에 비만해진 사람보다 더 위험하다. 성인의 비만은 지방세포 자체가 커져서 일어나지만, 유아 비만은 주로 지방세포의 수가 증가하여 발생한다. 이 경우 지방세포의 수가 무려 3배나 증가된다.

우리 몸은 지방질과 비지방질로 구분된다. 비만해소를 위해 체중을 줄이는 것은 바로 지방질을 감소시켜야 하는데, 체중조절을 위해 식이요법만을 행할 경우 체내에 필요한 영양소의 중대한 결핍을 가져와 건강에 더욱 큰 문제를 일으킬 수 있다. 그러나 운동을 통한 체중감소는 거의 대부분 체내 지방질의 감소에 의해 이루어지며, 건강유지에 필수적인 비지방질 성분은 오히려 더 증가시킨다. 따라서 규칙적인 운동을 통한 비만해소방법이 아름다운 몸매를 유지하고 건강과 체력을 향상시키는 적극적인 방법이다.

6) 관절질환 및 요통 예방

인체는 근육(골격근)이 약화되면 근육이 받치고 있던 주변의 관절이 약화되어 각종 관절질환이 발생하게 된다. 이는 허리가 아프고, 무릎이 아프고, 나아가 각종 관절이 삐걱대며 쑤시고 아프게 되는 결과를 초래하게 된다. 이때 각 부위의 근육을 강화시켜 주면 근육이 연결된 관절부위를 단단히 받치게 되어 이전의 증상이 완화되거나 사라지게 된다.

제 3 장
퍼스널 트레이닝의 실제

1. 트레이닝의 개념

트레이닝이란 용어는 스포츠 경기 분야에서만 쓰던 말이었으나 최근에는 일상생활의 용어로 많이 활용되고 있다. 그 예로서 학교의 클럽활동에서 훈련이라든가, 대기업의 신입사원 교육 및 직원들의 정신 및 신체 단련과정에서도 트레이닝이란 말을 쓰는 것을 볼 수 있다.

트레이닝에 관한 여러 학자들의 견해를 보면, Stainhaus는 트레이닝을 신체의 적응능력을 이용하여 발육발달을 도모하는 계획적인 운동 프로그램이라고 하였다. 여기에서 적응이라 함은 운동 시 누구에게나 일어날 수 있는 일시적인 생리적응 현상과 훈련된 운동선수에게 기대할 수 있는 영구적인 적응현상을 의미한다. 또한 Fox는 트레이닝을 에너지원과 스포츠기술의 향상을 도모하려는 운동 프로그램의 실천이라는 의미에서 컨디션으로 규정하였다.

위와 같은 견해로 본 트레이닝은 체력의 강화훈련이라고 하는 공통적 개념을 포함하고 있다. 그런데 중요한 것은 트레이닝을 오직 체력의 강화훈련만을 위한 프로그램으로 볼 것인가, 아니면 스포츠기술의 향상을 위한 프로그램을 포함시킬 것인가를 고려하여 트레이닝 내용을 명확하게 규명하는 일이다. 앞에서 언급한 여러 가지 견해를 종합하여 트레이닝을 다음과 같이 정의할 수 있다. 즉 트레이닝이란 체력의 계획적인 강화훈련을 통하여 운동능력을 향상시키는 과정이다.

2. 트레이닝의 목적

1) 신체발달

신체의 발달을 위해서 전반적인 지구력과 근력 및 스피드를 늘리며 대부분의 운동을 수행하기 위해 필요한 유연성을 증진시킬 때 균형 있는 신체발달을 도모

할 수 있다.

2) 특수한 신체기능의 발달

이는 운동의 특성에 맞는 절대적인 근력과 상대적인 근력, 그리고 근육의 탄력성을 개발하고, 파워 또는 근지구력 운동에 필요한 특수능력을 기르고, 동작 및 반응시간을 늘리며 협응력을 발달시킴으로써 달성될 수 있다. 이러한 훈련의 결과로 모든 운동을 수행할 수 있는 능력을 갖게 되며, 특별히 요구되는 힘을 무리하지 않고 수월하게 발휘할 수 있게 된다.

3) 정신력 강화

정신력을 강화하면 힘든 훈련을 견디기 위한 인내력, 의지력 등과 같은 일반적 및 특수한 근성을 습득시키며, 선수들이 자신의 능력에 대한 자부심을 갖도록 하며, 경기 전에 심리적인 준비자세를 갖게 해준다.

4) 팀의 준비도 향상

단체경기, 릴레이, 조정, 사이클 등의 운동에서 팀훈련의 목적은 팀이 적절한 조화를 이루도록 하는 데 있다. 이러한 목적은 팀 구성원들 사이에서 신체적·기술적·전술적 조화를 꾀함으로써 달성될 수 있으며, 팀 구성원들 사이에 심리적으로 건전하고 친밀한 관계를 조성함과 동시에 팀의 공동목표를 설정함으로써 구체화시킬 수 있다.

5) 선수의 건강 증진

선수 개인별로 정기적으로 건강진단을 실시하여 개인의 능력에 알맞은 강도로 훈련을 실시하고, 상해가 발생했을 때 훈련을 중지하고, 완전하게 회복되었을 때 다시 적당한 훈련을 시작해야 한다.

3. 트레이닝의 분류

트레이닝의 유형은 일정한 방식은 없지만 현재 우리나라에서 실시하고 있는 형식과 내용을 보면 다음과 같다.

1) 형식상의 분류

트레이닝의 형식은 휴식을 취하는 방법에 따라 분류할 수 있다. 그림 3-1과 같이 완전한 휴식을 사이에 두고 트레이닝을 되풀이하는 방법을 반복훈련(repetition training)이라 한다. 반대로 불완전휴식을 취하게 하여 신체의 피로가 완전히 회복되기 전에 다시 부하(load)를 주는 방법을 구간훈련법(interval training)이라 한다.

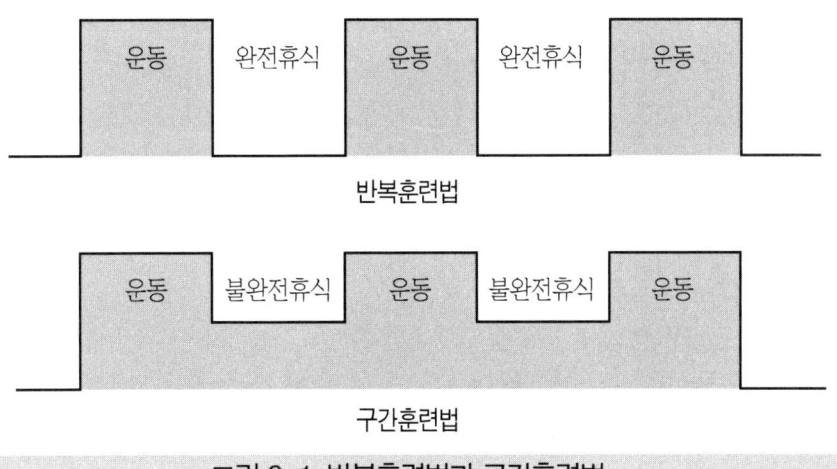

그림 3-1. 반복훈련법과 구간훈련법

한편 지속훈련법(continuty training)은 한 번 트레이닝을 시작하면 중도에 전혀 휴식을 하지 않는 것이다.

다음에 여러 가지 트레이닝방법을 설명한다.

(1) 반복훈련법(repetition training)

반복훈련법은 운동부하와 운동부하 사이에 완전한 휴식을 두고 스피드 향상, 강한 운동의 지속, 근력강화 등을 위한 트레이닝법이다. 따라서 반복훈련법은 이 목적에 맞도록 트레이닝부하와 휴식이 조합되어 있으므로 운동부하의 강도, 중간휴식, 시간 단위의 부하와 휴식, 중복횟수 등이 트레이닝 처방상의 요점이다.

반복훈련법에서 트레이닝의 부하강도는 항상 그 사람이 가지고 있는 운동능력을 최고도로 발휘할 최대운동부하로 한다. 즉 반복훈련법의 부하는 항상 전력을 다하는 것을 의미하게 된다. 최대능력의 트레이닝 반복은 앞의 트레이닝에 의해서 발생된 피로가 완전회복될 때까지 휴식을 취함으로써 가능해진다. 여기에서 언급된 완전회복이란 온갖 피로를 완전히 없앤다는 것을 의미함이 아니고 시작할 때와 같은 정도의 능력으로 다시 트레이닝을 되풀이할 수 있을 때까지 피로를 회복한다는 뜻과 같다. 따라서 이 시간을 특히 길게 만들 필요는 없으며, 운동부하의 강도를 고려해서 2~10분 정도의 범위가 적당하다.

반복훈련법에 해당되는 트레이닝내용은 기술 트레이닝, 스피드 트레이닝, 웨이트 트레이닝, 지구성 트레이닝 등으로 분류할 수 있다.

(2) 구간훈련법(interval training)

구간훈련법은 운동부하의 영향을 기능적으로 (특히 호흡 및 순환기능의 영향) 높은 수준에서 받으면서 근활동은 짧은 휴식으로 계속적으로 행하여 강한 운동을 오랜 시간 지속하려고 하는 소위 불완전휴식을 사이에 둔 트레이닝법이다.

구간훈련법에서의 휴식방법에는 두 가지가 있다. 한 가지는 완전휴식을 취하지 않고 가벼운 달리기로 쉬는 방법이고, 다른 한 가지는 쉬기는 쉬지만 휴식시간이 불충분한 채로 다음의 훈련과정으로 옮기는 방법이다.

(3) 지속훈련법(continuty training)

지속훈련법은 한 번 트레이닝을 시작하면 전혀 휴식 없이 끝까지 지속적으로 실시하는 트레이닝법이다. 지속훈련법은 생리적으로 ① 근활동을 위한 에너지원의 축적과 동시에 에너지원의 회수작용을 원활히 하고, ② 영양소와 O_2를 조직에 운반하는 혈류를 원활하게 하며, ③ 허파를 중심으로 O_2를 많이 받아들이는 능력을 높여준다. 그 때문에 호흡근의 강화와 허파의 휴식 없는 트레이닝을 연속된 조건에서 실시하게 된다. 이때의 운동부하는 그 사람의 최대운동부하능력의 1/3~2/3 정도의 강도로 매일 같은 빈도로 한다. 지속트레이닝에 해당되는 것은 유산소성 지구력 트레이닝, 서킷 트레이닝 등이다.

(4) 중량훈련법(weight training)

중량훈련법은 주로 근력을 증강시키기 위한 훈련법이다. 중량훈련법의 운동부하량은 최대근력의 2/3-3/4 정도로 하는 것이 특징이다. 훈련방법은 여러 종목의 훈련종목을 종합하여 순차적으로 훈련을 하는데, 운동부하량이 많으므로 한 종목의 훈련이 끝나면 일정한 시간 휴식을 하였다가 다음 종목의 훈련을 하는 요령으로 훈련을 끝마친다.

일반적으로 근력의 강도는 근육의 굵기에 비례하므로 근력이 높으면 그만큼 굵고 강인한 근육이 얻어지는 셈이 된다. 같은 작업을 할 때 근력이 강한 사람이 근지구력도 좋다.

(5) 순환훈련법(circuit training)

순환훈련법은 근력과 근지구력을 증강시키기 위한 훈련법이다. 순환훈련법에서의 운동부하량은 최대근력의 1/3 이상 2/3 이하가 적당하며, 운동량은 대략 30초~1분간의 일정한 간격으로 10~30회가 적당한다.

각 종목의 운동은 중량훈련법의 종목과 비슷하지만, 비교적 가벼운 부하를 높은 스피드로 반복하는 데 특징이 있다. 따라서 순환훈련법에 의해 강화되는 근육은 힘에 스피드가 따른 이른바 파워의 강화로 볼 수 있다.

표 3-1. 순환훈련법의 예

	운동명	회수	운동효과
9종목	계단오르내리기	15	다리힘 강화
	버피 테스트	20	팔·다리·배의 근력 강화
	철봉 매달리기 및 턱걸이	10	팔힘 강화
	누워서 윗몸 일으키기	15	배의 근력 강화
	덤벨 들고 뛰기	15	다리근력 강화
	바벨 감아올리기	12	팔힘, 등힘 강화
	덤벨 들고 무릎 굽혀 펴기	20	다리근력 강화
	튀어올라 팔 버티기(평행봉)	15	다리힘, 팔힘 강화
	망흔들기	10	팔힘 강화

이와 같이 순환훈련법은 근력, 순발력, 스피드 향상을 위한 훈련법이므로 운동선수뿐만 아니라 일반인의 체력증진법으로 많이 이용하고 있다.

(6) 고지훈련법(altitude training)

고지훈련법은 혈액 중의 혈색소(Hb)량을 증가시켜 혈액의 산소운반능력을 향상시키고, 나아가 산소섭취능력도 증가시키는 데 훈련목적이 있다.

고지환경은 산소분압이 낮으므로 인체는 산소결핍을 일으키게 된다. 이와 같은 산소결핍현상은 조혈기능과 각종 장기의 골수를 자극하여 적혈구 생성을 촉진하므로 적혈구 및 혈색소의 양을 증가시킨다. 또한 호흡근의 발달로 폐포(허파꽈리)환기량을 증가시킨다. 고지환경에서 일어나는 순화현상은 적어도 2 내지 4주간의 기간을 필요로 하며, 고지훈련은 적어도 2주 이상 수행하여야 효과가 있다.

2) 내용상의 분류

(1) 근력향상을 위한 훈련

근력이란 근육이 일정한 힘을 발휘하는 능력을 의미하는데, 이는 물리적인 상호작용의 척도에 의하여 측정할 수 있다. 바꾸어 말하면 근력이란 인간의 근육이 힘을 발휘하여 외력 또는 반작용에 대항할 수 있게 되는 능력을 말한다.

근력이 발휘되는 근수축의 양상에는 다음의 3가지 종류가 있으며, 이것들에 의해 발휘되는 최대근력은 각기 다르다.

① 아이소메트릭 수축(isotonic contraction)……근의의 길이가 변하지 않고 장력을 발생케 하는 것(정적 수축 또는 등척성 수축)
② 아이소토닉 수축(isotonic contraction)……근육의 길이가 수축되는 것(동적 수축 또는 등장성 수축)
③ 엑센트릭 수축(excentric contraction)……근육의 길이가 신장되는 것(신장성 수축)

한편 근력육성을 위한 훈련법은 중량훈련법, 순환훈련법 등이 있는데, 그 훈련방법은 다음과 같은 3가지가 있다.

① 최대하부하를 반복해서 한계까지 들어올리는 반복법
② 최대근력에 가까운 하중으로 최대부하를 올리는 최대근력법
③ 최대하부하에서 최대속도로 들어올리는 동적근력법

(2) 스피드 육성을 위한 훈련

스피드란 일정한 운동이나 작업을 최소시간에 행하는 능력을 의미한다. 이 경우 운동시간은 길지 않고 피로를 가져오지 않는 것을 전제로 한다.

스피드 육성을 위한 훈련은 반복훈련법을 많이 사용한다. 이때 중요한 것은 매회 운동마다 자기의 최대속도를 상회하는 스피드를 발휘하려는 마음가짐이 중요하다. 반복훈련법의 세부적인 실시요령은 거리, 강도, 휴식, 시간, 반복횟수 등이 스피드를 높이는 데 결정적 역할을 하게 된다.

(3) 지구력 향상을 위한 훈련

지구력이란 어떤 작업이나 운동을 할 때 능률이 저하되지 않고 계속할 수 있는 능력을 말한다. 한편 작업이나 운동을 계속하기 위하여 정신적으로 아무리 노력

하더라도 점차 능률이 저하되어 가는데, 그것은 피로 때문이다.

지구력을 향상시키기 위한 훈련방법은 자기가 목표로 하는 신체활동의 지속보다 1분이라도 긴 시간을 지속하도록 훈련하는 것이다. 즉 운동장을 몇 바퀴 돈다든지 긴 거리를 계속 수영한다든지 하여 목표로 하는 시간과 거리를 쉬지 않고 계속하고 이것을 순차적으로 연장해 나가는 훈련방법이다.

이같은 지구력 향상훈련은 호흡순환기능의 활동을 중심으로 체온상승이나 신경피로를 막고, 또 글루코스와 같은 근육 내 물질의 저장, 노폐물의 배출, 산소 및 영양소의 공급을 비롯한 화학적 변화·촉진과 조정력을 높여 전신지구력을 높이게 된다.

(4) 유연성 향상을 위한 훈련

유연성이란 관절각도를 크게 움직이는 능력이다. 유연성에는 능동적 유연성(근육을 활동시킴으로 인해서 그 근육이 관계하는 관절을 적극적으로 최대가동범위까지 넓히는 능력)과 수동적 유연성(외력에 의해서 버릴 수 있는 관절의 적극적인 최대가동범위)의 두 가지가 있다.

유연성을 향상시키기 위한 훈련으로서는 관절의 가동범위를 넓히는 신전운동이 좋다. 이 신전운동에서 특히 중점적으로 실시해야 할 부분은 등쪽부위(척주), 엉덩관절, 어깨관절 등이다.

(5) 평형성 향상을 위한 훈련

평형성이란 여러 가지 동작이나 자세를 일정하게 유지하는 능력이다. 평형성에는 정적인 것과 동적인 것이 있다. 평형성을 향상시키려면 직선운동이나 회전운동에 가속도를 부가하여 실시하면 좋다. 이때 주의해야 할 점은 직선운동의 가속도를 감지하는 전정기관과 회전운동의 가속도를 감지하는 반고리뼈관은 독립된 기능을 갖추고 있으므로, 평행감각을 전면적으로 육성하려고 생각하면 직선방향으로의 속도변화훈련뿐만 아니라 여러 방향으로의 회전운동까지 실시하여야 한다.

4. 트레이닝의 요소

트레이닝이 효율적으로 실시하기 위해서는 운동빈도, 운동강도, 운동시간 등의 트레이닝 요소들에 대한 세심한 배려가 필요하다.

1) 운동형태

운동형태는 트레이닝처방 시 가장 먼저 고려해야 할 요소이다. 운동형태를 고려할 때에는 개인의 운동능력, 운동기술, 운동용구, 운동시설, 흥미 등을 알아야 한다.

2) 운동빈도

운동 사이의 간격은 운동 후 2일이 경과하면 운동으로 얻은 효과를 잃기 시작하기 때문에 가능한 일주일에 3~5회를 실시하는 것이 효과적이다. 물론 일주일에 5회 운동하는 것이 3회 운동하는 것보다 더 좋은 결과를 기대할 수 있지만 무리가 따른다면 3회가 적당하다.

운동강도가 고강도일 때는 회복시간이 필요하며, 특히 초보자의 경우는 몸이 새로운 활동에 적응할 시간이 필요하기 때문에 처음에는 일주일에 세 번씩, 하루 걸러서 천천히 시작하고 몸이 적응해 감에 따라 빈도를 늘리는 것이 필요하다.

3) 운동강도

주어진 일정 시간 내에 수행된 질적 작업요소를 운동강도라 한다. 운동강도의 범위는 최대심박수의 60~75% 사이가 이상적이다. 이 범위는 호흡순환계통에 적당한 자극이며 무리 없이 최대운동효과를 가져올 수 있다.

4) 운동시간

　트레이닝 효과를 얻기 위해서는 20분에서 30분간 운동을 지속해야 한다. 이 시간은 준비운동이나 정리운동 시간을 제외한 최대심박수의 60~75% 강도를 유지한 운동시간을 의미한다.

　운동을 시작할 때는 15~20분 정도의 준비운동을 실시한 후 서서히 운동부하를 증가시켜 목표심박수의 범위에서 20~30분 간 운동을 수행할 수 있도록 한다. 본 운동이 끝난 뒤에는 반드시 정리운동을 실시하여야 한다.

5) 운동기간

　한번 결정된 운동강도, 운동시간, 운동빈도 등의 트레이닝 요소에 따라 운동을 실시할 때, 얼마 동안의 기간이 경과하면 원하는 효과가 나타날 것인지를 의미한다.

5. 트레이닝 시 유의점

1) 오버트레이닝과 슬럼프

　트레이닝 효과를 얻기 위해서는 트레이닝 처방이 정확하지 않으면 안된다. 즉 각자의 능력에 따른 바람직한 트레이닝 처방을 설정하여 이것을 트레이닝 원리에 합당하도록 실행한다면 최대의 트레이닝 효과를 거둘 수 있다.

　그러나 급속한 트레이닝 효과를 얻기 위하여 트레이닝 처방을 무시하고 지나친 강도나 시간 또는 반복횟수로 트레이닝을 하면 부작용이 발생한다. 이러한 트레이닝을 오버트레이닝(over training)이라 하며 신체적으로는 과로상태에 빠지게 된다. 뚜렷한 원인이 없이 기록이 떨어지는데, 이것을 슬럼프(slump)라

한다. 이것은 체중감소와 불면으로 알아낼 수 있다. 이렇듯 과로현상이 왔을 때에는 트레이닝을 중단하거나 가벼운 강도로 계속하는 것이 좋지만, 다음 3단계로 분류하여 회복시킴이 바람직하다.

첫째, 탈진 시에는 한 차례 트레이닝을 중지하고 휴식을 취한다.

둘째, 중정도의 과로 시에는 트레이닝의 질과 양을 바꾸는 것이 효과적이다. 즉 그때까지 해온 트레이닝에 대하여 새로운 자극이 될만한 트레이닝 처방으로 바꾼다.

셋째, 과로가 가벼운 경우에는 종전과 마찬가지로 질을 그대로 두고 양을 적게 하여 트레이닝을 계속함으로써 회복을 도모한다.

2) 훈련중지

트레이닝에 의해서 증가된 에너지는 트레이닝을 중지하면 트레이닝 시간과 똑같은 경과로 줄어든다. 이와 같이 트레이닝 중지와 더불어 트레이닝 효과가 감소하는 과정을 디트레이닝이라고 한다.

트레이닝 효과의 감소속도는 트레이닝의 질과 양에 따라 다르다. 매일 점진적 부하로 지속적으로 운동을 해야 증가된 에너지를 계속 보존시킬 수 있다.

6. 웨이트 트레이닝의 실제

1) 윗몸운동

(1) 데드 리프트(Dead lift)
- 준비자세 : 웨이트 트레이닝의 기본자세이다. 앉은 자세에서 발을 20~30cm 벌리고, 손은 어깨너비만큼 벌려서 봉을 잡는다. 이때 팔은 펴고 머리는 정면을 향하며 등은 25~30°로 편 자세를 취한다.

- 운동방법 : 숨을 깊게 들이마시고, 엉덩이와 다리에 의해 힘을 위로 낼 수 있도록 등을 편다. 바가 무릎높이까지 올라가도록 윗몸을 서서히 편다. 준비 자세에서 등을 완전히 펴지 않으면 심한 부상을 당할 위험이 있다. 따라서 등이 굽어지지 않도록 한다. 반복적으로 실시할 때 바닥에 닿지 않을 정도로 서서히 내려서 다시 들어올리는 동작을 반복한다.
- 활동근 : 넙다리네갈래근, 큰볼기근, 햄스트링, 척주세움근, 등세모근

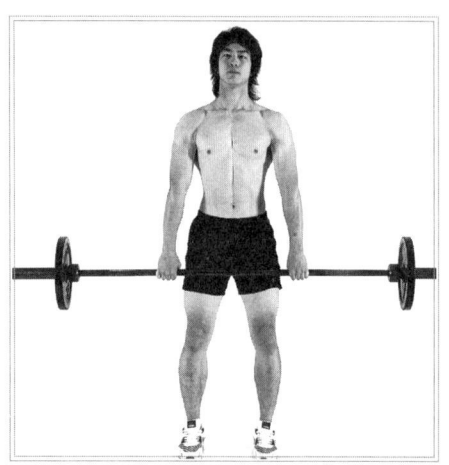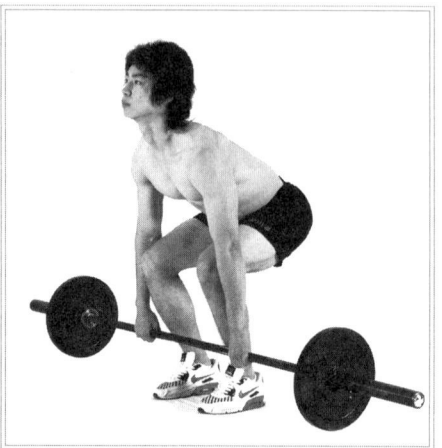

그림 3-2. 데드 리프트

(2) 프론트 프레스(Front press)
- 준비자세 : 양발을 어깨너비만큼 벌리고 선 자세에서 바를 어깨 앞쪽에 위치시킨다.
- 운동방법 : 가슴위쪽 쇄골 위에 얹어 놓은 바를 머리 위로 들어올리는 동작이다. 양발을 어깨너비로 벌리고 숨은 내쉬면서 처음의 위치로 내린다. 무릎을 똑바로 펴고 해야만 운동효과를 높일 수 있으며, 무릎이나 허리의 반동을 이용하지 말고, 팔의 힘만으로 위로 밀어 주어야 한다. 서서 하는 방법과 앉아서 하는 방법이 있다.
- 활동근 : 어깨세모근, 큰가슴근, 넓은등근, 위팔세갈래근, 앞톱니근, 등세모근

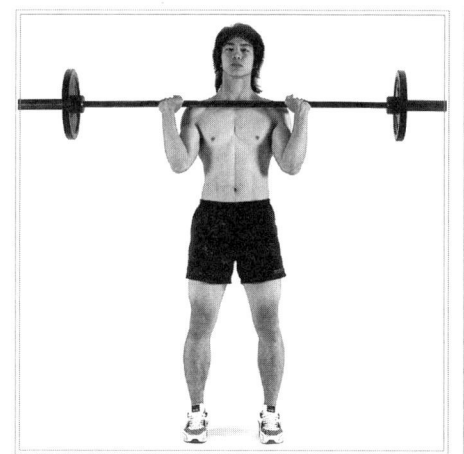
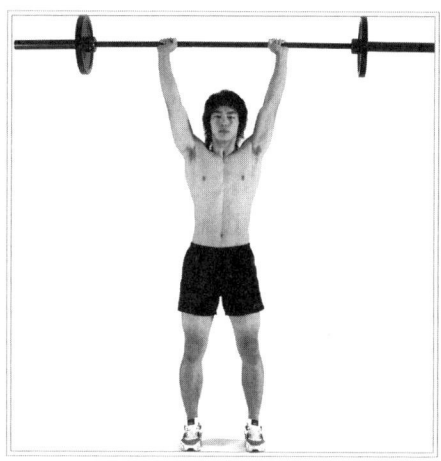

그림 3-3. 프론트 프레스

(3) 벤치 프레스(Bench press)
- 준비자세 : 머리를 벤치에 대고 누운 자세로 바를 어깨너비보다 약간 넓게 잡고, 발은 양옆으로 벌려 자연스럽게 놓는다.
- 운동방법 : 양손을 어깨너비보다 넓게 잡고, 양발은 벤치 앞의 지지대에 고정시킨 후 바를 가슴보다 약간 낮은 위치에 놓는다. 숨을 들이마시면서 바

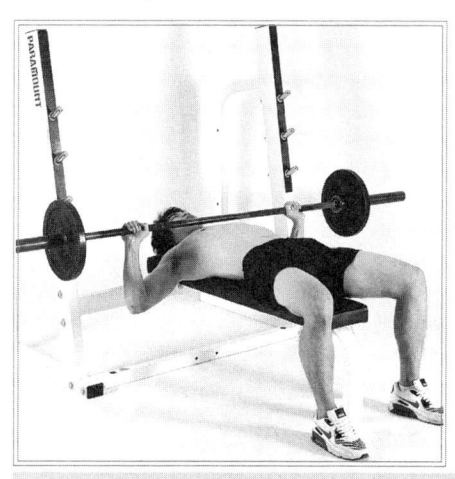
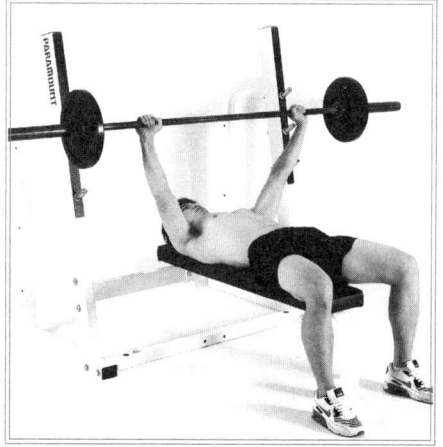

그림 3-4. 벤치 프레스

를 내리고, 숨을 내쉬면서 바를 양손으로 밀듯이 올린다. 바의 무게에 상관없이 속도를 일정하게 유지한다.
- 활동근 : 어깨세모근, 큰가슴근, 넓은등근

(4) 업라이트 로우(Upright row)
- 준비자세 : 바른 자세로 서서 팔을 완전히 편 상태에서 바를 양손이 닿을 정도로 가까이 잡는다.
- 운동방법 : 발꿈치를 높게 들면서 바를 신체 가까이에 유지하면서 턱 높이까지 들어올린다. 반대로 내릴 때는 천천히 내린다.
- 활동근 : 등세모근, 어깨세모근, 위팔두갈래근, 위팔노근

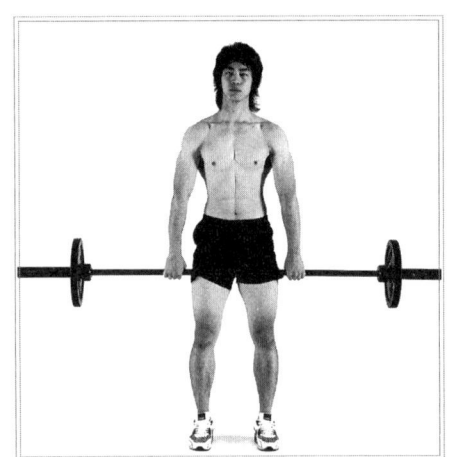 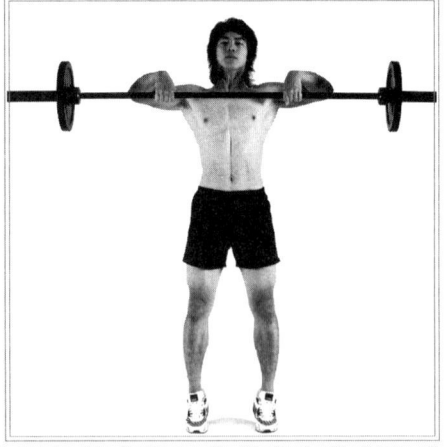

그림 3-5. 업라이트 로우

(5) 벤트 오버 로우(Bent-over row)
- 준비자세 : 윗몸을 굽히고 바를 어깨너비보다 약간 넓게 잡는다.
- 운동방법 : 윗몸과 지면의 각도를 일정하게 유지하면서 무릎을 펴서 굽혀지지 않도록 고정시킨다. 바를 가슴쪽으로 가져갔다가 다시 처음 자세로 돌아온다. 바가 아래쪽으로 떨어지지 않도록 힘을 계속해서 주어야 한다.

● 활동근 : 등세모근, 넓은등근, 어깨세모근

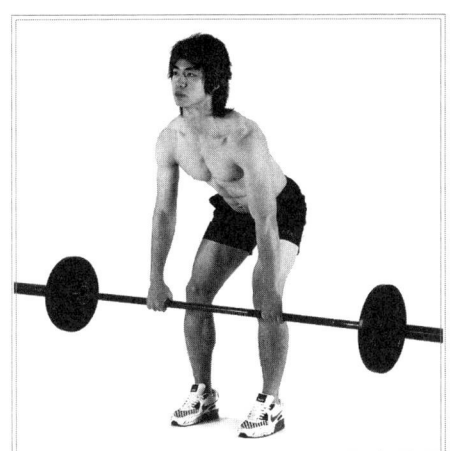 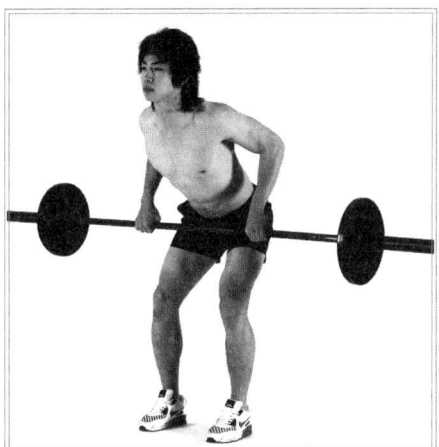

그림 3-6. 벤트 오버 로우

(6) 바벨 컬(Barbell curl)
● 준비자세 : 손바닥이 보이는 형태로 바를 잡고 팔꿈치를 겨드랑이에 붙여서 팔을 펴고, 다리는 어깨너비로 벌린다.

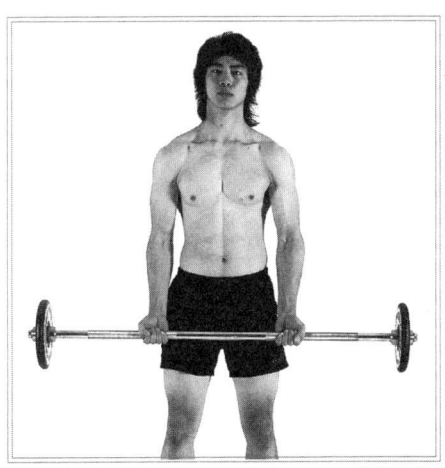 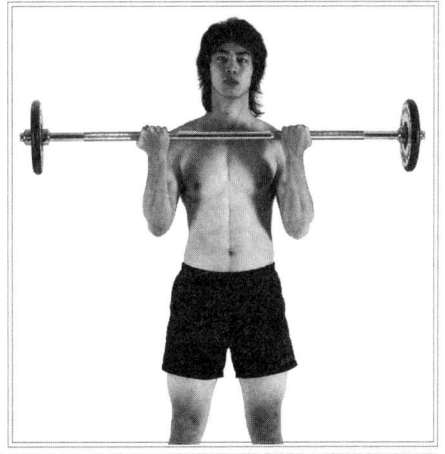

그림 3-7. 바벨 컬

- 운동방법 : 바를 어깨 위까지 끌어 올린 후 준비자세의 위치로 되돌아간다. 이때 불필요한 신체의 움직임이 없도록 하고, 내릴 때 자연스럽게 내린다. 이와 같은 동작을 반복한다.
- 활동근 : 위팔두갈래근, 위팔노근

(7) 랫 풀 다운(Lat pull down)
- 준비자세 : 어깨너비 이상으로 바를 잡고 앉은 자세에서 운동을 실시한다.
- 운동방법 : 바를 잡은 양팔을 위로 뻗은 후 바가 가슴에 닿을 때까지 아래로 끌어당긴다. 신체의 움직임 없이 천천히 아래로 당긴다.
- 활동근 : 넓은등근, 등세모근, 큰가슴근, 위팔노근

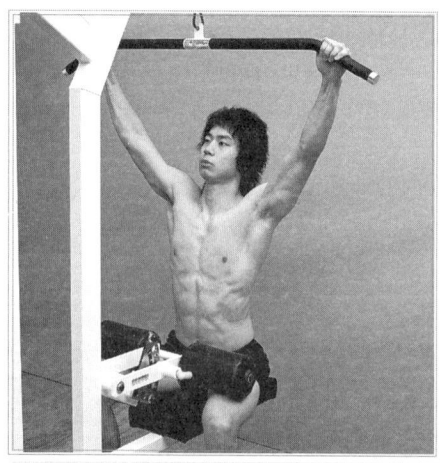 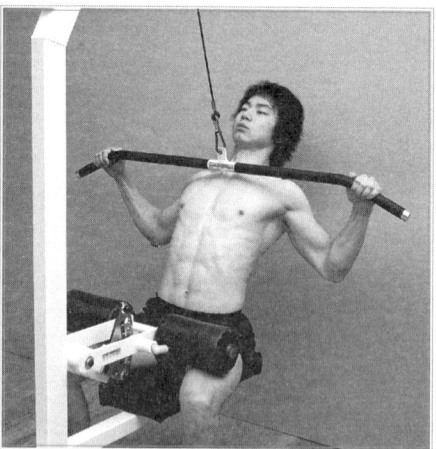

그림 3-8. 풀 다운

(8) 래터럴 레이즈(Lateral raise)
- 준비자세 : 팔을 완전히 편 상태에서 덤벨을 잡고 선다.
- 운동방법 : 양팔을 옆으로 어깨 높이만큼 천천히 들어올린다. 그리고 나서 동일한 운동속도로 다시 처음 자세와 같이 팔을 내린다. 운동 중 팔은 가능한 편 상태를 유지하고, 불필요한 신체의 스윙을 피한다.

- 활동근 : 어깨세모근, 등세모근, 앞톱니근, 마름모근

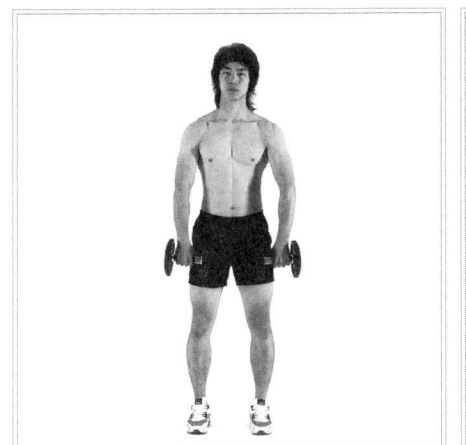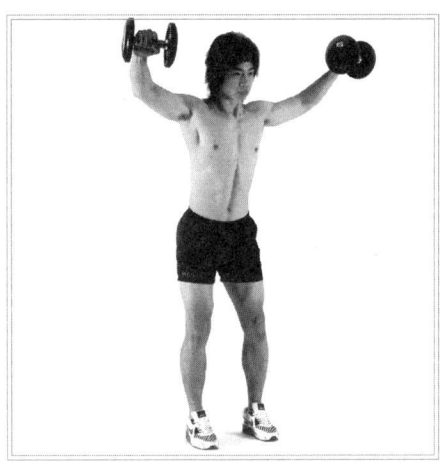

그림 3-9. 래터럴 레이즈

(9) 프론트 레이즈(Front raise)
- 준비자세 : 덤벨을 손등이 앞으로 향하도록 잡고 선다.
- 운동방법 : 양팔을 가슴 앞으로 쭉 뻗어 좌우 교대로 머리 위까지 들어올린

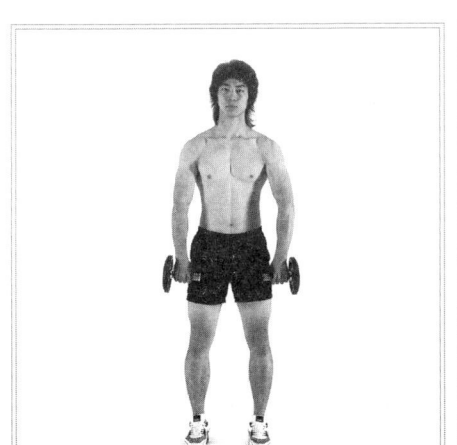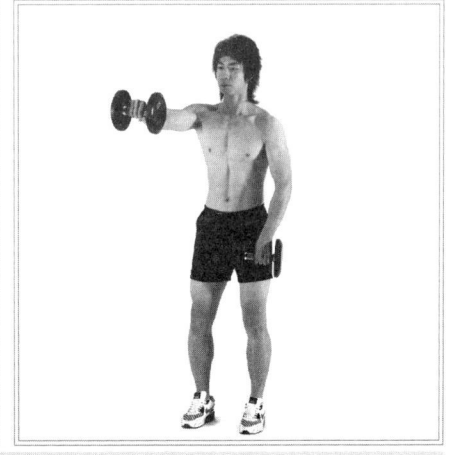

그림 3-10. 프론트 레이즈

다. 이와 같은 방법을 반복적으로 실시한다.
- 활동근 : 어깨세모근, 큰가슴근, 앞톱니근, 등세모근

(10) 덤벨 플라이(Dumbbell fly)
- 준비자세 : 덤벨을 가슴 위에서 손바닥이 마주보도록 잡는다.
- 운동방법 : 숨을 깊이 들이마시고 덤벨을 양쪽 측면으로 내린 후 다시 처음 동작으로 올리는 동작을 반복한다.
- 활동근 : 앞톱니근, 큰가슴근, 어깨세모근

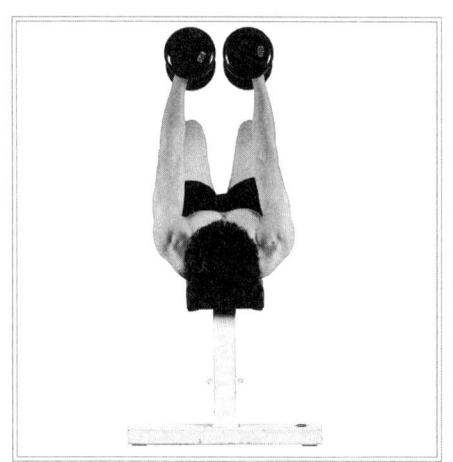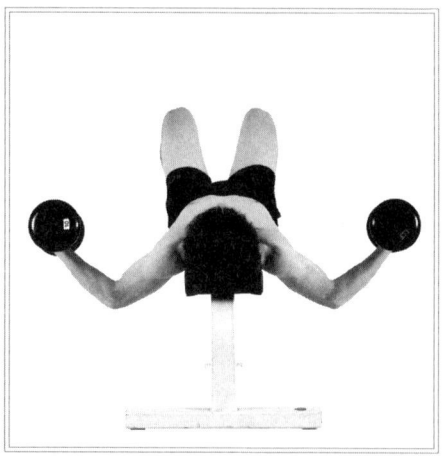

그림 3-11. 덤벨 플라이

(11) 덤벨 벤트 암 풀 오버(Dumbbell bent arm pull over)
- 준비자세 : 벤치에 누워 양발을 바닥에 붙인다. 덤벨을 양손에 쥐고 가슴 위쪽에서 준비한다.
- 운동방법 : 팔꿈치를 서서히 구부리면서 머리 뒤쪽으로 덤벨을 내린다.
- 활동근 : 어깨세모근, 큰가슴근, 넓은등근, 앞톱니근

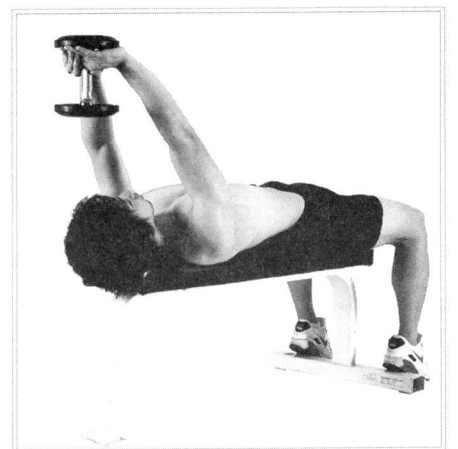
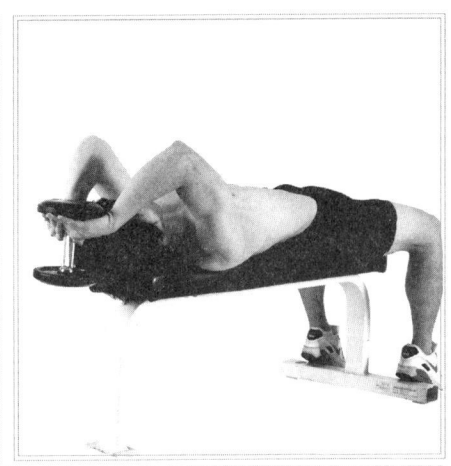

그림 3-12. 덤벨 벤트 암 풀 오버

2) 하체 · 등 운동

(1) 백 익스텐션(Back extension)

● 준비자세 : 양발은 발판에 걸고 양손은 목 뒤에 가볍게 얹고 벤치 위에 엎드린다.

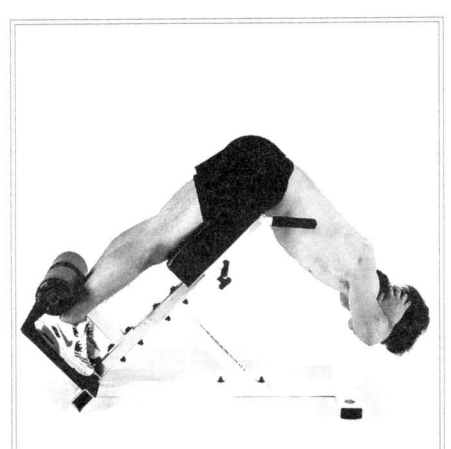
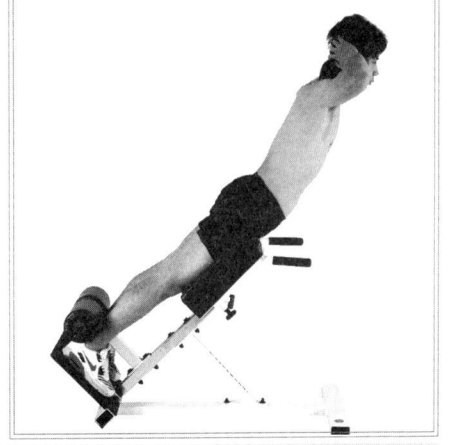

그림 3-13. 백 익스텐션

- 운동방법 : 윗몸을 서서히 들어 등부위를 신전시킨다
- 활동근 : 척주세움근, 큰볼기근, 햄스트링스, 배근육

(2) 스쿼트(Squat)
- 준비자세 : 바를 어깨에 대고 등을 아치 상태로 편 채 다리는 30~35cm벌린다.
- 운동방법 : 숨을 깊이 들이마신 후 넙다리가 바닥에 평행할 때까지 무릎을 구부린다. 이 스쿼트 자세에서 다시 다리를 서서히 펴는 동작을 반복한다. 이 때 등을 완전히 편 상태에서 운동을 실시해야 한다.
※ 등을 둥글게 하는 것은 척추에 큰 자극을 주므로 심각한 부상을 일으킬 수 있다. 스쿼트는 무릎인대근력을 강화시키는데 뛰어난 운동이다. 특히 무게가 상당히 무거울 때는 하프 스쿼트를 하거나, 발꿈치에 보조물을 대어서 균형을 유지하도록 한다.
- 활동근 : 넙다리네갈래근, 큰볼기근, 척주세움근

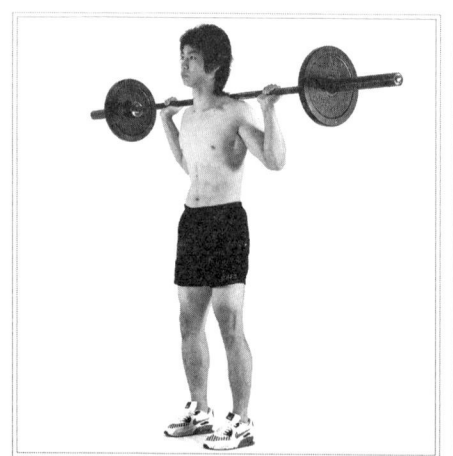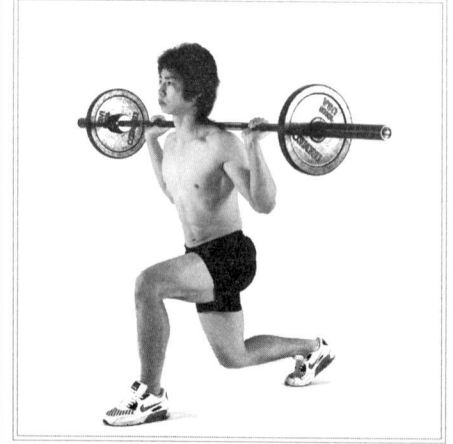

그림 3-14. 스쿼트

(3) 레그 익스텐션(Leg extension)
- 준비자세 : 이 운동은 무거운 신발을 이용하거나 레그 익스텐션 머신을 이용한다. 앉은 자세에서 무릎을 굴곡한다.
- 운동방법 : 준비자세에서 다리를 완전히 신전하는 자세를 2~3초간 유지한 다음 천천히 준비자세로 돌아간다. 이 동작을 반복 실시한다.
- 활동근 : 넙다리네갈래근

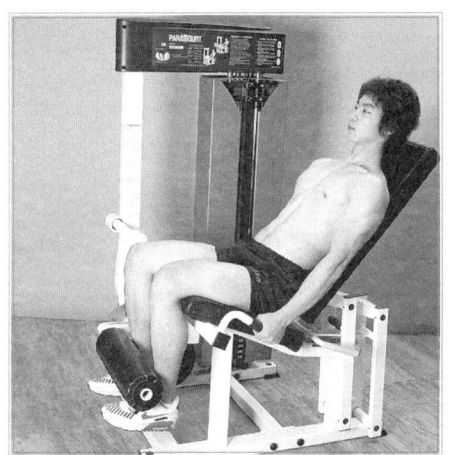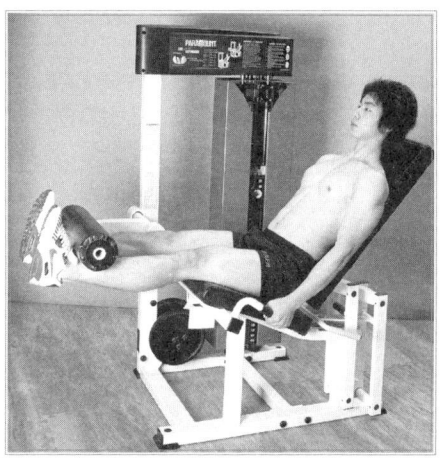

그림 3-15. 레그 익스텐션

(4) 레그 컬 (Leg curl)
- 준비자세 : 이 운동은 무거운 신발을 이용하거나 레그 컬 머신를 이용하며, 엎드린 자세에서 다리를 편다.
- 운동방법 : 다리가 엉덩이에 닿을 때까지 무릎을 구부리며, 다리를 끌어당길 때 엉덩이가 들리지 않도록 하고 다시 준비자세로 서서히 돌아간다. 이 동작을 반복 실시한다.
- 활동근 : 햄스트링스, 큰볼기근

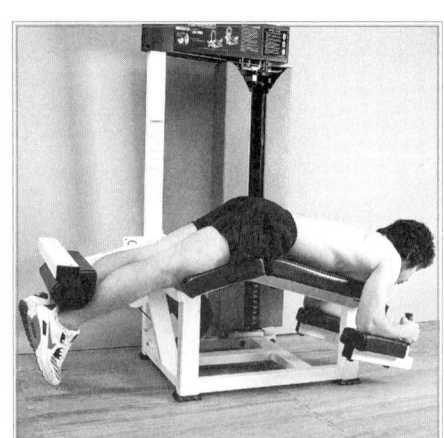 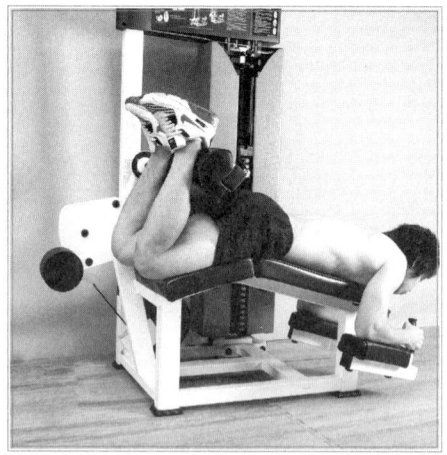

그림 3-16. 레그 컬

3) 복근운동

(1) 싯 업(Sit up)
- 준비자세 : 무릎을 구부리고 누운 자세에서 팔은 머리 뒤에 위치시킨다. 무릎을 펴거나 구부리고 실시하는 방법이 있다. 발을 고정시키면 엉덩이굴곡근의

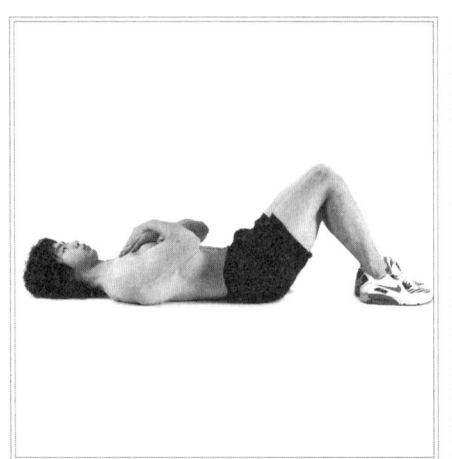 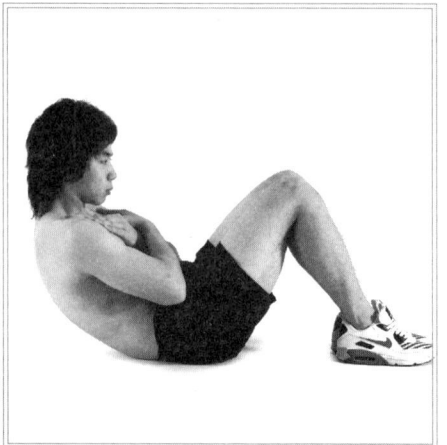

그림 3-17. 싯 업

활성이 증가되고, 발을 고정시키지 않으면 배근육의 활성이 증가된다.
- 운동방법 : 윗몸을 일으켜서 팔꿈치가 무릎에 닿도록 한다. 한쪽 팔꿈치를 반대 무릎에 닿게 윗몸을 비틀면서 할 수도 있다.
- 활동근 : 배근육, 배속빗근, 배바깥빗근, 목빗근

(2) 리버스 비틀(Reverse beetles)
- 준비자세 : 벤치의 가장자리에 앉아 양손을 뒤로 돌려 벤치를 단단히 잡고 무릎을 굽혀 어깨 쪽으로 살짝 당겨준다.
- 운동방법 : 무릎을 펴면서 벤치의 바깥쪽으로 다리를 뻗는다. 배의 근육에 힘을 주어 무릎을 구부리고, 펴기를 반복한다.
- 활동근 : 배근육

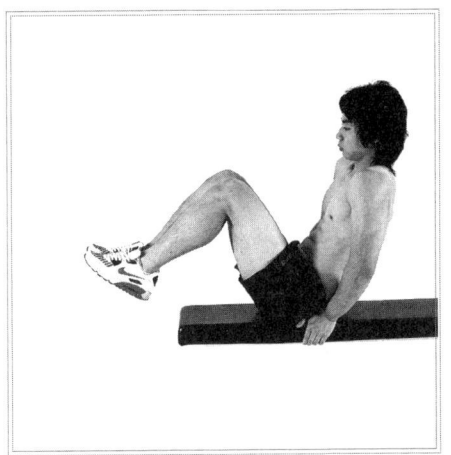 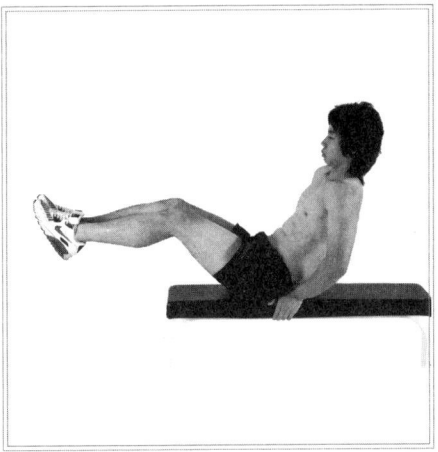

그림 3-18. 리버스 비틀

4) 목 운동

(1) 목 굴곡(Neck flexion)
- 준비자세 : 벤치에 앉거나 누운 자세를 취한다.

- 운동방법 : 턱이 가슴에 가까이 갈 때까지 머리를 앞으로 숙인다.
- 활동근 : 목빗근, 목뒤쪽근육

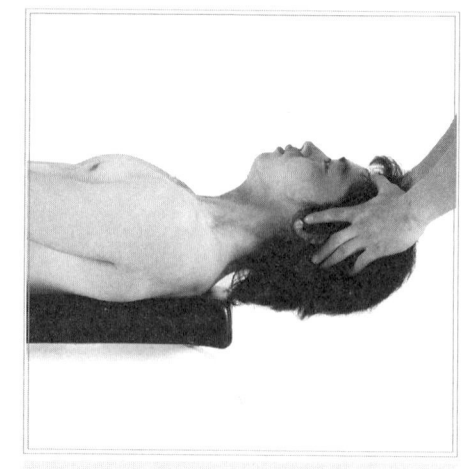

그림 3-19. 목 굴곡

(2) 목 신전(Neck extension)
- 준비자세 : 엎드린 자세에서 가슴과 어깨를 벤치에 댄다. 다리는 완전히 펴고 팔은 벤치의 양쪽을 잡는다.
- 운동방법 : 머리를 가능한 한 뒤쪽으로 젖히면서 신전시킨다.
- 활동근 : 등세모근, 목뒤쪽근육

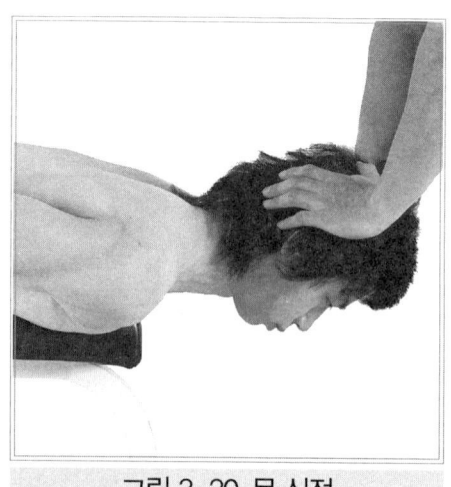

그림 3-20. 목 신전

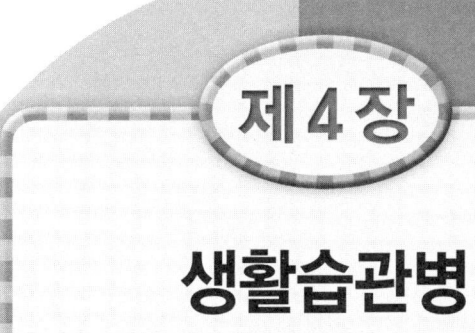

제 4 장

생활습관병

생활습관병의 발병에는 유전적 요인과 환경적 요인이 중요한 작용을 한다. 유전인자는 선천적 요인이므로 바꿀 수는 없다. 따라서 생활습관병을 예방하려면 가능한 한 성인병의 발증을 촉진하는 조건을 제거하고, 일상생활에서 건강적인 습관을 계속하는 것이 필요하다. 성인병의 예방과 발증 후의 치료법에는 생활습관 등 후천적인 환경인자에 대한 대책이 기본적으로 중요하다. 유전적으로 성인병에 걸릴 가능성이 높은 사람은 유아기부터 건강장애인자를 제거하고, 건강한 생활습관을 몸에 익히는 것이 중요하다.

특히 성인병과 관계깊은 비만을 개선하기 위해서는 유아기부터 올바른 영양섭취와 식습관이 중요하다. 또, 술·담배·커피 등 기호품도 성인병과 관계가 깊다. 그리고 사회적 요인, 즉 스트레스와 운동부족도 성인병의 발증·악화에 관여하고 있다. 성인병은 발증초기에는 비교적 자각증상이 없고, 경과가 만성적이기 때문에 병의 발견이 늦어지기 쉽다. 고혈압·심장병 등은 초기라면 적절한 치료와 일상생활의 주의에 의해 개선될 수 있다. 암은 초기수술로 거의 완치된다. 따라서 조기발견·조기치료가 중요하다. 성인병의 치료효과를 높이기 위해서는 적극적인 성인병 검진을 받지 않으면 안된다.

1. 뇌졸중

뇌졸중의 원인은 여러 가지가 있지만, 일반적으로 출혈과 경색으로 나눌 수 있다. 구미에서는 경색이 출혈보다 발생빈도가 약간 더 높다고 한다. 우리나라에서도 점차 경색에 의한 뇌졸중의 발생빈도가 높아져가는 경향이 있으나, 아직까지는 출혈의 빈도가 높다. 뇌졸중의 예후는 발생부위에 따라 다르지만, 일반적으로 출혈에 의한 예후가 경색에 의한 경우보다 더 나쁘다. 전체적인 예후는 약 9% 정도는 장애가 남고, 18% 정도는 사망한다.

1) 뇌졸중의 종류

뇌졸중은 뇌혈관질환에 따른 신경학적 장애를 총칭하는 질환이다. 뇌졸중의 의미는 '뇌(腦)의 기능정지(卒)가 지속된다(中)'는 뜻이다. 흔히들 뇌졸증이라고 부르는데, 이는 잘못된 표현이다. 뇌졸중은 암에 이어 우리나라에서는 사망원인의 2위를 차지하고 있는 무서운 질병이다.

이러한 뇌졸중은 크게 허혈성 뇌경색과 뇌출혈로 구분된다. 우리나라 등 동양권 국가에서는 예전에는 뇌출혈비율이 서양에 비해 상대적으로 높았지만, 서구화된 식습관과 운동부족 등으로 뇌경색이 점점 증가하는 경향을 보이고 있다. 한편 중풍이라는 병명은 한방에서 쓰는 용어로 뇌졸중과 직접 비교할 수는 없지만, 뇌졸중 등 뇌의 이상으로 나타나는 여러 질환을 포괄하는 의미로 사용된다.

다음에 뇌졸중의 원인이 되는 뇌경색과 뇌출혈에 대해 알아보자.

먼저 뇌경색은 뇌혈관이 좁아지거나 막혀 생기는 질환으로 원인에 따라 뇌혈전성 뇌경색 · 뇌색전성 뇌경색 · 열공성 뇌경색 등으로 나눌 수 있다. 혈전은 피찌꺼기 등이 쌓이게 되면서 혈관의 실제지름이 조금씩 줄어들다가 완전히 막혀버리는 경우로 당뇨, 고혈압, 고지혈증 등이 원인이다. 한편 색전은 뇌혈관이 아닌 다른 곳에서 생긴 이물질이 뇌혈관에 흘러들어가 생기는 것으로, 이 경우 이물질은 대부분 심장에서 온다. 수초 혹은 수분 이내에 갑자기 의식을 잃고 반신마비 등을 초래하며, 심근경색과 밀접한 관계가 있다. 열공성 뇌경색은 아주 작은 뇌혈관이 막히는 증상이다.

이러한 뇌경색의 원인으로는 나이, 가족병력, 흡연, 심장병, 서구화된 식습관에 따른 비만, 고혈압, 당뇨병, 고지혈증 등이 꼽히고 있다. 또 최근엔 운동부족, 식사, 스트레스, 과음 등도 관련이 있는 것으로 나타났다. 특히 최근엔 특별한 이유 없이 40~50대에서 발병률이 높아지고 있어 각별한 주의가 요구된다.

뇌경색은 갑자기 찾아오며, 갑자기 한쪽 팔 · 다리에 힘이 없거나 감각이 둔해지고, 말이 평소보다 어눌해지며, 걸을 때 중심을 제대로 잡지 못하는 등의 증상이 나타난다. 이러한 증상이 반복되는데도 진단을 통한 치료를 받지 않으면 혈관이 막혀 편마비증상이 심해지고 혼수상태에까지 이를 수 있다.

뇌경색을 예방하기 위해선 혈압 및 혈당을 조절하고 흡연과 과도한 음주를 피하며, 꾸준히 운동을 지속하고 적절한 식이요법을 실시해야 한다.

한편 뇌출혈은 뇌경색과 달리 혈관이 터진 상태로, 뇌내출혈 및 거미막밑(지주막하)출혈로 구분된다. 뇌내출혈은 고혈압과 관계가 깊고, 혈관기형, 종양, 외상 등이 원인이 되기도 한다. 지주막하출혈은 뇌동맥류와 관계가 있는데, 뇌혈관의 한 부분이 꽈리처럼 부풀어 올라 생긴 뇌동맥류가 파열되면서 출혈이 생기는 것이다. 뇌동맥류에서는 크기가 작거나 터지지 않으면 대부분 증상이 나타나지 않는다. 증상은 뇌경색과 비슷한데 의식장애, 편마비, 발음장애, 발작, 심한 두통, 구토 등이 특징이다.

2) 뇌졸중의 위험인자

고혈압은 뇌출혈과 뇌경색 발생과 밀접한 관계가 있는데, 중년기 이후가 되면 나이가 많아짐에 따라 뇌경색을 발증시키는 위험성이 증가하는 것으로 알려져 있다.

① 고혈압……고혈압인은 정상혈압인보다 뇌경색은 2~5배, 뇌출혈은 5~20배 높은 비율로 발생한다. 혈압이 높아감에 따라 뇌경색·뇌출혈의 발생빈도가 증가한다. 뇌경색은 수축기고혈압, 확장기고혈압의 어느 쪽과도 관계가 있고, 뇌출혈은 특히 확장기고혈압과 관계가 깊다.

② 연령·성……뇌졸중은 지주막하출혈을 제외하면 중년 이후에 많다. 남자는 여자보다 뇌졸중이 발생하기 쉽다.

③ 식염섭취량……식염섭취량은 고혈압과 상관이 있기 때문에 뇌출혈·뇌경색의 발생률 모두 정(+)의 상관관계가 인정되고 있다.

④ 지방질……혈청콜레스테롤치와 뇌졸중발생은 확실한 관계는 없지만, 그 수치가 너무 높으면 뇌경색의 원인이 된다.

⑤ 당뇨병·비만·음주·흡연……일반적으로 당뇨병환자에서는 뇌경색이 일

어나기 쉽다. 다량음주자에게는 뇌출혈의 발생이 많다.

3) 뇌졸중의 조짐·증상

뇌졸중은 갑자기 발생하는 것이 특징이다. 뇌출혈과 지주막하출혈 등은 어떤 조짐도 없이 일어나지만, 뇌경색은 발작이 일어나기 전에 조짐이 있다. 이 조짐을 일과성 뇌허혈발작(transient ischemic attack : TIA)이라고 한다. 일과성이란 신경증상이 일어나도 곧 낫기 때문에 대부분은 1시간 이내에 소실되고, 길어도 발작 후 24시간 이내에 소실되는 것을 말한다.

한편 뇌졸중의 증상은 여러 가지 있는데, 특히 한쪽 팔다리마비, 지각장애, 반신저림, 실어증, 현기증 등이 많이 나타난다.

4) 뇌졸중의 치료와 예방

혈압이 높을수록 뇌졸중 발생의 위험성이 높기 때문에 고혈압 치료가 필요하다. 식염의 다량섭취는 혈압을 높임과 동시에 뇌졸중 발생률도 높이기 때문에 식염섭취를 제한해야 한다. 또한 비만·당뇨병 등의 위험인자도 제거할 필요가 있다.

발증 후엔 2차적 합병증을 막기 위해 곧 재활훈련을 시작하지 않으면 안된다. 마비된 손발의 변형을 막기 위해 올바른 자세를 갖추게 한다. 발증 후 1주일 정도 경과되면 앉게 한다. 다음에 서게 하고, 보행으로 이동시킨다. 실어증에는 끈기 있게 말을 걸고, 대화를 하려고 하는 분위기를 만들어주는 것이 중요하다.

2. 고혈압

고혈압(hypertention)은 동맥압이 지속적으로 정상치 이상을 나타내는 상태이다. 원인이 분명한 것은 증후성 또는 2차성 고혈압증이라 하고, 원인불명의 것은 본태성 또는 1차성 고혈압증이라 한다. 전체 고혈압증상의 85% 정도가 본태성 고혈압증인데, 단순히 이것을 고혈압증이라 부르는 경우가 많다. 일반적으로 수축기혈압 140mmHg 이상, 확장기혈압 90mmHg 이상을 고혈압으로 보지만, 이 한계치는 각종 인자에 의해 변동차가 인정되기 때문에 40세 이상의 경우 단순히 140mmHg/90mmHg을 고혈압으로 보는 것에는 이론도 있다. 근래 청소년 중에도 이 한계치에 근접한 값이 나타나는데, 이것을 약년성 고혈압이라 부른다.

고혈압증은 병인적으로 본태성 고혈압증, 신성 고혈압증, 내분비성 고혈압증, 신경성 고혈압증, 심·맥관성 고혈압증으로 분류한다.

1) 증후성 고혈압

① 신성 고혈압증······신성 고혈압증(renal hypertension)은 신장(콩팥)질환에 의한 고혈압으로, 급성·만성사구체신염, 급성·만성신우염, 신경화증, 수신증, 신결핵, 요관결석감돈에 의한 소변의 역행성저류 등에 의해 일어난다.

② 내분비성 고혈압증······부신속질호르몬인 아드레날린, 노아드레날린의 승압작용에 의해 일어나는 고혈압증으로 임상적으로 부신갈색종이 나타난다. 또, 부신겉질호르몬의 데스옥시코티코스테론(desoxycorticosterone), 알도스테론 등도 승압작용이 있어 부신겉질의 병인 Conn증후군, Cushing증후군, 부신기능부전증 등으로 일어난다.

③ 신경성 고혈압증······정신적 부하, CO 중독, 포르피린뇨증(porphyrinuria), 두개내압항진 등에 의해 일어나고, 많은 경우가 가역성(다시 본래의 상태로 돌이킬 수 있음)이다.

④ 심·맥관성 고혈압증······대동맥경화증·대동맥판폐쇄부전·동정맥류·심블럭 등에 의한 심박출량·분당송혈량 증가에 의해 일어난다.

2) 본태성 고혈압증

본태성 고혈압증은 혈압상승의 원인이 되는 질환을 제거한 다음에 진단되는 증상이다. 전술한 증후성 고혈압증 이외의 모든 고혈압증이 여기에 포함된다. 종래의 통계로는 전체 고혈압증의 80~85%를 차지한다고 알려져 왔는데, 의학의 진보와 함께 병인이 명백하게 밝혀짐에 따라 그 비율은 감소하고 있다.

양성 본태성 고혈압증은 다음과 같이 제1기~제3기로 나누어진다.

제1기 : 심맥관계에 기질적 변화가 인정되지 않는 고혈압

제2기 : 심맥관의 비대는 있지만, 다른 기질적 장애가 증명되지 않는 고혈압

제3기 : 기질적 장애가 증명되는 고혈압

악성 본태성 고혈압증은 양성과 같은 원인에 의해 일어나는데, 고혈압의 진행이 급격한 형태이다. 악성 고혈압증이란 하나의 증후군으로서 본태성·신성·내분비성 고혈압증에서도 일어나지만, 신경성·심맥관성 고혈압증에서는 일어나기 어렵다. 특징은 최소혈압이 지속적으로 120mmHg 이상으로 높고, 맥관경련성 망막증이 있으며, 진행성 신기능부전이 있는 것 등이다.

3) 고혈압증의 치료와 예방

2차성 고혈압증은 각각의 원인질환을 치료함과 동시에 증상에 따라 치료한다(혈압강하제·자율신경안정제의 투여).

본태성 고혈압증의 치료는 다음과 같은 3개의 시기에 따라 다르다.

제1기 : 이 시기에는 여러 가지 인자가 관계되어 있는데, 신경성 또는 감정적인 스트레스를 제외시키는 것이 필요하며, 진정제투여를 한다.

제2기 : 이 시기의 환자를 적절히 치료하면 제3기로의 진행을 늦추고, 저지하는 것도 가능하기 때문에 특히 이 시기의 치료가 중요하다. 이 시기에는 일상생활의 관리를 규칙적으로 행하고, 그 효과를 이화학적 검사 등에 의해 추적하지 않으면 안된다. 스트레스가 많은 환경을 피하고, 비만의 컨트롤과 저나트륨식이

권장되고 있다. 혈압강하제투여가 필요한 경우도 많다.

제3기 : 이 시기는 혈압강하제요법이 필요하다.

어느 시기든지 나타나는 증상을 의학적으로 정확하게 파악하는 것이 이 병의 진행을 늦출 수 있을 뿐만 아니라, 뇌졸중·심장혈관계 사고 등의 발생예방과도 연결되기 때문에 임상적인 여러 검사를 정기적으로 받지 않으면 안된다.

4) 고혈압의 운동요법

(1) 기대되는 효과

본태성 고혈압의 약 75%는 경증 고혈압이며, 약물에 의존하지 않아도 되는 경증인 경우도 적지 않다. 특히 삶의 질이 치료면에서 중시되게 되고, 삶의 질 향상을 기초로 한 일반요법이 높이 평가되어 운동요법이 응용되고 있다.

고혈압의 운동요법 효과에 대해서는 찬반 양론이 있지만, 일반적으로 경증·중등증에는 다음과 같이 효과적이라고 한다.

① 말초혈관확장에 의한 말초혈관저항의 감소, 혈액순환의 개선
② 미주신경긴장에 의한 심박수와 혈압의 저하
③ 혈중카테콜아민 및 혈액응고능력의 저하

(2) 적 응

고혈압의 중증도를 명확하게 평가하기 위해 임상검사를 실시한다. 혈압이 거의 안정된 적성수준을 유지하고 있고, 주요 장기의 상해를 합병하지 않은 경우에는 레크리에이션 스포츠를 실시해도 괜찮다.

혈압은 급격한 심장부하에 의해 상승하므로 운동요법개시 전에는 적절한 메디컬 체크를 받아야 한다. 특히 운동부하검사에 의한 비정상적인 승압반응 유무를 확인해 둘 필요가 있다. 기초질환에 관상(심장)동맥질환·뇌졸중·심부전·신장애 등을 합병하고 있는 경우에는 원칙적으로 제외한다.

3. 허혈성 심장병

1) 허혈성 심장병의 뜻

심장은 심장근육을 수축시켜 전신으로 혈액을 박출하고 있다. 심장근육이 수축하기 위해서는 산소와 영양이 필요한데, 심장근육 내에서 산소와 영양분을 포함한 혈액을 공급하고 있는 것이 심장(관상)동맥이다. 심장동맥속공간의 협착과 폐색에 의해 내강을 흐르는 혈액량이 감소하고, 심장근육이 산소부족 상태가 됨으로써(심근허혈 ; myocardial ischemia) 심장기능에 장애를 일으킨다.

심근허혈에 의해 일어나는 심장병이 허혈성 심장병(ischemic heart disease)이다. 허혈성 심장병의 대부분은 관상동맥경화가 원인으로 일어나기 때문에 관상동맥성 심장병(coronary heart disease)이라고 불린다.

2) 허혈성 심장병의 종류

허혈성 심장병은 심장동맥의 순환장애로 인해 심장근육의 산소부족 때문에 일어나는 증상이다. 허혈성 심장병은 협심증과 심근경색의 2가지가 대표적이다.

(1) 협심증

심장동맥의 협착과 연축에 의해 일시적으로 심장동맥의 혈류가 감소하여 심근허혈이 일어난 상태가 협심증이다. 갑자기 가슴의 통증과 교액감(조르고 누르는 느낌) 등의 증상을 보인다. 이 발작은 심장동맥 확장작용을 하는 약(니트로글리세린)으로 진정시킬 수 있는 경우가 많다.

협심증에는 운동과 노동에 의해 일어나는 노작성 협심증과 안정 시에 일어나는 안정 시 협심증이 있다. 발작빈도가 적고 증상이 안정되어 있는 것(안정협심증)과 발작이 빈발하고 불안정하여 컨트롤하기 어려운 것(불안정협심증)으로 분류할 수 있다. 불안정협심증은 심근경색으로 이행하기 쉽다.

(2) 심근경색

심장동맥이 혈전·색전으로 막혀 완전히 폐색된 증상이다. 이에 의하여 폐색된 심장동맥 관류영역의 심장근육은 괴사에 이르게 된다. 원인은 심장동맥의 경화에 의한 것이 많은데, 이 경우에는 갑자기 격렬한 흉통발작이 일어나고, 심장동맥확장제와 진정제도 효과가 없다. 중증이면 사망에 이르게 된다.

3) 허혈성 심장병의 치료

(1) 협심증

협심증이 경증인 경우에는 안정하는 것만으로도 발작이 진정된다. 가슴통증의 발작 시에는 아초산제(예 : 니트로글리세린)가 효과적이다. 발작예방을 위해서는 항협심제(관상동맥확장제, β 수용제차단제 등)을 사용한다.

협심증환자에게 가장 중요한 것은 일상생활의 컨트롤이다. 협심증은 발작의 계기가 되는 상황과 관상동맥경화를 촉진하는 인자가 비교적 명확하다. 따라서 심장에 강한 부담이 되거나 발작을 유발하게 되는 행동은 피함으로써 관상동맥경화촉진인자를 제외시키도록 노력한다.

(2) 심근경색

급성 심근경색으로 인한 사망의 과반수는 발병 후 6시간 이내에 일어난다. 발작이 격렬하면 단시간 경과 후에 급사(sudden death)하는 경우도 있다.

협심증에 효과적인 아초산제는 심근경색에는 효과가 없다. 심근경색으로 인한 흉통은 모르핀류 이외에는 효과가 없는 경우가 많다. 니트로글리세린(nitroglycerin)을 입안에 넣고 빨아도 전혀 발작이 나아지지 않는다면, 급성 심근경색의 발작을 생각해야 할 것이다. 발작 초기에는 절대안정을 유지해야 한다. 그리고 보온에 유의하고, 즉시 병원에 가야 한다.

심근경색은 발병 초기의 판단과 처치가 아주 중요하여 입원 전의 처치의 적부(適否)가 그 환자의 예후를 좌우한다. 심근경색의 약물치료에는 항응고제, 섬유소용해제, 진통제(때로는 모르핀) 등이 사용된다. 또 부정맥·심부전·쇼크 등 위험상태에 대한 긴급처치도 필요에 따라 행해진다.

4) 허혈성 심장병의 예방

허혈성 심장병은 발병해서 당황해도 늦기 때문에 예방에 주의하고, 자신의 건강관리와 일상생활상에서 절제가 무엇보다 중요하다. 특히 허혈성 심질환의 예방을 위해 발작요인(심장동맥질환위험인자)를 제거시키도록 노력해야 한다.

4. 관상동맥질환

1) 관상동맥질환의 위험인자

관상(심장)동맥질환의 위험인자(coronary risk factor)는 고혈압, 고지혈증, 당뇨병, 비만, 가족병력, 흡연, 고요산혈증, 성격 등이다. 이는 가족병력과 성격을 제외하면 치료와 자신의 노력에 의해 어느 정도 개선시킬 수 있는 것들이다. 허혈성 심질환은 운동부족으로 인한 것이기 때문에 운동부족병의 대표질환이기도 하다. 또 너무 바쁜 일상생활은 스트레스 과잉이 되고, 스트레스는 심장을 흥분시켜 심장의 움직임을 항진시키기 때문에 중요한 요인이 된다.

미국의 프리드맨이라는 사람은 심장동맥질환과 성격의 관련에 대해 연구하여 심장동맥질환이 일어나기 쉬운 성격을 A형, 그 반대의 성격을 B형이라 이름붙였다. 물론 양자의 중간형과 여러 종류의 이행형이 있다. 실제로 성격을 바꾸는 것은 불가능하지만, 어느 정도 성격의 개선을 고려한 생활지도도 중요하다.

① A형 성격……급한 성질, 조급함, 사물에 구애받기 쉽다. 빨리 말하고, 식사

나 일이 빠르다. 사명감·책임감이 강하고, 고지식하고 행동력이 있고, 적극적·자기중심적이고, 주위와 다른 사람을 생각하지 않는다. 일이 보람이며, 몸의 상태가 안 좋아도 출근한다.
② B형 성격······느긋하고, 사교적이고 교제범위가 넓은 낙천가이다. 일은 자기페이스로 하고 서두르지 않는다. 곤란하고 어려운 것은 간단히 포기하고 잊어버린다. 일 이외의 생활에도 만족감을 구한다. 스포츠, 예술 등 취미도 다양하다.

2) 관상동맥질환의 운동요법

관상동맥질환이 있는 사람이 스포츠를 할 경우에는 급성 심근허혈발작의 계기가 될 뿐만 아니라, 심근경색의 발증이나 돌연사 등이 생길 위험성이 있다.

(1) 적 응
다음과 같은 증상은 운동요법을 응용할 수 있다.
① 안정형 협심증
② 오래된 심근경색. 이 경우 증상이 안정되어 있는 상태가 필요조건이다.
③ 중증부정맥이 없다.
④ 장기장애가 없다.

한편 운동요법의 실시 여부를 판정할 경우에는 다음과 같은 요인을 체크해야 한다.
① 연령
② 중증도(관상동맥병변, 기능장애의 정도)
③ 자각증상 : 협심증상이나 발작
④ 합병증의 유무 : 고혈압·당뇨병·중증부정맥(특히 심실성 부정맥·고도심블럭)

⑤ 치료효과와 그 안정도
⑥ 운동내성능력

(2) 실시 포인트

재활을 위한 운동요법과 취미 또는 건강유지를 목적으로 하는 스포츠는 반드시 같은 처방을 적용할 수 없다. 심근경색발증 후의 재활은 원칙적으로 의사의 지도하에 운동처방사 등 전문가가 관여해 운동 중의 소견이나 증상 등을 체크한 다음 실시하는 것이 바람직하다.

한편 레저스포츠는 환자가 자기판단하에 하며, 스포츠 현장에서는 직접 전문가가 관여하지 않는 경우가 많다. 어쨌든 운동부하검사를 중심으로 한 의학검사의 결과에 따라 운동처방을 하고, 환자에게 처방범위를 지키도록 지도하는 것이 기본이다. 다음과 같은 경우에는 스포츠를 금지시켜야 한다.

① 불안정형 협심증
② 내과적 치료에서 컨트롤하는 것이 어려운 경우
③ 중증부정맥 합병증의 경우
④ 동요성·혈압 컨트롤이 어려운 고혈압합병증의 경우
⑤ 동작·스포츠에 의해 심장증상(가슴통증·동계·숨헐떡임·현기증·휘청거림 등)이 출현하는 경우

(3) 심근경색 회복기의 재활

이때에는 운동강도를 정확하게 판단해 실시하는 것이 필요하다. 이 경우에는 다음의 것을 기준으로 한다.

① 최대허용수준의 50~60% 이하의 운동강도
② 운동 중의 심박수 120/분 이하(β 수용체차단제를 투여 중인 경우에는 100/분 이하)
③ 운동 후에 피로 내지 피로감이 남지 않을 정도의 내용

5. 부정맥

1) 부정맥의 발병요인

부정맥은 심장질환을 기본요인으로 하는 경우가 많지만, 건강인에게도 기능적 요인에 의해 종종 발생한다. 부정맥이 임상적으로 방치해도 좋은지, 치료를 요하는지의 여부는 신중하게 대응해야 한다.

2) 부정맥의 운동요법

의학검사에 의해 부정맥이 발견되었을 경우 스포츠참여 여부는 기본적으로는 다음과 같이 판정한다.
① 부정맥에 의해 특별한 증상이 출현하지 않는다.
② 운동하면 소실되어 악화되지 않는다.
③ 기질적 심장질환은 제외할 수 있다.
④ 부정맥의 종류가 양성이어서 치료를 요하지 않는다.

이상의 조건을 만족시키는 경우에는 모든 스포츠에 참가할 수 있다. 그런데 이는 반드시 절대적인 것은 아니므로 증상별로 평가해야 한다. 스포츠가 가능하다고 판정되는 경우라도 운동강도는 증상별로 설정하는 것이 바람직하다.

6. 선천성 심장질환 및 후천성 판막증

1) 선천성 심장질환의 발견

선천성 심장질환은 대부분 유아기에 발견되며, 최근에는 미처치상태에서 성인에 이르는 경우는 매우 드물다.

2) 선천성 심장질환의 운동요법

비(非)청색증성 선천성 심장질환에서 다음과 같은 경우는 운동강도가 그 예에 적합한 것이라면, 스포츠를 제한하지 않아도 괜찮다.
① 시술 후 6개월 이상 경과(기초질환·중증도를 고려한다)
② 허파고혈압이 없다.
③ 중증부정맥을 합병하지 않는다.
④ 운동부하검사가 정상이다.
⑤ 특별한 자각증상이 없다.

3) 후천성 판막증의 운동요법

판막증의 종류, 중증도에 따라 달라진다. 심부전의 기왕력이 없고, 임상적으로 안정된 판막증은 가벼운 스포츠는 가능하다. 반드시 운동부하검사를 실시해 스포츠참가 여부, 운동능력을 평가하는 것이 필요하다.
① 왼심방심실판막협착······경증, 무증후성, 동조율의 경우에는 거의 모든 스포츠가 가능하다. 경증이라도 심방세동인 경우, 중등도이더라도 동조율 혹은 맥박결손이 적고 안정된 심방세동인 경우에는 저강도의 스포츠는 가능하다. 경·중등증에서 심부전의 과거경력이 없는 경우는 운동강도가 적당한 스포츠 가능하다.
② 왼심방심실판막 폐쇄부전······무증상, 동조율, 왼심실확대가 없으면 대부분의 스포츠가 가능하다. 왼심실확대가 가볍고, 왼심실기능이 정상인 경우에는 저강도의 스포츠는 가능하다.
③ 대동맥판 폐쇄부전······무증상의 경·중등증의 경우에는 저강도의 스포츠 가능하다. 경·중등증이라도 증상이 있는 경우에는 스포츠활동은 부적당하다.

④ 대동맥판협착······경증, 무증상인 경우에는 대부분의 스포츠가 가능하다. 경증·중등증으로 무증상의 경우에는 운동부하검사에 의해 ST-T파 변화, 부정맥 등과 같은 이상소견이 출현하지 않은 경우에는 저강도의 스포츠는 가능하다.
⑤ 연합판막증······경기스포츠는 모두 불가하다.

7. 뇌혈관장애

1) 뇌혈관장애의 원인

뇌혈관장애는 병소에 의한 중추신경장애가 원인이 되어 운동기능장애를 일으킨다. 뇌혈관장애에 대한 운동요법은 기능회복을 목적으로 하는 재활요법으로 실시한다.

뇌혈관장애의 급성기에는 임상의학적인 치료가 중심이 된다. 증상이 안정화된 것을 확인할 수 있으면, 가능한 한 조기재활을 위해 운동요법을 개시한다. 조기 운동요법은 그 후에 행하는 만성기 물리요법·작업요법 등의 단계도 중요한데, 이는 기능회복을 촉진한다.

2) 뇌혈관장애의 운동요법

운동요법을 실시할 때에는 심박수·혈압·심장증상(특히 협심증증상·심부전증상·부정맥 등) 출현의 유무에 주의한다. 경증이고 기능회복이 양호한 경우에는 개개의 증상에 적합한 종목을 선택해 실시한다. 원칙적으로 급성기에 합병증·사고 등의 발생이 없고, 병상이 안정되고, 뇌혈관장애 위험인자의 관리가 가능하면 스포츠활동을 실시해도 괜찮다.

경증·중등도의 상해인 경우 안정된 보행이 가능해지면, 운동능력의 수준에 따라 운동종목과 운동강도, 운동시간 등을 결정한다.
① 운동강도가 높은 종목은 제외한다.
② 레크리에이션적 요소를 중시한다.
③ 준비운동을 많이 한다.
④ 마비된 쪽 사지의 스트레칭을 정성들여 실시한다.
⑤ 정리운동을 실시한다.
⑥ 스트레칭을 가미한 방법으로 실시한다.

8. 만성 호흡기질환

1) 기관지천식과 운동요법

(1) 운동유발성 천식

기관지천식은 기도과민성 소인에 알러젠, 감염, 찬 기후, 대기오염, 과호흡 등의 환경인자가 가해지면 발작이 유발된다. 운동도 그중의 하나로, 특히 격렬한 운동이나 운동종료 후에 일과성으로 천식을 수반하는 기도협착이 일어나는 것을 운동유발성 기관지연축이라고 하며, 천식발작이 유발되는 것을 운동유발성 천식(exercise induced asthma : EIA)이라고 한다. 운동 후 수분에서 30분 정도에서 출현하는 조기반응과, 3~9시간 정도에 나오는 지발반응이 있다.

(2) 발생기전

건강인의 경우에는 운동에 의해 혈중카테콜아민농도가 증가하기 때문에 기도가 확장된다. EIA환자에서는 다음과 같은 것을 볼 수 있다.
① 운동에 수반하는 과환기에 의해 기관 속의 온도나 습도가 저하되어 미주신경수용체가 자극받아 기도연축이 일어난다.
② 기도 속의 마스트세포(mast cell)가 탈과립되어 히스타민·류코트라이인

(leukotriene) · 프로스타글란딘(prostagladin) 등 기도수축을 일으키는 물질이 방출되어 기도수축이 일어난다. EIA의 조기반응은 주로 전자의 메카니즘이 관여하고, 지발반응은 후자의 메카니즘이 관여한다.

(3) 기관지천식(특히 EIA)환자의 운동 시 주의사항
① 달리기나 사이클링은 EIA를 일으키기 쉽지만, 수영은 EIA를 잘 유발하지 않는다.
② 운동 전에 가벼운 준비체조(10~15분)를 실시한다.
③ 추운 날의 운동은 피한다. 마스크 착용이 효과적이다.
④ 운동 시 입호흡보다 코호흡을 하게 한다.
⑤ 서서히 부하량을 올린다. 강한 운동 사이에 완만한 운동을 넣은 인터벌법이 좋다.
⑥ 기관지천식발작 시는 운동을 중지한다.
⑦ 운동 전에 β-아드레날린 작동제를 흡입한다.

2) 폐기종과 운동요법

(1) 폐기종의 원인
폐(허파)기종은 허파꽈리 및 허파모세혈관이 파괴되어 허파의 탄성력이 저하함으로써 허파가 과팽창을 일으키는 질환이다. 운동 시에는 부하량의 증가에 수반해 환기량이 증가하는데, 폐기종의 경우에는 운동 시에 환기장애나 가스교환장애가 생기기 때문에 고탄산가스혈증, 저산소혈증이 출현한다.

운동을 중단하면 호흡곤란감이나 동계 · 다리의 나른함 등을 자각할 수 있다. 이들 증상이 출현하기 때문에 운동을 하지 않는 상태가 계속되면, 심장이나 다리근육 등이 더욱 운동에 적응할 수 없게 되어 가벼운 운동이라도 이러한 증상이 출현하게 된다.

(2) 폐기종의 운동요법

① 운동요법의 효과
- 같은 강도의 운동 시 환기량, 산소섭취량, 혈압 및 심박수가 적은 양으로 운동이 가능하다.
- 무산소성해당역치가 상승한다.
- 근육 속의의 모세혈관망이 증가한다.
- 운동 중의 호흡곤란감이나 동계가 개선된다.

② 운동 시의 주의

운동에 수반해 저산소혈증(SaO2가 88% 이하로 저하)이 확인되면 산소흡입이 필요하다. 현재 휴대용(portable) 액체산소가 사용 가능하므로 산소흡입하에 운동을 실시할 수도 있다.

③ 실시 포인트
- 운동의 종류……전신을 사용한 걷기, 빨리걷기 등이 기본이 된다.
- 부하강도……최대운동능력(VO2max)의 50~70% 수준으로 보행한다. 여유가 생기면 부하량을 늘린다.
· 운동시간 : 약 20~30분
· 운동회수 : 2~3회/주
· 운동기간 : 6~8주 단위로 효과가 나타난다.

9. 당뇨병

1) 당뇨병의 원인

당뇨병을 가진 비율은 인구 1,000명에 대해 10.0명이다. 최근 우리나라에서도 당뇨병환자는 증가일로에 있고, 또 젊은이에게도 많다. 당뇨병은 인슐린의 절대적·상대적 부족 때문이지만 발증에는 유전적 인자와 환경적 인자가 관여한다.

그 주요한 것은 다음과 같다.
① 유전적 인자 : 이자(췌장)의 β세포수의 부족 또는 그 기능 저하, 인슐린수용체이상
② 환경적 인자 : 과식, 비만, 운동부족, 정신적·육체적 스트레스 등

2) 당뇨병의 분류

(1) 인슐린의존형 당뇨병

인슐린의존형 당뇨병(insulin dependent diabetes melitus : IDDM)은 인슐린의 절대적 결핍으로 일어나 젊은이, 특히 15세까지 많이 발증한다. 급격한 당대사이상에 의한 케톤체(keton body)의 과잉생산 때문인데, 중증화하면 당뇨병성 혼수로부터 죽음에 이르는 경우도 있다.

(2) 인슐린비의존형 당뇨병

인슐린비의존형 당뇨병(non-insulin dependent diabetes melitus : NIDDM)은 중년, 특히 40대 이후에 많이 발증한다. 가족병력이 있는 경우가 많고, 비만경향이 있어 아주 위독하게 되는 경우는 적다. 인슐린 분비량이 반드시 저하되지 않는 경우도 있다. 당뇨병의 95%가 이것이다.

(3) 기 타

췌장(이자)질환, 간질환, 내분비질환, 중추질환에 의해 일어나는 2차성 당뇨병이다.

(4) 경계형

정상인과 당뇨병환자의 중간이다. 건강한 사람이 일시적으로 당대사에 이상을 일으키거나 당뇨병이 진행 중이거나 당뇨병이 개선되는 경우 등 많은 종류가 있다. 이 경우에는 정기적으로 경과관찰을 계속해야 한다.

3) 당뇨병의 증상

갈증·다음다뇨·체중감소가 당뇨병의 3대 증상이라고는 하지만, 합병증이 일어난 후에야 비로소 발견되는 경우도 있다. 합병증은 일반적으로 이환기간이 길고, 혈당 콘트롤이 불충분할 때 발생한다. 대표적인 것으로 증식성 망막염, 당뇨병성 신장증, 당뇨병성 말초신경장애 등이 있는데, 이것들은 모두 치료가 힘들다. 대부분의 당뇨병환자는 무증상인 경우가 많기 때문에 증상이 없더라도 건강진단을 통해 조기발견토록 노력해야 한다.

4) 당뇨병의 치료 및 예방

① 인슐린의존형 당뇨병(IDDM)······인슐린피하주사가 필요하고, 식이요법·운동요법을 병용한다. 경구혈당강하제는 효과가 없다.
② 인슐린비의존형 당뇨병(NIDDM)······식이요법이 우선이며, 운동요법을 병용한다. 또한 고혈당이 계속될 때에는 경구혈당강하제를 이용한다. 효과가 불충분하면 인슐린을 병용한다.

젊은이에게는 보다 엄격한 혈당 콘트롤이 필요하다. 정기적으로 의학검사를 받고 고혈압·고지혈증에도 주의해야 한다. 어느 경우건 환자 개개인의 성격·사회적 배경에 적합한 치료방침에 따른 장기치료가 필요하다.

5) 당뇨병의 운동요법

당뇨병의 치료법은 식이요법과 함께 운동요법이 기본적이다. 중등도 이하 강도의 운동이라도 계속하면 말초인슐린감수성을 통해 당대사의 개선이 보인다. 그 외 지질대사의 개선, 지방조직을 중심으로 한 감량효과 등도 기대할 수 있다.

인슐린의존형 당뇨병과 같이 혈중인슐린이 현저하게 저하되어 있는 경우에는 글루카곤이나 카테콜아민 등의 항인슐린계 호르몬이 증가되며, 간에서의 당방출이 항진하고, 근육에서의 당이용이 높아진다. 그 결과 혈당치가 높아지며, 지방조직의 이화가 항진하여 운동을 한 다음부터 케톤체 상승도 현저해진다. 운동요법을 실시할 때에는 어느 정도 당대사를 시정하고 나서 운동을 시키는 쪽이 안전하다.

10. 고지혈증

1) 고지혈증의 원인

고지혈증은 허혈성심질환의 중요한 위험인자이며, 지단백수준에서 허혈성심질환발증과 LDL-콜레스테롤치(이하 LDL-C)가 정상, HLD-콜레스테롤치(이하 HLD-C)가 마이너스인 상관을 가지고 있다는 것은 잘 알려져 있다.

지질이상의 개선에 운동이 유효한지 어떤지에 대한 많은 연구가 있다. 그러나 지질대사에는 운동 이외에 다른 많은 인자(유전·연령·성·식사내용·신체조성·체중변화 등)가 관여하고 있기 때문에 지질대사에서 운동만의 효과를 판정하는 것은 매우 어렵다. 운동이 모든 고지혈증에 유효하지는 않지만, 일부에서는 상당히 효과적인 요법으로 평가되고 있다.

2) 고지혈증의 운동요법

(1) 운동의 종류

고지혈증 개선의 목적은 성인병예방이며, 칼로리소비가 큰 운동종목이 바람직하다고 할 수 있다. 따라서 유산소성 전신운동이 유효하다고 생각된다.

(2) 운동의 강도

고지혈증의 개선, 특히 HDL-콜레스테롤을 상승시키기 위해서는 운동강도가 상당히 높아야 한다. 그러나 너무 강하면 위험성도 높아진다. 또한 일정 시간 지속할 수 있는 것이 아니면 안된다. 최대산소섭취량의 50~70% 강도에서 운동을 계속했을 때에 효과가 있다.

11. 통 풍

통풍(痛風 : 요산대사 이상으로 인한 관절염)은 고요산혈증이 지속된 결과, 요산이 석출하여 관절·피하조직·혈관·콩팥 등에 침착하여 장애를 일으키는 병이다. 유전적 소인이 있는 사람에게 일어나기 쉬우며, 남성에게 많이 일어난다.

① 원   인……요산의 배설저하에 의한 것과 생산증가에 의한 것이 있다. 장년 남성으로 미식가·음주가에게 많이 나타난다.
② 증   상……최초에는 엄지발가락관절의 관절염으로 발생하는 경우가 많다. 격렬한 동통·종창·열감을 일으킨다. 발작이 수시간~수일간 계속된다. 이와 같은 발작은 야간에 많이 일어나고, 알코올·식사에 의해 유발된다. 이것이 반복되는 동안에 관절은 기능장애를 일으킨다. 통풍결절은 피하조직·연골·관절주머니에 요산이 침착한 것으로 귀·발·무릎·손에 자주 발생한다. 그 외 신장결석·신염도 일으킨다.
③ 치료 및 예방……약물요법과 함께 식이요법도 필요하다. 육류·베이컨·햄·소세지·정어리·생선알의 섭취를 피한다. 알코올·커피·흡연을 피한다. 일상생활 중에는 탈수를 막기 위해 충분한 수분섭취가 필요하다.

12. 골다공증

뼈의 형태나 성분의 조성에 변화가 없음에도 골염량이 감소하고 골절이 쉽게 일어나는 상태로서, 뼈겉질이 얇아져 뼈속질공간(골수강)이 확대되어 있다. 뼈는 끊임없이 흡수와 형성을 통해 불변의 상태로 보이지만, 이 균형이 무너지면 변화가 일어난다. 연령과 함께 많은 사람에게 골다공증이 발생하지만, 특히 폐경 이후의 부인들에게 자주 나타난다. 분명한 원인없이 일어나는 것을 원발성 골다공증이라고 한다.

그 외 폐용성, 알코올·스테로이드 등의 약용성, 갑상샘기능항진증, 하수체기능항진증에 동반되는 내분비성 등 속발성 골다공증이 있다.
① 증　상……허리통증 및 다리통증을 일으킨다. 진행되면 골절을 일으키거나, 뼈의 변형을 초래하거나, 보행곤란이 된다.
② 위험인자……폐경 후 여성, 고령자, 칼슘부족, 운동부족, 알코올과다섭취, 흡연, 비타민 D 부족, 일광욕부족 등
③ 진　단……X-선 사진에 의해 골량의 저하 및 피질폭의 감소를 볼 수 있다.
④ 치료 및 예방……칼슘·담백질이 많은 식사를 한다. 특히 유제품이 좋다. 적당한 운동을 매일 계속하는 것이 필요하다. 필요에 따라 약물요법이나 온열요법을 시행한다.

13. 간경변

간경변은 간장애의 종말증상으로 간 전체에 병적 변화가 퍼지고 간세포의 배열이상과 기능장애를 일으키는 것으로, 대개는 불가역성(원래 상태대로 돌이킬 수 없음)이다.
① 원인
-바이러스성 : 모든 간경변의 80%가 이에 해당된다. 그중 20%가 B형간염, 70%가 C형간염이다.
-알코올성 : 구미에서는 가장 많지만, 최근 우리나라에서도 증가일로에 있다.
-담즙울체성 : 외과수술 후나 담석에 의한 것이다.
-기타 : 자가면역성, 대사성, 약물성, 감염성 등이 있다.

② 증상……잠복기에는 간기능이 정상으로 별다른 증상이 없다. 그러나 이 기간이 지나면 황달·부종·복수·출혈·정신신경증상 등이 일어난다.
③ 진단……간기능검사, CT검사, 초음파검사를 실시한다.
④ 예후……대개는 진행성으로 예후는 나쁘다. 원발성 간암합병, 소화관의 출혈, 간부전 등으로 사망할 수도 있다.
⑤ 치료 및 예방……안정을 취하고 고단백식·고칼로리식으로 비타민 B·K를 충분히 섭취한다. 간보호제를 복용한다. 발병기가 되면 식염섭취를 제한하고, 알부민제제·이뇨제를 사용한다.

제 5 장
비만과 체중관리

생활수준이 높아지면서 잘못된 식습관 및 생활습관으로 인해 지나치게 뚱뚱해지는 사람들이 늘어나고 있다. 비만은 못살던 시대에서는 부의 상징으로 받아들여졌지만 이제는 건강을 위협하는 중요 요인일 뿐만 아니라 대표적인 생활습관병으로 분류되고 있다. 적당한 체중의 유지는 아름다운 몸매를 갈망하는 여성들뿐만 아니라 남녀노소 누구에게나 필요하다는 것이 인식되고 있다. 여기에서는 체중관리에 관한 전반적인 내용을 다룬다.

1. 비만이란

1) 비만의 정의

사람의 몸을 구성하는 여러 가지 성분 가운데 지방이 차지하는 비율은 정상적으로 남자는 15~20%, 여자는 20~25% 정도이다. 그러나 음식물로 섭취한 에너지량이 신체활동을 통해 소비한 에너지량을 초과하게 되면 여분의 에너지가 피하 등의 인체조직에 정상범위 이상으로 침착하여 비만을 초래한다. 다시 말하면 비만이란 에너지 섭취와 소비의 불균형으로 신체에 지방이 과잉축적된 상태이다.

2) 비만의 분류

(1) 지방조직의 형태에 의한 분류

비만은 체내에 지방이 과다하게 저장되어 있는 현상이라 하였다. 따라서 비만인의 지방조직은 정상인의 지방조직과 차이가 있다.

비만인은 정상인보다 지방세포수가 많고 비대한 것이 일반적이다. 비만은 지방조직의 형태에 따라 지방세포수 증식형, 지방세포 비대형, 혼합형으로 구분된다.

① 지방세포수 증식형

지방세포수 증식형은 지방세포의 크기는 정상이나 지방세포수의 증가에 의한 비만을 의미한다. 지방세포수는 보통 사람의 경우는 약 250~300억 개 정도이나 비만인은 2배 이상인 600~1,000억 개의 지방세포를 갖고 있다. 지방세포수가 많다는 것은 비만이거나 비만이 될 가능성이 항상 잠재되어 있다는 것을 의미한다. 더구나 한 번 증가된 지방세포수는 평생 동안 감소하지 않기 때문에 비만예방 차원에서 지방세포수 증가에 특별히 주의 하여야 한다.

지방세포수의 증가는 3단계로 구분된다. 1차 증가는 임신 마지막 3개월 기간, 2차 증가는 생후 1년 동안 급속하게 증가한다. 그 후 8~9세까지 정체상태이거나 약간 증가하다가 사춘기에 3차 증가한 후 성인에 이르면 지방세포수는 큰 변화가 없다. 이러한 증가시기를 고려할 때 1~2차 증가에 대한 비만의 책임은 어머니에게, 3차 증가에 대한 비만의 책임은 본인에게 있다.

② 지방세포비대형

지방세포비대형은 지방세포크기의 증가에 의한 비만을 의미한다. 지방세포의 크기는 생후 1년에 성인 지방세포크기의 1/4이 되며, 6세까지 증가하다가 그 후 13세까지의 정체 기간을 거쳐 성인에 이르기까지 조금씩 증가 추세를 보인다.

성인이 되어 잉여 에너지가 증가함에 따라 지방세포의 크기가 커져 비만이 된다. 따라서 성인에게서 발생되는 비만의 대부분은 지방세포비대형인데, 이는 당뇨병, 고혈압, 관상동맥질환 등의 대사성 질환을 동반하게 된다.

③ 혼합형

혼합형은 지방세포의 크기와 수가 모두 증가하는 비만을 의미한다. 이 경우는 고도의 비만으로 매우 위험한 상태이다. 혼합형은 유아기나 사춘기에 지방세포수가 정상범위 이상으로 증가한 사람이 성인이 되어 활동량이 감소하고 영양섭취가 증가함으로써 발생된다.

(2) 지방조직의 체내 분포에 의한 분류

지방조직이 인체의 어떤 부위에 집중되어 있는가를 통해 비만을 분류할 수 있다. 지방조직의 체내 분포에 의한 분류는 비만에 의한 성인병 발병위험을 진단할 수 있다는 데 큰 의미가 있다.

① 상반신 비만과 하반신 비만

상반신 비만이란 등, 배 등의 윗몸에 지방축적량이 많은 경우이다. 상반신 비만은 내장기관 가까이 지방이 침착되었기에 성인병이환율이 하반신 비만보다 높다. 상반신 비만을 남성형 비만, 사과형 비만으로 표현하기도 한다.

하반신 비만은 볼기, 넙다리 등의 아래몸통에 지방이 많이 침착된 경우이다. 이는 주로 여성에게 많이 나타나므로 여성형 비만이라 부르고 형태의 특성에 의해 말초성 비만, 서양배형 비만이라 한다. 젊은 여성들은 하반신 비만이 많고 나이가 들어갈수록 상반신 비만으로 변화되는 경향이 크다.

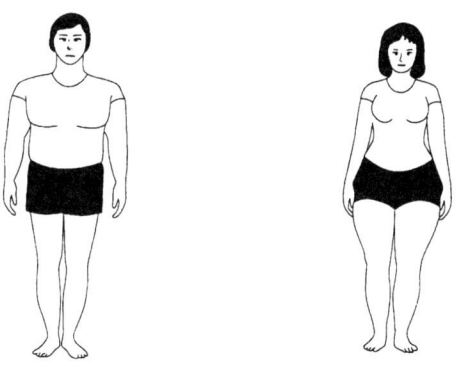

그림 5-1. 상반신 비만과 하반신 비만

② 내장형 비만과 피하지방형 비만

내장형 비만이란 내장기관에, 피하지방형 비만이란 피하지방에 지방의 축적량이 많은 것을 의미한다.

비만의 초기에는 피하에 지방이 축적된다. 그러나 비만이 지속될수록 내장기관에 지방의 침착률이 높아지게 되는데, 이는 성인병발병에 치명적이므로 주의해야 한다. 내장형 비만의 정도는 전산화단층촬영(CT), 자기공명영상촬영(MRI), 초음파촬영 등의 정밀검사를 통해서만 알 수 있으므로 쉽게 진단하기가 어렵다. 그러나 비만의 정도가 심하고 지속기간이 길다면 내장형 비만이 심화되어 간다고 간주하여야 한다. 일반적으로 내장지방/피하지방의 비율이 0.4 이상이면 내장형 비만으로, 0.4 미만이면 피하지방형 비만으로 분류한다.

결국 비만인은 성인병이 발병될 가능성이 크며 심지어 표준체중의 5%가 초과되면 정상체중인보다 2배 높은 사망률을 나타내므로, 비만의 예방 및 체중감소는 건강관리상 매우 중요한 일이다.

2. 비만의 원인과 과정

1) 비만의 원인

(1) 유전적 원인

비만은 고혈압이나 당뇨병과 마찬가지로 유전적인 또는 환경적인 원인에 의하여 발병되는 복잡한 질병으로 알려져 있다. 지금까지 환경적 원인은 어느 정도 밝혀졌으나 유전적 원인은 전통적인 멘델의 법칙을 따르지 않고, 다유전적 다요인적 원인의 복합적인 영향을 따르기 때문에 아직까지 정설이 정립되고 있지 않는 상태이다.

그런데 분명한 것은 유전과 환경적 원인의 상호작용으로 비만이 결정된다는 것이다. 따라서 환경적 원인과 유전적 원인을 분리하여 생각해서는 안된다. 연구 보고에 의하면 비만의 유전적 영향은 30% 정도이고, 환경적 원인은 70% 정도로 추정하고 있다.

유전적 원인은 1994년 록펠러대학의 Friedman 등이 생쥐의 비만유전자를 찾아냄으로써 활기를 띠게 되었으며, 이와 유사한 비만유전자가 사람에게도 존재하는 것을 확인하였다.

이를 통해 비만호르몬이 생산되지 않거나 비만유전자의 돌연변이로 비만호르몬의 구조에 이상이 발생되었을 때 포만중추에서 인식을 못해 계속하여 음식을 섭취하게 되어 비만이 유발된다는 가설이 성립하게 되었다. 또 한 가지 가설은 갈색지방세포의 기능이상이 에너지의 발산을 감소시켜 비만을 초래한다는 것이다. 그러나 이러한 가설들은 아직 치료에 적용할 수 있는 확실한 단계는 아니다.

(2) 지방세포의 발달

지방세포수는 증가하는 시기가 정해져 있다. 이 시기에 환경적인 요인에 의하여 지방세포수가 정상범위를 초과하여 증가하면 성인이 되거나, 그 시기에 비만이 될 가능성이 매우 높다. 또한 증가된 지방세포수는 감소하지 않기 때문에 평생 동안 비만의 위험성이 정상인보다 높은 셈이다. 따라서 지방세포수가 증가하는 사춘기까지의 기간에는 특별한 관심과 주의가 요구된다.

(3) 생활습관

비만인은 일반적으로 정상인보다 활동량이 적다. 그러한 이유는 분명히 몸이 무거워 활동하기가 불편하기 때문일 것이다. 이러한 소극적인 신체활동은 에너지소비량을 최소화시켜 더욱 비만을 가속화시킨다. 그러나 비만인들은 자신의 비만의 원인이 식사량이 많기 때문이라 생각한다. 비만인의 식사량은 정상인과 동일한 수준이다. 그러나 식사의 방법에는 차이가 있다.

일반적으로 비만인은 식사 횟수는 적으나 한 번에 과식하는 경우가 많다. 과식을 하면 많은 양의 인슐린이 분비되어 간이나 근육의 인슐린 감수성을 떨어뜨려 활동근육으로의 에너지원인 탄수화물을 원활하게 운반하지 못하지만, 지방조직에서는 오히려 인슐린 감수성이 증가하여 많은 탄수화물을 지방으로 합성하여 체내에 저장하게 된다. 하루에 50kcal의 지방이 저장된다면 1개월에 체중은 170g이 증가하고 1년이면 2kg이 증가하게 될 것이다. 또한 비만인은 한 번에 입에 넣는 양이 많고 입에서 씹는 시간이 짧으며, 전체 식사시간이 짧은 것이 특징인데, 이는 과식의 원인이 되고 있다. 따라서 식사시간을 충분히 갖고 천천히 씹어 먹는 식사습관이 요구된다. 한편 비만인들의 야식습관은 섭취열량을 소모시키지 못하고 지방을 축적시켜 비만을 가중시키고 있다.

(4) 기초대사량의 감소

많은 사람들이 중년부터 체중이 늘어가는 것을 경험한다. 과거에 비하여 활동량과 식사량은 비슷한데 체중이 늘어가는 것을 이상하게 생각한다. 사람은 생명과 기능을 유지하기 위한 최소한의 에너지가 필요한데, 이를 기초대사량이라 한다. 기초대사량의 1/3은 인체의 장기 활동에, 2/3는 근육 및 조직활동에 활용된다. 보통 남성의 경우 1시간당 1kcal/kg, 여성은 0.9kcal/kg의 에너지가 요구된다.

인체의 노화는 자신도 모르게 서서히 진행되는데, 중년에 이르면 신체기능의 효율성이 젊은 시절에 비하여 저하된다. 그 결과 기초 대사량이 적어지게 된다. 따라서 젊을 때와 동일한 열량을 섭취하여도 열량소모량이 줄었기 때문에 많은 열량이 지방으로 축적될 수밖에 없다. 나이가 들어갈수록 비만의 가능성이 큰 것은 이러한 이유 때문이다.

2) 비만의 과정

비만의 과정을 잘 이해하면 비만의 예방과 체중조절에 큰 도움이 될 것이다. 젊은 시절부터 날씬한 K씨는 비만의 걱정을 전혀 하지 않고 살았다. 대학을 졸업하고 신입사원 시절에도 남들보다 많이 먹고 규칙적인 운동을 하지 않는데도 불구하고 체중의 변화가 없었다. 오히려 덜 먹고 운동을 하는데도 뚱뚱한 사람들을 이상하게 생각하였다. 주위 사람들의 충고에도 불구하고 자신은 선택된 사람이라고 자만에 빠질 정도였다. 그런데 갑자기 어느 시기부터인가 체중이 걷잡을 수 없이 증가하는 것이 아닌가! 이제는 독한 마음을 먹지 않고는 과거의 날씬한 몸매로 돌아갈 수 없는 입장이 되었다.

비만의 과정을 소를 통하여 알아보면, 일을 많이 하거나 활동량이 많은 소는 근육이 잘 발달된다. 그러나 활동량이 적은 소는 근육 사이에 마블링이라는 지방층이 형성되어 점차 체지방률이 높아지게 된다. 물론 일을 많이 하는 소는 근육이 발달하여 육질이 질기며, 지방이 많은 소는 육질이 연하기 때문에 식용으로 적합하다.

소의 경우와 마찬가지로 사람도 활동량부족과 영양과다섭취가 지속되면 자신도 모르게 근육에 지방이 끼기 시작한다. 지방량이 증가한 만큼 근육량은 감소하기 때문에 체중은 큰 변화가 없다. 따라서 사람들은 내부적으로 은밀하게 지방이 축적되는 것을 모르고 살기 마련이다. 근육량이 줄어들 대로 줄어들고 그 자리에 지방이 채워지게 되면, 체중 증가가 가속화되어 정상체중으로 돌아가기 힘들게 되는 것이다.

근래 들어 체중조절을 위해 운동을 하는 사람들이 늘어가고 있는데, 대부분의 사람들이 꾸준한 운동참여에도 불구하고 체중의 변화가 없어 실망하여 운동을 포기하는 경우가 많다. 규칙적인 운동을 하면 소모칼로리가 증가하여 몸속의 지방이 줄어드는 것은 분명하다. 그런데 운동효과로 인해 근육량이 늘어감을 잊고 있는 것 같다. 운동을 하면 근육량은 늘고 지방량은 줄어든다. 그 결과 일시적으로 체중의 변화가 크게 나타나지 않는다. 그러나 신체 내부에는 체중조절의 긍정적인 효과가 진행되고 있다는 사실을 인식하여야 한다. 당장 체중의 변화는 없어도 몸이 탄력 있게 변화하는 중이라는 것을 알아야 한다. 왜냐하면 체중감량은 체중증가 시의 인체 내부의 변화처럼 서서히 진행되기 때문이다.

3. 비만의 진단과 이상체중

1) 비만의 진단

비만의 진단은 직접적 방법과 간접적 방법을 통해서 가능하다. 직접적 방법은 체내 총수분량측정법, 체내 총칼륨측정법, 중성자활성법 등으로 정확도는 높으나 검사의 어려움이 많다. 간접적 방법은 신체계측법, 초음파법, 전산화단층촬영, 자기공명영상촬영, 전기저항법 등이 많이 이용되고 있으나 그중의 일부는 많은 비용이 들고 가정에서 실시하기가 쉽지 않다. 다음에 손쉽게 할 수 있는 비만진단법을 알아본다.

(1) 표준체중법

표준체중법은 신장의 수치를 이용해 표준체중을 구하고 표준체중과 실제체중의 차이를 통해 비만을 예측하는 방법이다. 표준체중법은 쉽게 이용할 수 있는 장점이 있지만, 비만진단에 근본적인 지방의 양을 검사할 수 없기 때문에 정확한 비만진단 법이라 할 수 없다. 특히 신장은 작으나 근육이 잘 발달되어 있는 사람의 경우 비만으로 판정하는 오류를 범할 수 있다. 그러나 보통사람의 경우에는 쉽게 표준체중을 계산할 수 있는 장점이 있기 때문에 일반적으로 많이 활용되고 있다.

표준체중법에 의해 비만을 진단하려면 먼저 표준체중을 알아야 한다. 표준체중은 신장(cm)에서 100을 뺀 값에 일정한 지수(남 : 0.9, 여 : 0.85)를 곱하여 산출한다. 표준체중과 실제체중을 비교하여 실제체중이 표준체중의 10% 범위이면 정상이며, 10~20%이면 과체중, 20% 이상이면 비만으로 진단한다.

표 5-1. 표준체중법에 의한 비만 판정

신장 151cm 이상 : 표준체중=(신장-100)×(남 : 0.9, 여 : 0.85)
신장 150cm 이하 : 표준체중=신장-100
비만도(%)=(실제체중-표준체중)/표준체중×100

비만도	-10% 이하 : 체중 미달
	±10%이면 : 정상체중
	+10~20% : 과체중
	+20% 이상 : 비만

(2) 피하지방법

섭취칼로리 중 소모되지 않은 잔여분은 피부 바로 밑에 지방층(피하지방)을 형성한다. 따라서 비만의 정도가 심할수록 피하지방의 두께가 두꺼워진다. 피하지방법은 피하지방의 두께를 검사한 후 그 수치를 신체밀도예측공식에 대입하여 신체밀도를 예측하고, 그 결과를 체지방률 예측식에 대입하여 비만을 진단하는 방법으로 가장 많이 활용되고 있다. 피하지방법에 의한 체지방률의 산출은 다음의 과정을 거친다.

산출된 체지방률은 체중에 대한 지방의 백분율을 의미한다. 그 비율로 인체에 지방이 많고 적고 또는 비만 수준임을 진단할 수 있다.

① 피하지방두께 측정

　　남자: 가슴, 엉덩뼈상부, 넙다리
　　여자: 위팔세갈래근, 엉덩뼈상부, 넙다리

② 체밀도 산출

　　남 : 체밀도 = $1.10938 - 0.000827 \times (3부위\ 두께\ 합) + 0.000002 \times (3부위\ 두께\ 합)^2$
　　　　　　　　 $- 0.000257 \times (나이)$

　　여 : 체밀도 = $1.099493 - 0.000993 \times (3부위\ 두께\ 합) + 0.000002 \times (3부위\ 두께\ 합)^2$
　　　　　　　　 $- 0.000139 \times (나이)$

③ 체지방률 산출

　　체지방률(%fat) = $(4.95/신체밀도 - 4.5) \times 100$

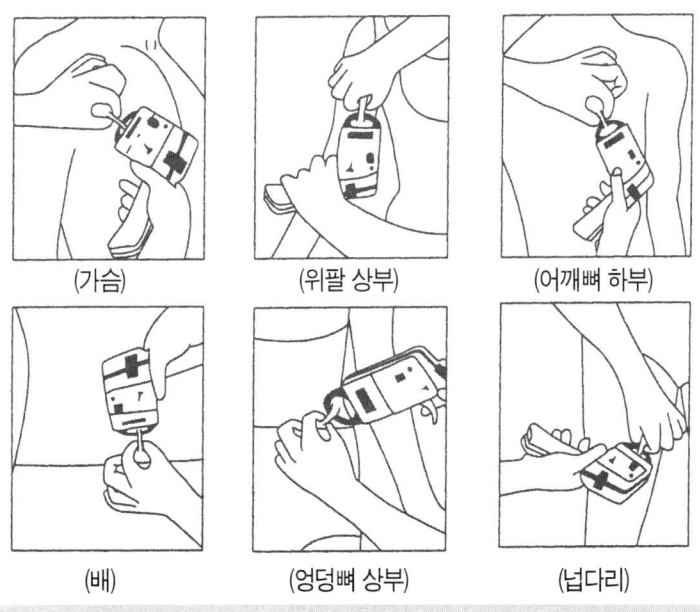

그림 5-2. 피하지방 측정부위

표 5-2. 체지방률에 의한 비만 진단(Pollock, 1980 ; Jackson, 1978)

	연령				
	20~29	30~39	40~49	50~59	60~69
(남자)					
조금 마름	<11	<12	<14	<15	<16
마름	11-13	12-14	14-16	15-17	16-18
적정	14-20	15-21	17-23	18-24	19-25
조금 비대	21-23	22-24	24-26	25-27	26-28
비대	>23	>24	>26	>27	>28
(여자)					
조금 마름	<16	<17	<18	<19	<20
마름	16-19	17-20	18-21	19-22	20-23
적정	20-28	21-29	22-30	23-31	24-32
조금 비대	29-31	30-32	31-33	32-34	33-35
비대	>31	>32	>33	>34	>35

(3) 체질량지수법

체질량지수(BMI : body mass index)는 체중(kg)을 신장(m)의 제곱으로 나눈 값(kg/m^2)으로, 산출 방법이 간단하고 기억하기 쉬울 뿐만 아니라 남녀에게 공통적으로 사용할 수 있고, 비만예측의 신뢰도가 높아 현장에서 많이 이용되고 있다.

체질량지수가 20~25kg/m^2일 경우는 정상으로, 26~30kg/m^2은 과체중으로, 30kg/m^2 이상dms 비만으로 분류한다.

(4) 허리와 엉덩이둘레비

앞에서 소개된 방법들은 비만의 진단에 중점을 둔 방법들이다. 비록 비만으로 판정되었다 할지라도 체내의 지방분포양상에 따라 성인병의 위험성dms 차이를 보일 수 있다. 허리와 엉덩이둘레비(waist-hip ratio : WHR)는 지방의 분포양상을 평가하여 성인병의 위험성을 간접적으로 예측할 수 있다는 데 검사의 의미가 있다.

허리와 엉덩이둘레비는 허리둘레(cm)를 엉덩이둘레(cm)로 나누어 산출한다. 허리둘레가 클수록 WHR이 커지는데, 이는 중심성 비만에 가깝다는 것을 시사한다. 허리엉덩이둘레비가 0.75 이하이면 저위험, 0.75~0.85 범위는 위험 가능, 0.86~0.90 범위는 위험 수준, 0.9 이상은 매우 위험으로 평가한다.

(5) 생활 속의 측정법

이 방법은 일상생활 중 쉽게 체지방률을 예측할 수 있는 방법이다. 지방은 물에 뜬다는 원리를 이용하여 수영장이나 목욕탕에서 숨을 최대한 들여마신 후 몸을 쭉 펴서 물에 뜬 상태에서 호흡의 방법에 따라 몸이 가라앉는가를 검사하여 체지방률을 판정하는 방법이다. 이 방법은 쉽게 접근할 수 있지만 검사의 신뢰도가 낮은 것이 단점이다.

표 5-3. 성인병 위험요인의 변화 및 비교

물에 뜨는 상태	체지방률
숨을 다 내쉬었는데도 물에 떠 있는 경우	25% 이상
얕게 숨을 쉬고 있는 동안에도 떠 있다.	22-23%
숨을 들여 마신 상태에서도 가라앉는다.	15% 이하
바닷물일지라도 가라앉는다.	13% 이하

2) 이상체중의 결정

이상적인 체중의 결정은 표준체중법에 의한 것보다 체지방률을 근거로 산출하는 것이 정확하다. 그러한 이유는 체격에 관계없이 이상적인 체지방량으로 구성된 체중을 결정할 수 있기 때문이다. 이상체중의 결정의 다음과 같은 과정을 거쳐 산출한다. 어떤 남성(신장 : 170cm, 체중 : 70kg, 체지방률 : 30%)의 체지방률이 18%에 해당하는 체중을 목표로 하여 체중감량을 하려면 이상적인 목표체중은 몇 kg이며 몇 kg을 감량하여야 하나?

① 체지방량을 계산한다.
   체중(kg)×체지방률(%)=체지방량(kg)
   예) 70kg×0.3=21kg
② 제지방체중을 계산한다.
   체중(kg)−체지방량(kg)=제지방체중(kg)
   예) 70kg−21kg=49kg
③ 이상체중을 계산한다.
   제지방체중(kg) : 제지방비율(%)=이상체지방량(kg) : 이상체지방비율(%)
   예) 49kg : 0.82=이상체지방량 : 0.18
   이상체지방량=10.76kg
   이상체중(kg)=제지방량(kg)+이상체지방량(kg)
   예) 49kg +10.76kg = 59.76kg
④ 감량할 체중(초과체중)을 계산한다.
   현재체중(kg)−이상체중(kg)=초과체중
   예) 초과체중=70kg − 59kg
              = 10.24 kg

4. 식이요법을 이용한 체중조절

1) 식이요법과 체중조절

식이요법은 임의로 식사량을 줄여 신체가 요구하는 칼로리 소모량보다 칼로리 섭취량을 적게 하여 몸안에 축적된 지방을 대체연료로 사용함으로써 체중을 감소시키는 것이다. 그러나 식이요법 단독으로는 체중조절에 성공할 수 없다는 것을 알아야 한다. 이미 언급한 바 있지만 식이요법은 체중조절의 필요조건이지 충분한 조건이 아니기 때문이다. 또한 식이요법을 실제로 적용할 때에는 여러 가지 문제점이 있다.

식이요법은 이론적으로 하루에 500kcal의 식사를 제한하면 70g의 지방의 감량을 기대할 수 있고, 이런 논리라면 100일이면 7kg을 감량할 수 있게 된다. 그러나 문제는 그렇게 간단하지 않다. 식이요법 초기에는 부족한 칼로리의 보충을 탄수화물과 단백질에 의존하게 된다. 단백질과 탄수화물은 에너지화될 때 지방에 비하여 많은 양의 수분이 요구되기 때문에 단백질과 탄수화물이 활동 에너지로 많이 사용될수록 수분의 손실이 커지는 것이다. 따라서 식이요법 초기에 나타나는 체중감소는 체내의 수분, 탄수화물, 단백질 소모에 의한 것이다.

탄수화물과 단백질은 지방에 비하여 인체의 저장량이 적고 결핍이 피로를 야기시키며, 특히 단백질의 결핍은 인체조직을 파괴하고 근육의 질에 악영향을 미치므로 인체는 더 이상 탄수화물과 단백질에 의한 에너지 공급에 의존치 않고 부족한 칼로리를 지방으로 보충하게 된다. 그 결과 체중의 감소율은 급격히 둔화된다. 결국 식이요법에 의한 체중감량은 초기 수분 상실로 효과가 있으나 수분 재보충에 의해 효과가 상쇄되므로 근본적인 방법이 아니다. 따라서 식이요법은 체중조절의 보조적인 요법으로 실시되어야 한다. 왜냐하면 아무리 운동을 하여 칼로리를 소모시켜도 소모된 칼로리 이상을 섭취한다면 효과가 없기 때문이다.

한편 식이요법은 최소한 2개월 이상 장기계획으로 실시되어야 한다. 그러나 대부분의 경우는 초기 수분 손실에 의해 체중이 감량된 것에 만족하여 쉽게 중지하는 일이 빈번하다. 결국 원래의 식습관으로 돌아가게 되면 소모된 탄수화물, 단백질, 수분이 재보충되어 체중이 원래대로 증가하게 된다.

2) 식이요법의 종류

(1) 저칼로리 식사

저칼로리 식사(conventional calorie restricted meal plan)는 하루에 섭취하는 총칼로리 중 500kcal의 열량을 제한하여 섭취하는 식사법이다. 식이요법 중 가장 부작용이 적은 이상적인 방법으로 이 방법을 추천한다. 이 경우 비만에 중요한 역할을 하는 것은 탄수화물과 지방이므로 이들의 섭취를 줄일 것을 권장한다.

(2) 원 푸드 다이어트

한 종류의 식품만을 계속 섭취하는 방법이다. 원 푸드 다이어트(one food diet)는 비록 섭취열량을 제한하여 체중을 감소시킬 수는 있으나 기초대사율 감소, 전해질 불균형, 식욕조절변화 등 부작용이 생기고 정상적인 식사로 돌아가면 신속한 체중 재증가가 초래되므로 추천할 만한 방법이 아니다.

(3) 초저열량 식사

초저열량 식사(very low calorie diet)는 하루에 400~800kcal의 열량으로 제한하는 식이요법이다. 초저열량 식사의 적용은 의사와 영양사의 감독하에 고도의 비만환자에게만 실시되어야 한다. 그러나 최근에는 초저열량 다이어트 식품들이 개발 보급됨으로써 과체중자나 정상인이 미용을 목적으로 사용하고 있어 문제점이 제기되고 있다. 잘못된 초저열량 식사법은 급사, 구토, 복통, 성욕감퇴, 복부팽만감, 저혈압, 생리이상, 피로 등의 부작용이 초래되므로 주의하여야 한다.

특히 유아나 아동, 임산부, 노인, 운동선수, 무용수, 식욕부진증환자, 고혈압환자, 당뇨병환자 들은 절대 삼가야 한다.

3) 이상적인 식사계획

이상적인 식사란 1일 활동에 요구되는 총에너지 필요량을 결정하여 총에너지 필요량에 맞는 식사를 섭취하는 것이다. 이를 통해 식이요법의 부작용을 해소하고 운동을 병행하여 추가되는 에너지 필요량만큼의 체중감량을 기대할 수 있을 것이다.

1단계	2단계
개인의 표준체중과 활동량을 고려한 1일 총에너지필요량 결정	개인의 표준체중과 활동량을 고려한 1일 총에너지필요량 결정

(1) 1일 총에너지필요량 결정

신장이 156cm, 체중 55kg, 연령 40세, 활동량이 중간인 여성의 1일 총에너지필요량의 결정방법은 다음과 같다.

① 표준체중을 계산한다
 (신장-100)×0.9 (여 : 0.85)
 (156-100)×0.85=47.6kg
② 표 6-4를 참고하여 1일 열량필요량을 구한다.
 중간활동=40kcal/kg
③ 1일 총에너지필요량을 결정한다
 1일 총에너지 필요량=표준체중×1일열량필요량
 47.6kg×40kcal=1,904 kcal

표 5-4. 1일 열량필요량

활동량	1일 열량 필요량(kcal/kg)
누워서 지내는 사람	25kcal
앉아서 일하는 사무 직종	35kcal
빨래 등 중간 정도 육체노동이나 간단한 운동을 하는 경우	40kcal
심한 운동을 하는 경우	45kcal

(2) 식단작성

식품교환표를 활용하여 1,904kcal(1일)에 맞는 식단을 작성한다.

4) 체중조절을 위한 식사지침

(1) 기본지침
① 식사횟수를 1일 3~4회로 나누어 소량 섭취한다.

② 단백질, 지방, 탄수화물, 비타민, 무기질, 수분 등을 균형 있게 섭취하되 섭취 칼로리를 줄인다.
③ 근글리코겐의 고갈을 방지하기 위하여 특별히 탄수화물 성분이 많고 지방성분이 낮은 음식물을 섭취한다.
④ 혈당상승예방, 과식방지, 콜레스테롤 축적방지, 배변원활 등을 위해 섬유소가 풍부한 채소류를 섭취한다.
⑤ 1일 500kcal의 음식섭취를 줄이는 것을 원칙으로 하되, 칼로리 제한은 1,000kcal/1일을 초과하지 않는다.

(2) 주의사항
① 탄수화물 섭취제한으로 인한 근글리코겐의 고갈은 극심한 피로 및 단백질 파괴의 부작용이 있다.
② 금식은 지방침전효소를 증가시켜 섭취량 이상이 지방으로 변환되어 축적될 뿐만 아니라 콩팥기능부진, 탈모, 현기증, 근경련을 초래하므로 피해야 한다.
③ 체중감량은 제지방체중(근육, 기관, 뼈 등)의 손실이 아니라 지방손실로 이루어져야 한다.
④ 칼로리만 높고 영양소의 균형이 없는 인스턴트식품을 피한다.
⑤ 짜거나, 맵거나, 조미료가 많이 들어간 음식을 피한다.
⑥ 늦은 밤에는 글루카곤의 지방분해기능이 줄어들고 인슐린의 지방합성기능이 촉진되므로 야식을 피한다.

5. 운동요법을 이용한 체중조절

1) 운동요법과 체중조절

운동요법은 체중조절에 가장 효과적이고 요요현상을 대비할 수 있는 가장 근본적인 방법이다. 비만은 섭취열량과 소모열량의 불균형으로 인해 발생되므로 식이요법이 섭취열량을 줄이는 소극적인 방법이라면 운동요법은 소모열량을 증대시키는 적극적인 방법일 것이다. 또한 운동요법은 식이요법의 단점인 일시적인 체중감량 효과, 요요현상, 근육의 질 저하, 체력감소, 피로유발 등의 문제를 해소시키면서 체중감량을 유도할 수 있다는 장점이 있다.

운동을 하면 근육의 양이 증가하고 체력이 증진되며 특히 비만의 합병증에 원인이 되는 고지혈증을 처치하며, 고밀도지단백콜레스테롤(HDL-C)을 증가시켜 성인병 위험인자인 혈중중성지방과 저밀도지단백콜레스테롤(LDL-C)을 감소시키기 때문에 동맥경화 및 고혈압 예방에 효과적이다. 또한 운동을 통해 증가된 근육량은 기초대사량을 증가시켜 열량소모에 이점이 있으며 추후 식사량이 증가해도 쉽게 비만이 되지 않게 되므로 요요현상을 예방할 수 있다. 잘못된 운동방법은 오히려 부작용을 초래할 수도 있다. 따라서 과학적인 운동지침에 의해 운동 프로그램을 작성하고 실행하여야 할 것이다.

2) 운동지침

(1) 기본지침
에너지소비를 극대화할 수 있는 장시간 저강도 에어로빅 운동을 실시한다.

(2) 운동의 종류
운동을 할 때 사용되는 에너지원은 주로 지방과 탄수화물이다. 탄수화물 1분자를 산화시키기 위하여 산소 6분자가 요구되며, 지방의 경우는 23분자가 요구된다.

따라서 운동 중 지방을 연료로 사용하기 위하여는 산소공급이 충분히 이루어져야 한다. 격렬한 운동 시에는 산소부족으로 숨이 차오르게 된다. 결국 격렬한 운동은 탄수화물을 주에너지원으로 사용하게 된다. 반면에 숨이 덜찬 적당한 힘들기의 운동은 산소공급이 충분해서 지방을 주에너지원으로 사용한다. 따라서 체중조절을 위한 운동은 산소공급이 충분하고, 전신운동으로 에너지소비를 극대화시킬 수 있고, 장시간 지속적으로 수행할 수 있는 에어로빅운동(유산소운동)을 권장한다.

3) 운동방법

(1) 운동강도
최대운동능력의 55-65% 수준이 적당하다

(2) 운동시간
1회 30분 이상으로 1일 200~300kcal 소모를 권장한다.

(3) 운동빈도
1일 1~2회를 권장한다.

(4) 주의사항
비만인이 갑자기 운동을 하면 충격에 의해 요통 및 무릎통증이 발생할 수 있다. 따라서 초기 운동 프로그램을 우선적으로 실천하여야 한다. 초기운동은 가능한 정적인 상태에서 본 운동에 대비한 적응 운동의 차원에서 근력 및 근지구력 증진에 중점을 두고 운동량도 1/2로 줄여 실시한다. 2~3주가 지나면 운동시간을 늘려 나가고 6주 후부터는 정상적인 운동방법을 적용한 본운동을 실시한다. 고도의 비만인은 본운동 종목으로 수영을 권장하며, 특히 겨울철 실외운동을 삼간다.

4) 운동량 산출 및 계획

신장이 168cm이고 체중이 68kg인 여자의 체중감량을 위한 운동량 산출 및 운동계획 설정은 다음과 같다.

(1) 운동량
① 기본지침
- 1일 200~300kcal 소모 운동량으로 구성한다.
② 1일 운동량 결정
- 준비운동
    - 체조 : 4.5kcal×5분=22.5kcal
- 본 운동
    - 수영 : 8.7kcal×20분(20분 휴식)=174kcal
    - 걷기 : 5.4kcal×15분=81kcal
- 정리운동
    -체조 : 4.5kcal×5분=22.5kcal
- 1일 운동량(kcal)
    - 22.5kcal+174kcal+81kcal+22.5kcal=300kcal
③ 주간·월간 운동량
- 주간 운동량
    - 300kcal×5일=1,500kcal
- 월간 운동량
    - 1,500kcal×4주 = 6,000kcal

(2) 운동계획
① 표준체중 결정
  표준체중=(신장-100)×0.85(남 : 0.9)
        =(168-100)×0.85
        ≒58kg
② 과체중 계산
  과체중=현재체중-표준체중=68kg-58kg=10kg

③ 운동계획
- 운동종목 : 체조, 수영, 걷기
- 운동강도 : 보통-조금 힘들게
- 1일 운동시간 : 50분
- 주당 운동횟수 : 5일
- 1일 에너지소모량 : 300kcal
- 1주 에너지소모량 : 1,500kcal
- 월간 에너지소모량 : 6,000kcal
- 1개월 지방 감량 : 6,000kcal÷7,700kcal(지방 1kg 감량 소요에너지량)≒0.8kg
- 과체중 10kg 감량 소요시간 : 10kg/0.8kg≒1년 1개월

④ 참고사항
- 식이요법을 병행하면 감량기간을 단축시킬 수 있다. 다만 1개월에 2kg 이하의 감량이어야 한다.
- 식사량이 늘어나면 운동효과를 기대하기 어렵다.

6. 약물요법을 이용한 체중조절

비만이 만성적 질병이라면 그 병의 치료도 장기전이 되어야 한다. 그리고 대부분의 만성질환의 치료에는 약물이 사용된다. 장기간 복용해야 할 약품은 장기간 복용하여도 신체에 해를 끼치지 않는 제품이어야 한다. 체중감소를 위한 장기복용 약품으로 많이 쓰이던 폰디멘과 리덕스는 부작용이 심각한 것으로 밝혀졌다. 그 외에 다음과 같은 약품은 조심해야 한다.

① 시부트라민……식욕을 줄여 칼로리섭취를 막는 약이다. 하지만 잘못 복용하였을 때 많은 후유증이 온다
② 올리스태트……이 약은 30% 정도의 지방을 소화시키지 않고 배설물로 몸

에서 배출되게 만든다. 심한 설사와 치질 등의 부작용이 있다.
③ OTC……페닐프로파놀아민이 함유되어 식욕을 억제시키며, 음식의 맛을 없앤다. 체질에 맞지 않으면 맥박이 빨라질 수 있고, 다른 후유증에 시달리게 된다
④ 약초……많은 약초 제품이 시장에 나와 있다. 하지만 이들 중엔 에페드린이라는 성분이 있어 식욕은 없애주지만, 발작과 심장마비를 일으킬 수 있다고 한다.

7. 수 술

모든 노력이 바닥났을 때 최후로 선택할 수 있는 것이 수술이다. 많은 종류의 수술이 있으며, 수술인 만큼 큰 위험도 있다. 몸에서 직접적으로 지방을 빼는 것은 몸이 익숙해질 시간을 주지 않은 채 순식간에 몸상태를 바꾸는 것이기 때문에 후유증이 올 수 있다. 수술을 하려면 이러한 모든 위험을 감안해야 한다.

이런 수술은 시술 후에도 지속적으로 결과를 점검해야 하며, 나이가 들수록 힘들어질 수도 있다. 수술은 다시 하기도 힘들고, 원상복구할 수도 없다. 그만큼 위험도 있으며 비용도 많이 드는 것이 수술이다. 그나마 가장 안전한 방법은 부분적으로 보기에 흉하거나 건강에 좋지 않은 부위의 지방만 살짝 빼내는 것이다.

8. 행동수정요법을 이용한 체중조절

1) 행동수정요법과 체중조절

행동수정요법이란 인간행동에 대한 과학적이고 실증적인 분석 결과를 토대로 부적당하다고 생각되는 행동을 합리적으로 수정시켜 바람직한 적응행동의 확립

과 습관을 갖게 하는 자기통제요법이다.

체중조절 시의 행동수정요법은 동원되는 여러 방법들의 실질적인 시행과 관련되었다는 점에서 큰 의미가 있다.

2) 행동수정요법

(1) 섭식행동의 기록

섭식행동의 기록은 일상생활 중 섭식행동을 식사일기에 기록하여 섭식의 정도와 섭식유발자극을 파악함으로써 스스로 반성의 계기가 되게 하는 것을 목적으로 시행한다.

식사일기는 식사내용과 양을 기록하게 되는데, 사실상 섭취한 칼로리를 정확히 분석하기는 불가능하다. 그러나 어느 정도 상대적인 비교는 가능하며 식사일기를 작성하는 일에 시간을 할애하는 자체가 섭식행동을 스스로 통제하는 효과를 유발하므로 체중관리에 긍정적인 영향을 준다.

(2) 섭식환경정비

① 공복 시 물건을 사러가지 않는다.
② 구입목록은 공복 시 작성한다.
③ 음식을 내용물이 보이지 않는 열기 어려운 용기에 담아 보관한다.
④ 반찬은 큰 접시에 담지 말고 각 개인 접시에 제한량만 담는다.
⑤ 식사장소를 정해 놓는다.
⑥ 외식을 삼간다.
⑦ 남은 음식을 빨리 버린다.

(3) 식습관 개선

① 천천히 식사한다(천천히 식사하면 식사량을 줄일 수 있다).
② 다른 일을 하면서 식사하지 않는다(무의식중 필요 이상 섭취함).

③ 음식 먹는 장소를 한곳으로 정한다.
④ 남기는 습관을 갖는다.
⑤ 식사계획에 따라 먹는다.
⑥ 밤늦게 식사하지 않는다(저녁식사는 8시 이전에 실시, 식후 간식은 피할 것).
⑦ 몰아 먹지 않는다(세끼에 나누어 먹을 것).

(4) 생활활동 습관변화
① 규칙적인 운동을 한다.
② 계단을 이용한다.
③ 활동량을 측정해 본다.

제6장

피로와 스트레스

1. 피로의 개념과 대책

피로는 일반적으로 작업능력이 저하된 상태를 의미한다. 달리기에서 속도가 느려지면 그것이 곧 피로현상이며, 노동을 할 때 작업능력이 저하되면 이를 피로현상으로 볼 수 있다.

피로(fatigue)의 정의는 고대로부터 실용적인 면이나 일상생활에서 주목되어 온 탓으로 사람에 따라 다소 다르게 정의되고 있다. 즉 Lagrange는 피로란 과도한 작업으로 기관의 기능이 감퇴되어 병적인 감각이 동반하는 현상이라 하였다. Chailey와 Bert는 생체의 기관 및 조직의 흥분이 저하된 상태이며, 이것은 자기를 보호하기 위한 인간의 방위적인 본능반응이라 하였다. 또한 Bartley는 작업에 의하여 생체의 기관 및 조직의 기능감소현상이 일어났을 때를 훼손(impairment)이라 하고, 여기에 자각증상이 동반된 경우를 피로라 한다.

이와 같이 피로는 사람에 따라 여러 가지로 정의되고 있으나, 결국 생체기능의 저하로 작업능력이 저하된 상태를 말하며, 주관적으로는 피로감, 객관적으로는 신체활동의 저하, 체력·생리기능의 저하 등으로 나타난다.

피로의 개념을 규정하기 위하여 다음의 세 가지 측면을 살펴본다.

① 작업능력이 저하되었을 경우 신체적·정신적으로 어떠한 변화(피로의 현상, 피로의 종류)가 나타나는가?
② 정신적 또는 신체적으로 위험하다고 생각되는 피로의 한계(탈진현상)에 도달하였는가?
③ 피로의 회복(방안)을 연구하여 충분한 대책을 강구하였는가?

1) 피로의 원인

피로는 작업의 결과 신체에 여러 가지 변화가 생기고 신체기능이 저하되어 발생하는데, 이때 나타나는 신체의 변화는 피로의 원인에 따라 다르다.

(1) 에너지과잉소모

근육의 에너지원인 아데노신삼인산(APT), 크레아틴인산(CP), 글리코겐 등의 물질이 과잉소모되면 근육은 결국 수축능력을 잃게 된다. 우리가 허기를 느끼면 기운이 없는 것을 경험하는데, 이것은 음식물을 섭취하지 않음으로써 혈액 속의 혈당(blood sugar)이 감소되어 혈액으로부터 근육 및 조직으로 보내는 에너지 공급이 원활하지 못하여 힘을 잃어 피로를 느끼기 때문이다.

간에 저장되었던 글리코겐은 당분이 되어 혈액에 보급된다. 보통 간에는 많은 양의 글리코겐이 저장되어 있다. 혈액의 당분이 감소되면 글리코겐이 동원되고, 글리코겐이 감소하면 지방과 단백질이 에너지원으로 동원된다.

(2) 젖산축적

글리코겐은 산소의 공급이 충분한 경우에는 완전연소하여 이산화탄소와 물을 생성하면서 에너지를 내지만, 산소가 불충분한 상태에서는 불완전연소하여 젖산(latic acid)을 형성한다. 일반적으로 근육에서 생성된 젖산 중 일부는 산소의 공급을 받아 다시 산화되어 이산화탄소와 물로 바뀌지만, 나머지 부분은 다시 글리코겐으로 재합성된다.

운동 중에는 일시적 또는 지속적으로 산소가 부족한 상태가 발생하는데, 이와 같은 상태에서의 근수축 시에는 필연적으로 젖산이 발생한다. 젖산이 근육 중에 많이 축적되면 글리코겐이 에너지원으로서 이용되지 않고 근수축력을 상실하게 되므로, 젖산의 발생은 근피로와 밀접한 관계를 가지고 있다.

(3) 중추신경계의 피로

중추신경계에는 무수히 많은 신경이 접합되어 있다. 신경접합은 신경을 통하여 전달되는 명령(신경충격, impulse)을 다음 신경으로 전달하는 역할을 한다. 이 부분이 피로하면 신경충격의 전달이 불량하게 되고, 이에 따라 명령이 중도에서 소실되거나 지체되어 시간이 걸린다.

근육의 활동이나 스포츠 활동을 통제하는 것은 신경이므로, 중추신경에 피로가 발생하면 이로 인하여 근활동이 지장을 받게 된다. 또한 신경접합의 피로는 신경 끝에서 분비되는 화학물질인 아세틸콜린(acetylcholine)의 감소에 의하여 발생한다(그림 6-1).

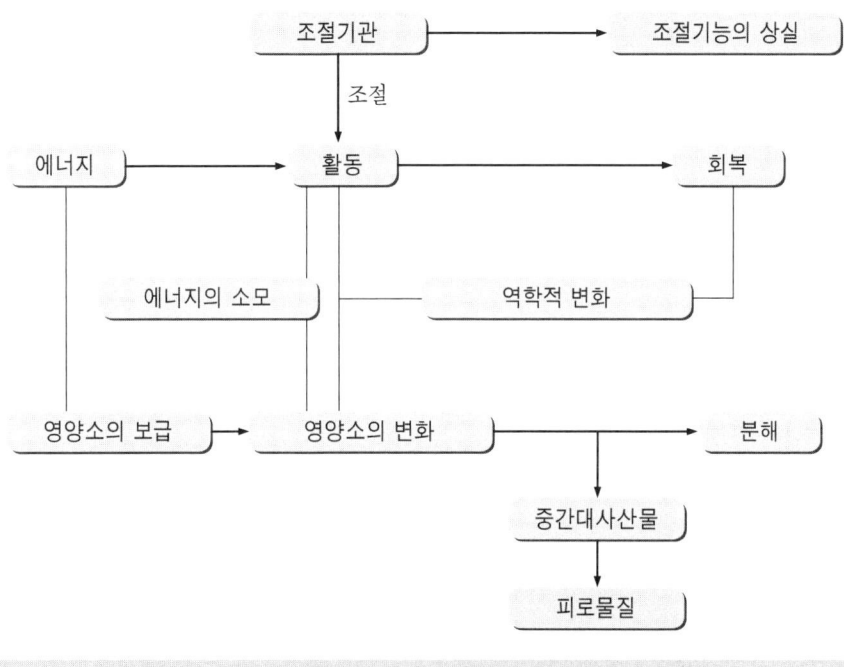

그림 6-1. 피로발현의 구조

2) 피로의 현상

(1) 안색변화
피로하면 안색이 창백해지거나 시야가 어두워지는 것을 느낄 수 있고, 경우에 따라서는 안면근육이 굳어져 무표정한 상태가 되기도 한다.

(2) 원기저하
피로하면 점차 원기가 없어 주위에서 말을 시켜도 대답하기 싫어지며 혼자 있고 싶어지는 경우가 종종 있으며 두통을 느끼기도 한다.

　　(3) 호흡·순환계의 변화
　피로하면 호흡이 불규칙해지고, 심호흡과 하품을 자주하게 된다. 맥박이 빨라지며 불규칙해지면서 혈압이 저하된다.

　　(4) 근육의 변화
　피로하면 근육에 허탈감이 초래되어 근력이 저하되면서 근육의 기능이 떨어진다.

　　(5) 신경의 변화
　피로하면 동작이 서툴고 잘 움직여지지 않는다. 동작의 자각이 느려지며 활발하지 못하고 균형이 잘 유지되지 않아 동작의 기교가 없어진다.

　　(6) 소화기의 변화
　피로하면 식욕이 감소하고 위기능이 저하되며, 이로 인하여 변비가 생긴다.

　　(7) 정신의 변화
　피로하면 긴장이 풀리고 주의력이 산만해져 일에 대한 정신집중이 잘되지 않을 뿐만 아니라, 다른 사람과의 교제가 싫어지고 무기력해진다.

3) 피로의 판정요령

　피로는 그 원인이 다양한 것처럼 그 증상 또한 복잡하여 간단히 이를 평가하기는 어렵다. 예를 들어 신경피로라면 신경계 기능검사법을 피로판정방법으로 사용한다. 일반적으로 피로의 정도를 판정할 때에는 자각적 증상과 타각적 증상을 토대로 분석하여야 한다.

(1) 자각적 증상

피로를 판정할 때에는 객관적 방법과 마찬가지로 자각적 증상을 조사할 필요가 있다. 피로의 자각적 증상이란 머리가 무겁거나, 몸이 노곤하거나, 기운이 없거나, 밤에 잠이 잘 오지 않거나, 식욕이 없다 등과 같은 주관적인 증상이다. 피로를 정확하게 판명하기는 어렵지만, 보통 '피로감'이란 용어로 표현하는 일반적인 증상은 표 6-1과 같다.

표 6-1. 피로의 자각증상

신체적 증상	정신적 증상	신체감각적 증상
머리가 무겁다	생각이 잘 나지 않는다	머리가 아프다
노곤하다	말하기가 싫다	어깨가 쑤신다
몸이 무겁다	초조하다	허리가 아프다
하품을 한다	마음이 산만하다	숨이 가쁘다
머리가 멍하다	일에 의욕이 없다	입속이 마른다
졸린다	생각이 잘 떠오르지 않는다	목소리가 쉰다
눈이 피곤하다	실수가 많다	어지럽다
동작이 느려진다	걱정이 생긴다	눈꺼풀이나 근육이 떨린다
다리가 휘청거린다	가만히 있을 수가 없다	손발이 떨린다
눕고 싶다	끈기가 없어진다	기분이 나쁘다

(2) 타각적 증상

피로를 객관적으로 판정하는 방법으로, 피로의 객관적 증상이라고도 한다.

① 전신관찰

안색·표현·동작·자세 등과 같은 주관적인 증상을 포함하며, 피로의 현상에서 설명한 것을 전반적으로 관찰하는 방법이다.

② 체중감소

체중의 감소는 만성피로의 중요한 특징이므로 매주 몸무게를 측정하여 피로의 정도를 판정하는 것이 좋다. 체중의 감소현상은 격렬한 활동으로 소비된 열량에 비하여 섭취한 열량이 적을 때에도 발생되므로 영양상태를 검토할 필요가 있다.

③ 근력검사

피로는 근력을 감소시킨다. 따라서 평소에 악력과 배근력을 검사하여 기록을 비교하면 피로의 정도를 알 수 있다. 근력검사는 아침과 저녁 2회에 걸쳐 측정하여 그 차이가 크면 피로가 심한 것으로 판정된다. 또한 근지구력은 최대근력의 1/3부하로 일정한 주기(1초에 1회)로 운동을 해서 피로하면 횟수가 감소하는데, 이를 피로판정 시에 사용한다. 이외에 근전도를 이용한 피로판정방법도 있다.

④ 신경기능검사

- 무릎힘줄반사……피로하면 무릎힘줄의 반사가 늦어져 무릎힘줄반사역치가 커지는데, 비타민 B1의 결핍에서도 동일한 현상이 나타난다.
- 플리커검사(flicker test)……기계로 차단한 빛이 연속광으로 보이느냐, 단속광으로 보이느냐의 한계를 연속횟수로 나타내어 플리커값(flicker value)으로 표시한 것이다. 피로하면 플리커값이 저하된다.
- 반응시간……피로에 따라 반응이 길어지는 원리를 이용하여 피로를 판정한다.
- 이점판별법……피부표면의 두 점을 동시에 자극하였을 때, 자극점을 두 점으로 인식하는 두 점의 최소거리로서 피로도를 판정하는 방법이다. 피로도가 높을수록 판별할 수 있는 두 자극점의 거리가 멀어진다.

⑤ 순환기능검사

- 자세혈압반사……누웠다 급히 일어나 앉으면 혈압이 일시 저하되었다가 2분 이내에 회복되지만, 피로하면 혈압이 좀체로 빨리 회복되지 않는다. 피로하지 않은 상태에서도 체질적으로 이 반사가 나쁘게 나타나는 사람도 있으며, 여자의 경우에는 월경 중에 이 반사가 나쁜 사람이 많다.
- 맥박검사……맥박수는 작업에 의하여 증가되었다가 작업 후에는 일반적으로 회복되는데, 피로하면 그 회복시간이 길어진다. 안정 시에도 피로하면 증가된 상태가 유지된다. 그러므로 하버드스텝검사(Havard step test)나 슈나이더검사(Schneider test)의 값은 체력지수의 저하를 나타내며, 이 지수를 이용하면 피로의 판정에 사용할 수 있다. 이것은 자율신경중추의 흥분성

또는 조절기능의 변화 때문이다.

⑥ 호흡기능검사

호흡수는 작업의 강도에 따라 증가되었다가 작업종료 후에는 안정 시의 값으로 회복되고, 피로하였을 때에는 안정 시의 값보다 높아진다.

⑦ 침(타액)검사

- 타액량검사······타액량 측정장치에 의하여 분비되는 타액량을 측정한다. 자극을 가하여 분비되는 침을 '고유타액량'이라 한다. 그리고 1/8mL의 타르산 용약 한 방울(0.5~1.0mL)을 혀 위에 놓으면 침분비가 많아지는데, 이것을 '반사타액량'이라 한다. 작업 후에는 이와 같은 '고유타액량'과 '반사타액량' 모두가 감소되는데, 이 현상은 만성피로 시에 현저하므로 만성피로의 판정법으로도 이용된다.
- 산성도검사······피로하면 혈액 중의 알칼리(alkali)물질이 감소하여 산성으로 된다. 이에 따라 타액이 산성으로 되므로 pH시험지로 타액의 산성도를 측정하여 피로를 판정한다.

⑧ 혈액검사

- 적혈구 침강속도검사······적혈구의 침강속도는 피로하였을 때에 촉진되는데, 이를 이용하여 피로를 판정한다.
- 백혈구수와 호산구수 검사······혈액의 백혈구수와 호산구수가 피로의 지표로 사용되는데, 피로하면 백혈구수는 증가하고 호산구는 감소한다. 또한 격렬한 운동을 실시하면 혈액의 수분이 감소되어 적혈구농도가 증가된다. 또 운동 후 혈액이 산성화되어 2차적으로 적혈구의 지름이 커진다.

⑨ 소변검사

- 소변단백질검사······피로하면 소변에서 단백질이 검출되므로 소변 중 단백질량에 의해 피로의 정도를 판정한다.
- 도나깅검사······피로하면 소변 중에 여러 가지 교질성(colloid)물질이 나타나는데, 도나기오(Donaggio)반응은 소변 중에 콜로이드(colloid)의 침전 정도를 피로의 판정 시에 사용한다.

● 혈뇨검사……피로하면 소변 중에 적혈구가 나타나는데, 소량의 경우에는 현미경으로 판정할 수 있으나, 다량의 경우에는 혈뇨라 하여 육안으로도 식별할 수 있다. 이밖에 피로하면 소변의 양이 감소하고, 소변이 산성화된다.

4) 피로의 회복

피로는 생리적인 현상으로 나타나므로 크게 걱정할 필요는 없다. 다만 피로는 작업능력을 감소시키므로 피로를 회복시킬 수 있는 효과적인 방법을 강구하는 것이 피로에 대한 능동적 회복방안이다.

(1) 휴 식
휴식은 근육과 신경의 회복을 촉진시키며, 에너지를 다시 생체내에 축적시킨다. 휴식 중에는 정신과 육체를 완전히 이완시켜 안정시키는 방법과 가볍게 신체활동(운동)을 실시하면서 휴식을 취하는 방법이 있다.

(2) 영 양
체내의 에너지원이 고갈되면 곧 피로하게 되므로 충분한 영양을 섭취하여 에너지를 보충하여야 한다. 운동과 같이 격렬한 신체활동은 많은 열량을 소모하므로 충분한 영양섭취로 피로를 회복시켜야 한다.
① 장시간의 지구성 활동으로 인한 피로는 글리코겐(glycogen)을 많이 소모시키기 때문에 당분(포도당과 자당)의 공급으로 피로를 회복시켜야 한다.
② 비타민류의 충분한 섭취는 운동에 의한 소모분을 보충함과 동시에 물질대사기능의 저하를 정상적으로 회복하고, 신경의 피로와 부신기능을 회복시켜 호르몬계의 작용을 정상적으로 조정한다. 특히 신경의 긴장을 수반한 피로에 비타민의 섭취는 매우 효과적이다.
③ 미네랄, 특히 식염(Nacl), 칼슘(Ca)의 충분한 보급은 산·염기의 평형과 삼투압의 혼란, 그리고 근육의 피로를 회복시킨다. 한편 철분(Fe)은 활동성

빈혈의 회복에 필요하다.

(3) 원인제거

피로를 초래하는 원인이 명확할 때에는 그 원인을 우선적으로 제거하여야 한다. 피로의 주원인은 작업이나 운동이 격렬함, 기온·습도와 같은 환경조건, 대인관계, 가정환경, 건강 등이 피로를 가져오는 2차적인 요인이 되므로 주의하여 관찰할 필요가 있다.

전술한 바와 같이 피로의 원인은 대부분 작업이나 운동 때문이다. 작업이나 운동이 피로를 유발하는 기전에 대하여는 여러 가지 학설이 있어 원인요법을 제시하기는 어렵지만, 피로 시에 나타나는 현상에 따른 대증요법(對症療法)으로 피로회복에 상당한 효과를 볼 수 있는 방법은 다음과 같다.

첫째, 피로물질의 체내축적으로 인한 피로에서는 원활한 혈액공급으로 피로물질을 신속히 제거하여야 하는데, 목욕, 마사지, 적당한 체조 등이 효과적이다. 한편 피로물질의 일종인 젖산을 처리하기 위하여는 인공적인 산소호흡이 효과적이다.

둘째, 에너지원이 상실되면 탄수화물과 비타민 등을 충분히 공급하여야 한다.

셋째, 신체의 항상성 변화에 따른 피로에는 식염수와 피로회복제 등을 알맞게 공급하여 피로를 회복시켜야 한다.

넷째, 중추신경계의 피로는 완전휴식 또는 적극적 휴식을 취하여 피로를 회복시킨다.

(4) 수 면

수면은 피로회복을 위한 최선의 방법 중 하나이다. 수면시간은 일반적으로 성인에게는 7~8시간이면 충분하지만, 중학생은 8~9시간, 그리고 연령이 어리면 그만큼 더 시간을 필요로 한다.

이와 같이 수면시간은 연령 및 성별에 따라 차이가 있을 뿐 아니라, 개인차가 심하여 어떤 사람에게는 하루 6시간 정도의 수면으로 충분한 경우도 있다. 깊은 잠에 들기 위해서는 밤 12시 이전에 취침하는 것이 효과적인데, 이것은 하루 24시간의 생체리듬에 수면시간을 맞춤으로써 깊은 잠에 들 수 있기 때문이다.

(5) 목 욕

목욕은 운동 시의 피로회복에 효과가 있는 것으로 되어 있다. 목욕은 피부의 청결화, 혈액순환의 정상화, 체내의 노폐물질배출촉진 등에 도움이 된다.

목욕을 할 때에는 다음과 같은 점을 고려할 필요가 있다.

① 목욕물의 욕조온도가 너무 뜨겁거나 차갑지 않아야 한다. 목욕에 적당한 온도는 개인에 따라 다르지만 대개 38~45℃가 적온이다.
② 목욕시간은 너무 길거나 너무 짧아도 안된다. 이것 역시 온도와 목욕의 횟수와 관계 있으며, 1회의 목욕시간은 대개 20분에서 25분 정도가 적당하다.
③ 목욕횟수는 입욕시간에도 관계하며 1회에서 5회 사이가 적당하다.
④ 하루에 행하는 목욕횟수는 보통의 경우 하루에 1회이다. 그러나 하루에 꼭 1회로 한정할 필요는 없다.
⑤ 목욕할 시기는 천천히 목욕을 할 수 있는 시간이 좋으나, 운동선수는 흘린 땀을 씻어내거나 더럽혀진 피부를 깨끗하게 한다는 의미에서 목욕시기를 정할 수도 있다. 그러나 운동을 시작하기 전에 목욕하는 것은 목욕효과로서 신체를 이완시키는 효과가 있기 때문에 권장할 것은 못된다. 역시 피로회복을 위해서는 운동 후 목욕을 행하는 것이 바람직하다.

2. 스트레스와 대처법

1) 스트레스요인

1920년 오스트리아 출신 의사이자 캐나다 맥길대학 생리학교수인 Hans Selye는 처음으로 스트레스의 개념을 의학계에 소개했다. Selye는 각기 다른 질병을 가진 여러 환자가 어떤 공통된 특성을 가지고 있다는 것을 알아냈으며, 이러한 공통된 특징을 연구하면서 질병 이외에 여러 요소들이 이러한 공통된 반응을 이끌어낸다는 것을 발견하게 되었다.

Selye는 실험실의 쥐들이 스트레스요인에 노출되었을 때 그 쥐들이 Selye의 환자들에게서 일찍이 발견된 것과 공통된 특징을 띤 내적 변화를 일으키는 것을 발견하였다. 그는 스트레스의 원인이 어떤 것이라 하더라도 신체가 그와 같은 방식으로 반응한다고 결론을 내렸다.

스트레스요인이란 스트레스를 유발시키는 원인을 의미하며 물리적 스트레스, 화학적 스트레스, 생물학적 스트레스, 심리적 스트레스, 사회적 스트레스 등이 있다(표 6-2).

표 6-2. 스트레스 유발요인

스트레스의 분류	스트레스의 요인
물리적 스트레스	온도(예 : 냉·난방) 빛(표시단말기의 화면색) 소리(사무자동화 기기의 금속음) 과로, 수면부족 등
화학적 스트레스	담배, 식사나 식품 알코올, 배기가스, 먼지, 취기 등
생물학적 스트레스	세균, 곰팡이, 바이러스 꽃가루, 동물의 독 등
심리적 스트레스	불안, 불만, 증오, 기쁨, 슬픔, 열등감, 우월감, 질투, 죄악감 등
사회적 스트레스	직장(전근, 승진, 정년 등) 가정(주택부금, 수험생이나 자식교육문제, 맞벌이 등) 생활상의 변화 등

2) 스트레스에 대한 인체의 반응

스트레스에 대한 인체의 반응단계를 Selye는 다음과 같은 3단계, 즉 응전 또는 도피(경계반응), 저항기, 소모기로 요약하였다.

(1) 응전 또는 도피(경계반응)

일상생활에서 사람들은 항상 스트레스요인, 즉 스트레스유발요인들에 대해 일정한 반응을 보이게 된다. 이때 신체는 혈액으로 스트레스 호르몬을 방출하여 신체가 스트레스에 대해 응전하거나 안전하게 회피하도록 준비시킨다. 이러한 경계반응은 보통 초인적 행동(자동차를 들어올리는 사람, 익사 직전의 성인을 구하는 어린이, 불타는 집에서 어른을 구출하는 어린이 등)으로 언급된다.

이러한 신체반응은 필요 여부와는 상관없이 신속한 활동을 위해 준비되지만, 우리가 사용하지 않는 스트레스반응의 강화는 신체를 지나치게 소모시킨다. 그리고 노화를 촉진시킬 수도 있다. 경계반응이 하루에 몇 번씩 일어날 때 신체는 실제 긴급상황이라고 생각되는 것에 대해서만 반복적으로 반응한다. 그러므로 경계반응을 지나치게 일으키는 것을 감소시켜야 한다.

(2) 저항기

신체가 정상적인 생리적 단계를 이탈해 있는 시간이 길수록 또 장기적인 저항기의 반응에 더 오래 머물러 있으면 있을수록 질병에 노출될 기회가 많아진다.

스트레스를 지속적으로 받게 될 경우 좌절감을 경험하면 스트레스는 매우 해롭게 작용한다. 따라서 스트레스 대처방법을 배우는 것이 중요하다. 스트레스 대처방법을 배운 사람과 그렇지 못한 사람은 스트레스에 대해 각기 다르게 반응한다. 특별한 스트레스요인이 부정적인 결과를 가져오는가 어떤가는 그 사람이 스트레스요인을 긍정적으로 받아들이는가 부정적으로 받아들이는가에 달려 있다.

(3) 소모기(탈진기)

스트레스반응의 마지막 단계인 소모기는 거의 도달하지 않는다. 신체가 스트레스에 저항하는 데 성공했다면 탈진은 일어나지 않는다. 그러므로 늘 스트레스에 적응하고 대처에 필요한 일들을 만들어야 한다.

3) 스트레스대처법

(1) 일반적인 방안

기본적으로 부정적인 스트레스의 양이나 강도를 줄이는 방안(가치관의 정립이나 전환, 스트레스요인의 축소, 신체의 반응성 둔화)과 주어진 스트레스를 극복하고 자신의 항상성을 회복할 수 있는 적응력을 높이는 방안(체력향상 등)으로 나뉜다.

① 가치관의 정립이나 전환

스트레스의 정도는 일어난 생활사건의 중요성이 대한 개인의 주관적인 평가에 달렸다. 따라서 어느 사건이 엄청난 충격을 주었다 하더라도 가치관전환에 따라 쉽게 극복할 수 있다. 가치관정립을 통하여 자신에게 주어진 여러 가지 과제나 역할을 우선순위를 정하고 자신의 상황이나 능력에 적합하게 과제나 역할을 한정하고 중요한 것부터 해결해 나가는 것도 적극적인 스트레스 대처방안이 될 수 있다.

② 스트레스 요인의 축소

모든 생활사건이 스트레스 요인이 될 수 있으나 개인에 따라 특히 강하게 스트레스를 주는 요인들이 있다. 휴식없이 무리하게 여러 가지의 일, 즉 야근, 이사, 결혼, 입학시험 등의 동시처리는 과도한 스트레스를 야기시켜 결국 큰 병을 얻게 되는 경우를 자주 볼 수 있다. 또한 일상적인 생활태도를 수정하는 것도 현대 생활에서 스트레스요인을 줄이는 방안이 된다(예를 들어 출퇴근 시간의 러시아워를 피하여 출근하는 일).

③ 신체반응성의 둔화

심신을 이완시키는 여러 가지 방안을 습득하고 긴장을 필요로 하지 않는 상황에서는 자신을 이완시켜 다양한 자극에 대해 민감하게 반응하지 않도록 하는 것이다. 이러한 방안에는 점진적 이완기법(progressive relaxation technique), 자율훈련(autogenic training), 명상(meditation), 참선 등이 있다.

④ 체력의 향상

체력을 향상시키는 일은 인체의 항상성 회복능력의 향상을 의미하는 것으로,

스트레스의 부정적인 영향이 여러 가지 질병으로 나타나는 것을 억제시킬 수 있다. 미해결된 스트레스상태는 직접적으로 질병을 유발시키기보다는 각종 세균에 노출된 채 살아가고 있는 인체의 저항력을 약하게 만들어 질병의 발병을 용이하게 한다.

따라서 체력이 향상되면 스트레스의 악영향을 극복할 능력이 크고 건강을 유지할 가능성이 높다. 그러므로 체력향상을 위해서는 적당한 운동을 하여야 한다.

(2) 운동요법에 의한 스트레스해소
① 국부적인 스트레스

장시간 같은 자세를 유지하는 데서 오는 국부적인 증세, 즉 인체의 특정근육의 지속적인 수축으로 인한 혈액순환억제로 두통과 근육통이 따른다. 이러한 국부적인 스트레스를 예방하기 위해 가능한 좋은 자세를 유지하도록 한다

좋은 자세란 신체 앞쪽의 근육과 뒤쪽의 근육 중 어느 한쪽의 근육에 특별히 많은 부하를 가하지 않은 자세이다. 특정근육이 경직되면 신체 각 부위의 근육을 이완시키기 위해 정적·동적인 스트레칭을 실시한다.

② 전신적인 스트레스

가능한 다른 사람과 직접적으로 능력이 비교되지 않은 운동(등산, 조깅)을 실시한다. 폐쇄되고 좁은 공간보다는 산이나 바다와 같은 자연환경에서 운동을 실시한다. 자신의 성격에 따라 운동종목을 선택한다. 예를 들어 내성적인 사람은 비경쟁적인 운동을, 외향적인 사람은 경쟁적인 스포츠를 선택한다. 운동 시에는 가능한 한 전신운동을 하되, 규칙적으로 장기간운동을 실시한다.

4) 스트레스로 인한 마음의 병

(1) 우울증

우울증은 기분이 침울해지고 의욕이 저하되는 억울상태를 주된 증상으로 하는 병이다. 억울상태와 함께 자율신경의 기능이 무너지고 다채로운 정신증상도 동

반하며 여러 가지 신체증상이 나타나는 것이 우울증이다.

우울증은 '마음의 감기'라고 할 정도로 누구나 걸릴 가능성이 있는 마음의 병이다. 특별한 이상이 일어나는 것이 아니고 어떠한 계기로 뇌가 일시적으로 에너지부족상태에 빠지는 것이다. 정신병이라고 하면 극단적으로 거부감을 일으키는 사람도 있지만 그러한 인식은 하루 빨리 시정되어야 한다.

우울증에 걸린 사람을 조사해 보면 병에 걸리기 전의 성격에 일정한 특징이 있다. 진지하고 책임감이 강한 '집착성 성격', 붙임성이 좋고 매우 친절한 '순한 성격', 성실하고 질서를 존중하는 '멜랑콜리 친화형성격', 자신이 다른 사람에게 어떻게 보이는가 매우 '신경쓰는 성격' 등을 가진 사람이 많다.

이러한 성격을 갖고 있는 사람은 사회적으로는 호감가는 인물이고 직장이나 친구 사이에서도 높은 평가를 받는 것이 특징이다. 그러나 유연성이나 적당히 넘길 줄 아는 면이 적어서 변화와 혼란에 휘둘리기 쉽고, 한편으로는 여린 면도 있다.

우울증의 증상은 크게 기분저하, 의욕저하, 생명력저하로 분류된다. 슬프고 비관적이 되는 것은 기분이 저하되기 때문이다. 그리고 아무것에도 흥미를 갖지 못하는 것은 의욕이 저하되기 때문이다. 잠을 잘 자지 못하고 식욕이 없는 것은 생명력의 저하 때문이다.

그러나 일시적으로 이러한 증상이 있는 것은 특별한 일이 아니다. 이러한 증상이 오래 지속될 때에는 우울증을 의심해야 한다. 또한 우울증의 특징은 새벽에서 오전에 걸친 시간에 증상이 강하다.

우울증의 치료는 약물요법과 정신요법으로 이루어진다. 약물요법에서는 항울약을 중심으로 개인의 증상에 따라 불안과 긴장을 완화하는 항불안약과 수면제를 이용한다. 정신요법은 심신의 안정과 휴양을 도모하는 치료이다. 환자가 충분히 휴양할 수 있는 환경을 정비해 주는 것이 가장 중요하다. 일을 쉽게 하거나 일의 양을 줄여 부담을 경감시켜주는 배려도 필요하다.

제일 중요한 것은 가족과 주위사람의 우울증에 대한 이해와 협력이다. 격려의 말은 하지 않는 것이 좋다. 여유 있게 지켜보며 회복을 기다리는 것이 중요하다.

자살의 우려가 있을 때에는 의사와 상담하여 적절한 대처법을 찾도록 한다.

(2) 심신증

심신증은 마음의 병의 하나이지만 다른 병과 약간 다른 성질을 갖고 있다. 일반적으로 마음의 병은 마음과 정신면의 원인으로 생긴다. 하지만 심신증은 마음과 정신면에 원인이 있으면서도 신체의 병이 일어나는 것이다.

심신증의 주된 원인은 스트레스이다. 신체의 병이 일어날 때까지는 스트레스에 대한 방어반응이나 적극적인 저항을 무의식적으로 행하지만, 스트레스가 계속되면 결국 병이 발생한다. 원인이 되는 스트레스에는 배우자·가족·친척의 사망이나 부상, 자신의 병이나 상해, 이혼, 해고, 업무나 가정에서의 불화 등 여러 가지이며, 개인차도 크다.

심신증에 의해 일어나는 병은 몸과 마음에 영향을 미친다. 생활습관병이라고 생각하기 쉬운 증상도 사실은 심신증일 가능성을 부정할 수 없다. 주된 증상으로서는 과환기증후군, 위·십이지장궤양, 과민성장증후군, 과식증, 아토피성피부염, 눈꺼풀경련 등이 있다. 그 외에도 피부병으로 원형탈모증, 만성두드러기 등, 근육과 골격 증상으로 류마티스관절염, 요통증, 틱증상, 척추과민증 등이 있다. 호흡기계에서는 기관지천식을 들 수 있다. 스트레스가 유일한 원인은 아니지만 발작을 유발시키는 원인이 되기도 한다.

심장·혈관계에서는 고혈압증, 협심증, 심근경색, 부정맥 등 생활습관병과 같은 증상이 나타난다. 스트레스에 노출되면 혈압이 상승하고, 강한 스트레스가 심장발작을 유발한다는 것은 잘 알려진 사실이다. 소화기계에서는 변비와 위궤양성대장염 등을 들 수 있다. 위와 장은 스트레스의 영향을 직접 받는 장기이며 그 영향은 크다.

현재 급증하고 있는 당뇨병도 심신증의 하나이다. 스트레스가 혈당치를 잘 낮추지 못하게 만들며 과식과 과음을 일으키기도 한다. 여성 특유의 증상으로는 월경이상이나 갱년기장애가 있다. 여성에게서 자주 나타나는 섭식장애도 스트레스와 깊은 관계가 있다. 이 외에 현기증, 이명, 편두통, 긴장형두통, 자율신경실

조증도 나타나며 치조병의 발증과도 관계가 깊다.

심신증을 잘 일으키는 성격이 있다. 내향적이고 스트레스를 잘 받는 성격이거나 자신의 감정을 말로 제대로 표현하지 못하거나 꼼꼼하고 완벽주의 경향이 있는 사람이 많다. 욕구가 높아서 좀처럼 결과에 만족하지 못하고 강한 스트레스를 느끼는 사람도 심신증에 취약하다.

평소에 자그만 것에 신경을 많이 쓰는 사람도 주의가 필요하다. 별것 아닌 것에 긴장을 하거나 불안해하거나 흥분하기 쉬운 사람은 스트레스에 과민반응하고 정신이 피로해지기 쉽다. 겉으로 보기에는 쾌활한 사람처럼 보이나 자신의 신체 변화에 둔감한 성격도 위험하다. 신체가 보내는 사인을 무시하다가 갑작스런 발작을 일으킬 수 있다.

심신증의 치료를 위해서는 몸과 마음을 모두 치료해야 한다. 우선 신체에 발생한 병부터 치료한다. 그와 함께 정신 면의 치료도 병행한다. 정신 면의 치료는 면접과 카운슬링에 의해 원인이 되는 심리적인 문제와 스트레스를 해결하는 것이 목적이다. "왜 이런 문제에 빠졌는가?", "지금까지 어떻게 변해왔는가?"를 이야기하고 그것이 원인이 되어 병이 생겼다는 것을 이해해야 한다.

필요에 따라서 약물치료도 실시한다. 심신증에서는 긴장이나 불안을 제거하기 위해 정신안정약이나 항불안약이 자주 이용된다. 불면증에는 수면제를 사용한다. 또한 우울증이 있을 때에는 항울약도 사용한다.

이와 같은 치료를 계속하면서 자율훈련법을 실시한다. 이는 자기암시를 걸어 신체와 마음을 편안하게 하기 위한 치료법이다. 혼자서도 가능한 방법이므로 틈나는 대로 실시하는 것이 좋다.

그 외에 행동요법과 여러 사람이 모여 실시하는 교류분석법 등의 치료법도 있다. 재발을 예방하기 위해서는 나름대로의 스트레스 해소법을 익혀두는 것이 중요하다. 규칙적인 생활을 보내고, 일과 휴식을 정확히 나누며, 취미를 갖는 등의 생활방식을 실천해나간다. 조금이라도 다른 사람과의 관계를 넓히고 적응성을 몸에 익힐 필요가 있다.

(3) 신경증

신경증은 정신적인 스트레스가 원인이 되어 신경이 쇠약해져 몸과 마음에 여러 가지 증상이 일어나는 병이다. 신경증에는 불안신경증, 공포증, 강박신경증, 불면증, 히스테리, 적응장애 등이 있다. 그 외에 심기증, 이인신경증, 억울신경장애, 외상성 신경증, 재해성신경증 등도 신경증에 포함된다.

신경증의 발증메커니즘은 아직 해명되지 않았다. 타고난 소인과 성격에 스트레스와 충격적인 일이 더해져 발증한다고 여겨진다. 그 계기는 개인차가 있지만 그 기저에는 불안을 느낀다는 공통점이 있다. 아주 강한 불안감이 있어서 일상생활이 현저히 제한되거나 사회생활을 지속할 수 없는 경우도 있다.

경증은 특별히 치료가 불필요하지만 개중에는 매우 강한 증상이 나타나 고통을 느끼기도 한다. 이럴 땐 적절한 치료가 필요하다. 소극적인 성격, 완벽주의자, 융통성이 없는 성격, 사람이나 물건에 의존심이 강한 성격, 걱정을 많이 하는 성격, 자신감이 없는 성격 등이 신경증에 잘 걸리는 성격이다. 이는 소위 말하는 '신경질적인 성격'으로 다른 사람은 별로 신경쓰지 않는 일을 마음에 두고 사는 사람이다. 그리고 불안한 감정에 휩싸이기 쉽고 신경쓰기 시작하면 점점 그 불안이 증대된다. 예를 들어 외출할 때 문단속이나 소등, 가스밸브잠그기 등이 걱정되어 몇 번이나 집으로 돌아가곤 한다.

완벽주의가 있는 사람에게 결벽증을 볼 수 있다. 이들은 융통성이 없고 자기중심적이거나 자기애가 강한 사람이다. 자신이 하는 일이 통하지 않으면 순간 불안에 휩싸이고 만다. 또한 의존심이 너무 강하거나 스스로에게 자신감이 없는 사람도 많다. 이들은 스스로 스트레스를 잘 조절하지 못하고 잘못을 적절히 받아넘기지 못하여 불안감과 불만을 느끼고 갈등을 일으키기 쉽다.

신경증은 우울증과 마찬가지로 강한 정신적인 스트레스가 원인이 되어 일어난다. 가족의 사별이나 이별, 전근이나 이사 등에 의한 생활환경의 변화는 강한 불안감을 생기게 하는 원인이 된다. 직장인은 출세나 직장 내의 경쟁 또는 심신의 과로에 의하여 생기기도 한다. 반대로 퇴직이나 책임 있는 자리에서 물러나는 것이 원인이 되기도 한다. 사고나 재해의 공포가 원인이 되기도 한다.

이러한 사건에 의해 생긴 불안이나 공포가 결국 참을 수 없을 정도로 극도의 불안상태를 부르게 된다. 그리고 한번 불안이 생기면 신경증에 잘 걸리기 쉬운 성격까지 더해져 그 불안감에 구애받거나 아무리 대처하여도 어찌할 바를 모르게 된다. 이러한 상황이 더욱 불안감을 쌓게 한다.

치료법에는 약물요법과 정신요법(심리요법)의 2가지를 병행하여 실시한다. 약물요법으로는 불안, 긴장, 억울 등의 증상을 개선하기 위한 항불안약과 항울약을 이용한다. 정신요법으로는 카운슬링에 의해 환자의 호소를 듣고 원인을 찾아 해결법을 함께 찾는 방법이 있다. 불안이나 공포의 대상에 단계적으로 접근하는 행동요법도 실시한다. 프로그램을 정하여 그대로 행동함으로써 불안이나 공포를 극복하는 것이 목표이다. 또한 자율훈련법에 의해 릴랙세이션을 실시할 필요도 있다.

(4) 의존증

의존증이란 의존하는 대상을 없애려고 해도 없애지 못하는 상태이다. 게다가 그 의존대상에 완전히 사로잡혀 심신의 건강이 위협받거나 일과 생활을 유지할 수 없거나 범죄 등의 사회질서에 반하는 행동을 하기도 한다. 의존증은 사물에 대한 의존증, 행위에 대한 의존증, 인간관계에 대한 의존증으로 크게 나눌 수 있다.

알코올의존증과 약물의존증은 어떤 의존증보다도 심각하다. 알코올과 약물은 신체와 정신에 중대한 장애를 가져온다. 환각이나 망상 등이 일어나거나 생명의 위험이 생기는 경우도 있다. 최근 늘어나고 있는 것이 컴퓨터와 휴대전화에 대한 테크노의존증이다. 이는 인터넷이나 채팅 등에 몰두하고 대인관계를 기피하는 현상이다.

행위에 대한 의존증에는 도박이나 경마 등을 끊을 수 없는 도박의존증이나 빚을 지면서까지 쇼핑에 몰두하는 쇼핑의존증도 있고, 섹스의존증도 있다.

인간관계에 대한 의존증으로는 부모로부터 독립을 못하는 부모의존증, 반대로 성장한 자녀를 떠나보내지 못하는 자녀의존증 등의 일방통행형 의존증이 있으며, 반대로 공동의존증이라고 하여 서로 의존하려는 경우도 있다. 예를 들어 도박에 빠진 남편을 헌신적으로 지키는 아내처럼 서로의 존재에 의해 그 상황에서 벗어나지 못하고 악순환에 빠지는 경우이다.

치료법으로는 의존하고 있는 대상을 없애는 것밖에 없다. 알코올이나 약물의 존증은 입원이 불가피하다. 그 외의 의존증도 약물치료와 정신요법으로 치료한다.

(5) 섭식장애

섭식장애에는 '신경성 무식욕증'과 '과식증(신경성 대식증)'의 2가지가 있다.

신경성 무식욕증은 거식증이라고도 한다. 먹는 것을 거부하고 정상체중을 유지하는 것을 거부하는 것이다. 원인은 다이어트에 대한 스트레스이다. 과도한 식사제한, 식사 후 토하기, 하제사용 등의 행위를 반복하고 그러한 행동을 그만둘 수 없는 것이다. 본인은 병이라고 의식하지 못하며, 최악의 경우 사망에 이르기도 한다.

과식증은 보통은 생각할 수 없을 정도로 많은 양을 음식을 제한된 시간이나 장소에서 먹어치우는 상태이다. 계속하여 먹는 것을 멈추지 않는 상태도 있다. 대부분은 대량으로 먹은 후에 스스로 토해 버린다. 토한 후에도 살이 찔 것이 두려워 절식하였다가 그 반동으로 다시 대량으로 먹는 '폭식발작'을 일으켜 악순환에 빠진다. 다이어트 스트레스가 계기가 되어 나타나는 경우도 있지만, 인간관계에 의한 스트레스가 영향을 미치기도 한다. 식사가 관계되어 있기 때문에 통원치료로는 한계가 있다. 감독이 필요하므로 병상에서 안정될 때까지 입원치료가 필요하다.

(6) 외상 후 스트레스장애

외상 후 스트레스장애(post-traumatic stress disorder : PTSD)는 화재나 수해, 자동차사고, 강간 등의 범죄에 의해 생명의 위협을 받거나 인격이 심하게 손상되어 심한 심적외상(trauma)을 받은 사람이 3개월 이상 경과한 후 불안과 긴장, 패닉상태 등의 증상을 일으키는 것이다(3개월 이내에 발증하는 경우에는 급성스트레스장애라고 한다).

　억울상태가 되면 조그마한 일로도 깜짝깜짝 놀라게 된다. 재경험증상이라고 하여 플래시백에 의해 사건의 기억이 다시 떠오르는 경우도 있다. 그때의 사건을 연상시키는 것을 극도로 피하게 된다.

　치료법으로는 항울약이나 항불안약을 이용하면서 사건이나 사고를 극복하기 위한 정신요법을 실시한다.

(7) 주위의 대응방법

　우울증이나 심신증 등과 같은 마음의 스트레스로 인한 병은 본인이 알아차리지 못하는 경우가 많다. 함께 있는 가족이나 주위사람이 평상시와 다른 점을 발견하면 가능한 한 빨리 진찰을 받도록 권해야 한다. 스스로 말하지 않거나 도움을 구할 수 없는 사람도 있으므로 하루빨리 발견하여 대처하는 것이 필요하다.

　마음의 병은 특별한 병이 아니다. 병이나 증상의 원인이 마음에 있을 뿐이다. 편견이나 잘못된 지식을 접하지 않도록 한다. 마음의 병을 앓고 있다는 신호는 다음과 같다. 이러한 신호가 발견되면 본인에게 슬며시 말해 주어야 한다.

- 평소보다 기운이 없다.
- 말을 걸어도 대답이 늦고 말수가 줄었다.
- 지각을 한다.
- 땀을 많이 흘린다.
- 무언가에 놀라거나 불안해한다.
- 꾸벅꾸벅 조는 경우가 많아진다.

　갑자기 정신과에 찾아가는 것이 어려울 때에는 알고 지내는 의사에게 먼저 상담받도록 하고, 본인이 싫어하면 강제로 하려 하지 말고 조금씩 설득해야 한다. 본인이 말을 하려고 한다면 상담에 응해주되 충고를 하려 하지 말고 이야기를 들어주는 것이 중요하다.

　마음의 병을 치료하는 데 가장 필요한 것은 휴양이다. 환자는 괴로운 상태를 참기 위한 노력 때문에 병에 걸린 것이다. 그 괴로운 기분을 찾아 여유 있게 쉬도록 하는 것이 중요하다. 주의에서 지원해 주어야 할 사항은 다음과 같다.
① 격려하지 말고 지켜본다……"힘 내.", "그까짓 것 별 거 아니야." 같은 말은 금물이다. 차분히 지켜보는 것이 회복을 돕는다.
② 회복을 기다린다……초조해하지 말고 시간을 두고 조용히 회복을 기다린다. 회복이 안 된다고 초조해하는 모습을 보이지 않는다.
③ 충분히 쉬도록 한다……기분을 좋게 해 준다고 놀러 나가자고 하지 말고 가만히 둔다.

제 7 장

건강을 해치는 물질

1. 알코올

친구들과의 모임이나 애인과의 저녁식사, 시끌벅적하고 즐거운 파티에서 빠질 수 없는 것이 바로 알코올이다. 코카인, 헤로인, LSD, 마리화나 등은 불법이며 위험한 것으로 생각되지만, 알코올은 사회적으로 인정되고, 위험하지 않은 것으로 분류된다. 그러나 사실은 알코올도 일종의 약물로서 무분별하게 남용하면 위험할 수 있다.

책임감 있는 음주문화는 음주로 인하여 발생하는 문제를 조금이나마 줄여줄 수 있다. 사실 음주는 우리의 전통과 밀접한 관련이 있다. 특별한 날이나 기념행사 때 적당한 음주는 분위기를 돋우는 데 일조한다. 연구에 따르면 약간의 음주는 건강에 좋은 영향을 미친다고 한다. 또한 알코올은 통증을 완화시키는 데도 도움이 된다. 우리뿐만 아니라 전세계 모든 사람들은 모임을 가지거나 종교적 의식을 치를 때 술을 마신다.

1) 알코올의 성분

맥주, 와인, 소주 등에 들어 있는 무독한 물질은 에틸알코올 또는 에탄올이다. 이 물질은 식물의 탄수화물이 이스트나 다른 세균에 의해 발효(fermentation)되는 과정에서 이산화탄소와 함께 생기는데, 발효액 속에 에탄올이 14%가 되면 알코올은 이스트나 다른 세균을 죽이고 발효를 멈추게 한다.

맥주는 맥주보리를 발효시켜서 만들며, 14%의 알코올농도가 되면 발효가 멈추게 된다. 맥주 제조사에서는 다른 물질을 첨가하여 발효액을 희석한다. 다른 술의 경우에는 증류(distillation)라는 과정을 거친다. 발효액을 끓이면 알코올이 높은 온도에서 기화되어 빠져나오며, 이렇게 빠져나오는 알코올을 따로 모아서 물과 희석하면 더 높은 알코올농도의 술을 만들 수 있다.

2) 알코올의 흡수와 대사작용

혈중알코올농도는 전체 혈액 속에 포함된 알코올의 농도를 의미한다. 이 농도는 알코올이 신체에 미치는 영향의 지표로 사용된다. 개인의 차이는 있지만, 혈중알코올농도에 따라 다른 행동이 나타난다. 혈중알코올농도가 0.02일 때 정신적으로 편안하게 느껴지고, 기분이 좋아진다. 0.05일 때는 편안함이 증가하고, 행동이 느려지며, 말을 계속 하고 싶어진다. 0.08이 되면 약간의 쾌감을 느끼면서 행동은 더 느려진다. 0.1이 되면 우울감이 증가하고, 잠이 오며, 판단력이 흐려지고, 행동이 매우 느려진다. 그러므로 운전자의 경우 이 상태에서는 거리나 속도에 대해 둔감해지고, 어떤 경우에는 판단력을 잃거나 하기 싫은 행동을 하기도 한다. 혈중 알코올농도가 더 높아지면 괴로워지고, 생리적인 면과 정신적인 측면에서 점점 더 나쁜 결과가 나타난다. 알코올의 섭취는 육체적 능력이나 정신력을 전혀 향상시키지 않는다.

술을 자주 마시면 신경시스템이 알코올의 작용에 적응하기 때문에 이러한 효과가 조금씩 줄어든다. 따라서 어느 정도의 알코올에 의한 효과를 계속 내기 위해서는 점점 더 많은 알코올을 섭취해야 한다. 어떤 사람은 혈중알코올농도가 높은 상태에서도 정신이 또렷한 것처럼 보이기 위해 자신의 행동을 조금씩 바꾸는 법을 배운다. 이런 것을 학습된 행동에 의한 내성이라고 부른다.

대부분의 다른 음식이나 약물의 분자와는 달리 알코올분자는 작고 지방에 용해되기 때문에 소화관의 모든 부분에서 흡수될 수 있다. 아주 작은 양의 알코올은 입에서 흡수되고, 약 20% 정도가 위에서 바로 혈관으로 흡수된다. 그리고 80%는 작은창자의 위쪽 1/3 부위에서 흡수된다. 혈관으로의 알코올 이동은 완전하면서도 빠르게 일어난다.

알코올의 흡수율에 작용하는 요소는 알코올농도, 마신 알코올의 양, 위 속에 들어 있는 음식의 양, 위경련의 유무, 기분 등이다. 도수가 높은 술을 마실수록 더 빨리 알코올이 흡수된다. 따라서 와인이나 맥주는 증류주보다 더 늦게 흡수된다. 와인이나 샴페인과 같이 탄산이 포함된 술은 더 빨리 흡수된다. 탄산이 포함된 술이나 여러 종류를 섞은 술은 위유문을 이완시키기 때문에 위 속의 음식물이 작은창자로 더 빨리 들어가게 한다. 작은창자에서의 알코올 흡수는 위에서보다 더 빠르기 때문에 탄산이 포함된 술은 알코올의 흡수가 빨라진다. 반면 위속에 음식이 많으면 알코올에 노출된 위의 면적이 적어지기 때문에 알코올의 흡수가 느려진다. 또한 가득찬 음식물이 작은창자로 넘어가기까지 시간이 걸리기 때문에 알코올의 흡수는 그만큼 느려진다.

더 많은 알코올을 섭취할수록 더 오랫동안 흡수가 일어나게 된다. 알코올은 소화계의 작용을 방해하며 위유문의 경련을 일으키게 한다. 유문이 닫혀 있으면 음식물은 작은창자로 전혀 넘어가지 않는다. 이러한 상태가 계속되면 음식물을 토해내게 된다.

감정도 알코올 흡수에 영향을 주는 요소 중 하나로서, 감정상태에 따라 위에서 작은창자로 음식물이 넘어가는 속도가 달라진다. 만약 스트레스를 받거나 긴장한 상태라면 위에서 작은창자로 음식물이 매우 빠른 속도로 넘어가기 때문에 술에 더 빨리 취할 수 있다.

알코올은 간에서 분해된다. 우선 알코올은 아세트알데히드로 변환되고, 계속해서 아세테이트로 변한 다음, 물과 이산화탄소로 분해된 후 몸 밖으로 배출된다. 아세트알데히드는 독성물질이며, 구역질과 매스꺼움을 일으키고, 장기적으로는 간에 손상을 줄 수 있다. 아주 적은 양의 알코올은 변화 없이 콩팥이나 피부, 허파를 통해 직접 빠져나간다.

음식과 유사하게 알코올 역시 칼로리를 가지고 있다. 단백질과 탄수화물은 1g당 4kcal, 지방은 9kcal를 가지고 있는데, 알코올은 탄수화물과 유사한 구조를 가지고 있으면서 7kcal의 에너지를 가지고 있다. 몸에서는 탄수화물의 에너지를 이용하는 방법과 유사하게 알코올을 이용한다. 즉 필요하면 즉시 이용하고, 그렇지 않으면 지방으로 변환하여 에너지를 저장한다.

음주자의 혈중 알코올농도는 체중과 체지방의 양, 신체조직 내의 수분 비율, 대사량, 마신 술의 양에 따라 조금씩 다르다. 동일한 양의 술을 마셔도 몸집이 큰 사람은 알코올이 넓게 퍼져나가기 때문에 혈중알코올농도가 몸집이 작은 사람보다 낮게 나타난다. 그리고 알코올은 지방 속에서는 물에서만큼 빨리 퍼지지 않기 때문에 체지방이 많은 사람은 혈중알코올농도가 높게 나타난다. 따라서 남성보다는 체지방이 많은 여성이 같은 양의 술을 먹어도 더 쉽게 취한다.

3) 알코올의 폐해

(1) 알코올중독

사람들이 생각하는 것보다 알코올중독은 더 쉽게 일어나며, 치명적일 수 있다. 많은 양의 술을 짧은 시간에 마셨을 경우 혈관 속의 알코올농도가 치명적인 수준까지 급격하게 올라가게 된다. 술과 다른 약물을 섞어서 먹으면 독성이 더욱 강해지고, 사망에 이를 가능성도 커진다.

알코올중독에 의한 사망은 중추신경계와 호흡계의 마비나 구토에 의해 기도가 막히면서 많이 일어난다. 무의식중에 먹는 술의 양이 치사량에 이르는 경우가 많다. 알코올중독의 증상은 정신이 깨지 않음, 약하고 빠른 심장박동, 불규칙적인 호흡패턴, 피부가 차갑고 창백해지는 것 등이다.

(2) 여성과 알코올

남성과 여성의 알코올 분해능력이 차이나는 이유는 체지방량 때문만은 아니다. 남성에 비해 여성은 알코올 분해효소가 절반밖에 되지 않는다. 그렇기 때문에 남녀가 같은 술을 마시면 여성의 혈중알코올농도가 30% 정도 더 높게 나타난다. 이러한 효소의 차이 외에 호르몬의 차이도 있다. 월경 일주일 전의 여성은 월경 중이거나 월경 후의 여성보다 쉽게 취하고, 경구피임약을 사용하는 경우에도 쉽게 취할 수 있는데, 이는 몸 속의 에스트로겐농도 때문이다. 여성과 함께 술을 마실 경우 주위에 있는 사람들은 주의해서 지켜볼 필요가 있다. 왜냐하면 여성과 남성이 같이 술을 마시면 여성이 두 배 더 빨리 취할 수 있기 때문이다. 예를 들어 81.3kg의 남자 대학생과 54.4kg의 여자 대학생이 같이 술을 마시면, 남자는 혈중알코올농도가 0.06 정도인 반면, 여성은 0.11까지 상승한다.

(3) 음주 테스트

음주 테스트는 우리가 호흡 중에 내쉬는 공기 속의 알코올 수치를 알아내어 혈중알코올농도를 알아보는 방법인데, 경찰들이 많이 사용하고 있다. 소변검사 역시 혈중알코올농도를 알 수 있는 한 방법이다. 호흡검사나 소변검사를 통해 운전자들의 음주사실을 확인할 수 있으나, 혈액검사는 이보다 더 정확하게 검사할 수 있는 방법이다. 점점 많은 지역에서 음주검사를 위해 혈액 테스트를 하고 있다. 어떤 나라에서는 음주검사를 거부하면 운전면허를 바로 취소해 버리기도 한다.

4) 알코올이 인체에 미치는 영향

알코올은 몸 전체에 퍼지고, 많은 장기와 조직에 영향을 미친다. 장기간의 음주나 습관적인 음주는 심혈관계나 신경계의 질환, 간기능의 저하, 종양 등을 발생시킬 수 있다.

(1) 신경계에 미치는 영향

신경계는 알코올에 민감하다. 술을 마시는 사람은 자신의 뇌의 크기나 중량이 줄어들고, 지적 능력이 감퇴하는 것을 스스로 느끼기도 한다. 주로 뇌의 왼쪽에서 알코올에 의한 손상이 많이 일어나는데, 이 부분은 글을 쓰고 읽는 능력이나 수학적·논리적 사고를 담당하는 부분이다. 이러한 신경계의 손상은 술을 먹는 양에 따라 달라지며, 한꺼번에 많이 마시는 것보다 조금씩 오래 마시는 것이 손상이 적은 것이 알려져 있다. 한꺼번에 술을 많이 마시는 것은 신경계에 치명적인 손상을 줄 수도 있다. 그리고 신경계의 손상은 좋은 영양을 섭취하거나 음주를 절제하면 나아질 수 있다.

(2) 심혈관계에 미치는 영향

알코올은 다양한 방식으로 심혈관계에 영향을 미친다. 하루 두 잔 이하의 가벼운 음주는 혈전증을 예방할 수 있다. 이런 결과가 일어날 수 있는 여러 가지 메커니즘에 대해서는 아직 연구 중인데, 그중 하나는 좋은 콜레스테롤인 고밀도지단백의 농도를 증가시켜준다는 것이다. 다른 메커니즘은 혈액 응고작용의 지연효과로서, 알코올을 섭취하면 동맥경화의 원인이 되는 혈액응고인자의 수가 줄어들게 된다.

그러나 알코올을 섭취하는 것은 심혈관계에 이득보다는 해가 더 많기 때문에, 전문가들은 심장질환의 해결책으로 음주를 추천하지는 않는다. 알코올은 고혈압의 원인이 되는데, 인종이나 성별에 관계없이 하루에 3~5잔의 술을 마시는 사람은 그렇지 않은 사람보다 혈압이 더 높다.

(3) 간질환

알코올 때문에 생기는 가장 흔한 질환 중 하나가 바로 간경화(cirrhosis)이며, 미국에서는 간경화가 주요 10대 사망 요인 중 하나이다. 술을 많이 마시면 우선 간에 지방이 축적되는데, 이것이 바로 지방간이라고 불리는 증상이다. 음주와 음주 사이에 충분히 쉬지 않으면 이 지방은 다른 부위로 옮겨지지 못하고 간에 계속 쌓이며, 결국에는 간이 기능을 멈추게 된다. 증상이 더 진행되면 간의 상태가 더 악화되어 손상된 간의 부위가 섬유성 조직으로 대체되는 섬유증이 나타난다. 이 경우 충분한 휴식을 취하고 음주를 하지 않으면 일부 세포의 기능이 다시 정상이 된다. 그러나 계속 술을 마시면 간경화가 일어난다. 또한 장기간 음주를 하게 되면 감염이 발생하기도 한다. 만성적으로 간에 염증이 생기면 치명적일 수 있으며, 간경화로 발전할 수도 있다.

(4) 암

계속된 음주에 의한 조직의 손상은 식도, 위, 구강, 혀, 간에서 암을 유발할 수 있다. 어떤 연구에서는 하루에 세 잔 이상의 술을 마시면 여성의 유방암 발생 가능성이 매우 높아진다는 결과를 발표하기도 했다. 하버드의대에서 조사한 바에 따르면 하루에 1잔의 술을 마시는 사람은 암발생률이 12%이고, 2잔을 마시는 사람의 발생률은 123%인 것으로 조사되었다.

알코올이 암을 어떻게 발생시키는지는 아직 밝혀지지 않았지만, 반대로 알코올이 일부 민감한 기관에서의 발암물질 흡수를 억제한다는 조사 결과도 있다.

(5) 기타 영향

공복 시에 술을 마시면 소화기능을 억제하기 때문에 소화불량이나 속쓰림을 유발할 수 있다. 또한 소화기의 점막층에 손상을 줄 수 있고, 식도에 염증을 일으킬 수 있으며, 만성적인 위궤양, 작은창자의 흡수장애, 설사 등의 문제를 만들 수 있다.

과음은 소화효소를 만드는 이자(췌장)의 만성 염증을 일으키는 원인이 되기도 하며, 이 때문에 소화불량이 발생한다. 또한 음주는 칼슘이나 뼈를 강화하는 물질의 흡수를 저해한다. 이런 증상은 특히 여성들에게서 잘 일어나서, 노년기 여성의 골다공증을 악화시킨다.

한편 알코올은 박테리아나 바이러스에 대한 저항성을 떨어뜨린다. AIDS 감염자 중 대부분이 술을 마시지만, 음주와 AIDS 감염 사이의 관계는 명확하지 않다. 그러나 음주가 면역계의 기능을 떨어뜨리고 질병을 악화시키는 것은 사실이다.

(6) 알코올과 임신

기형을 일으키는 30가지 정도의 물질 중에서도 알코올은 가장 위험하면서도 가장 널리 퍼진 것이다. 알코올은 태아 발달에 치명적일 수 있다.

10% 이상의 태아가 자궁에 있을 때 위험한 수준의 알코올에 노출된다. 태아가 알코올에 노출되면 기형을 유발하고, 육체적·정신적·지능적으로 장애가 발생할 수 있다. 아주 적은 양의 알코올이라도 문제가 일어날 수 있다. 또한 고농도의 알코올에 단 한 번이라도 노출되면 태아의 뇌에 치명적인 손상을 줄 수 있다는 연구결과도 있다. 이것이 이른바 태아알코올증후군(fetal alchohol syndrome : FAS)이라고 불리는 증상이다. 임신 1기에 알코올은 태아의 신체발달에 문제를 일으키고, 임신 3기에는 뇌의 발달에 문제를 일으킨다. 태아알코올

증후군은 임신 3기 때 알코올에 노출될 경우 발생하기 쉬우며, 정신박약아를 출산하는 원인의 두번째이다. 1,000명당 1~2명의 비율로 이런 아이들이 태어나는데, 이는 조금만 주의해도 막을 수 있다.

태아알코올증후군은 산모가 마신 술이 탯줄을 통해 태아에게 전달되면서 발생한다. 산모에 비해 태아는 매우 작기 때문에 혈중알코올농도가 쉽게 증가한다. 태아알코올증후군에 의해 발생할 수 있는 문제는 다음과 같다.

- 신체적 행동의 부재
- 기억력 부족
- 충동적 행동
- 사회능력 부족
- 반사작용의 문제
- 문제 해결능력 부족
- 학습부진
- 언어능력 부족
- 집중력 감소와 산만함
- 계산능력 부족
- 지각능력 부족

2. 흡 연

담배에는 니코틴(nicotine)이라는 물질이 들어 있는데, 이 물질은 자연상태에서는 무색이고, 산화되면 갈색을 띤다. 담배잎이 담배나 파이프 안에서 타게 되면 니코틴이 빠져 나와 기화되어 허파 속으로 흡입된다. 담배액을 빨아먹는 담배도 니코틴이 입안으로 들어오면 입속의 점액막을 통해 흡수된다.

대부분은 담배를 흡연을 위해 사용한다. 흡연은 매우 많은 양의 니코틴과 4,000가지의 화학물질을 허파로 보낸다. 이 속에는 다양한 물질이 있으며, 가장 심하게 오염된 도시의 공기보다 농도가 50만 배나 높다. 허파 속에 들어간 물질 입자들은 쌓여서 타르(tar)라는 두터운 갈색의 이물질을 만드는데, 타르는 벤조피렌이나 페놀과 같은 강한 발암물질도 포함하고 있다. 페놀은 다른 물질과 함께 폐암을 일으킬 수 있다.

건강한 허파에 있는 섬모라는 매우 작은 털모양의 조직들이 이물질을 허파 밖으로 밀어내는데, 담배 한 개비를 피우면 약 한 시간 정도 이러한 정화작용을 못하게 되어, 허파조직 안에 타르와 같은 이물질을 쌓이게 한다.

타르와 니코틴만이 담배에서 나오는 해로운 물질이 아니다. 담배에서 타르는 8%밖에 되지 않고, 나머지 92%에는 여러 가지 가스가 들어 있는데, 그중 가장 위험한 것은 일산화탄소이다. 담배를 피우면 미국 환경청이 정한 안전수준 농도보다 무려 800배나 높은 농도의 일산화탄소가 나온다. 일산화탄소는 체내의 산소공급을 줄이기 때문에 많은 신체조직에서 산소가 모자라게 된다. 한편 거의 880℃에 이르는 담배의 높은 온도 역시 위험하다. 뜨겁고 팽창된 담배의 기체는 기도의 점막을 손상시키고, 구강이나 기도의 암을 유발한다.

1) 니코틴이 인체에 미치는 영향

니코틴은 여러 가지 생리적 효과를 일으키는 강력한 중추신경계 자극제로서, 대뇌겉질을 각성상태로 만들고, 부신피질을 자극하여 아드레날린의 분비를 촉진시킨다. 또한 심박수와 호흡수가 늘어나고, 혈관이 수축하며, 혈압이 올라가서 심장에 과부하를 주는 생리적 변화가 일어나게 된다.

니코틴은 혈당량을 낮추고 위를 수축시키는데, 이것은 미각을 둔화시켜 식욕을 잃게 만든다. 따라서 흡연자는 비흡연자보다 더 적게 먹는 경향이 있고, 체중도 적게 나간다.

흡연을 막 시작한 사람은 첫번째 호흡에서 니코틴의 영향을 느끼는 경우가 있는데, 이를 니코틴중독현상(nicotine poisoning)이라고 한다. 즉 졸음과 멍해짐, 빠르고 불규칙적인 심장박동, 구토, 설사 등의 증상이 나타나며, 이러한 현상은 니코틴에 대한 저항력이 만들어질 때까지 계속된다. 니코틴에 대한 저항력은 빠르게 만들어지고, 두세 개비의 담배를 피울 때까지 대부분 생긴다. 반면 술이나 다른 약물의 경우 저항성이 생기기까지 몇 년이 걸린다. 계속해서 담배를 피우는 사람은 흡연에 무감각해지며, 오히려 담배를 계속 피우는 것보다 끊는 것이 더 어려워진다.

흡연자는 여러 가지 질병에 걸릴 수 있다. 흡연은 암이나 심혈관계질환, 호흡기질환을 발생시킨다.

(1) 암

미국 종양학회에서는 폐암의 85~90%가 흡연으로 인해 발생한다고 밝혔다. 암 중에서도 폐암은 가장 많은 발병률을 보이고 있다. 미국에서 2001년 한 해만 169,500명의 폐암환자가 발생했으며, 2002년에는 154,900명의 폐암환자가 사망했다.

폐암은 나타나는 데 10~30년 정도 걸린다. 폐암의 증상은 잘 나타나지 않고, 전신으로 암이 퍼지기 전까지는 대부분 진단하기 어렵다. 일단 폐암이 발견되면 5년 이상 살 확률이 13%에 불과하며, 조기에 발견될 경우는 약 47% 정도이다.

흡연으로 인한 폐암의 발생가능성에는 몇 가지 조건이 있다. 우선 하루에 흡연을 얼마나 많이 하는가가 중요하다. 하루에 두 갑의 담배를 피우는 경우는 폐암발생률이 15~25배 더 높아진다. 또한 흡연시기가 이를수록, 깊게 흡입할수록 폐암이 발생할 가능성이 높아지며, 흡연 이외의 다른 오염된 공기에 노출되었을 때도 폐암 가능성이 높아진다.

(2) 심혈관계질환

흡연은 혈관을 약 10년 정도 노화시키면서 심혈관계질환을 일으킨다. 그중 하나가 바로 동맥경화이다. 그리고 아직은 알 수 없지만, 흡연은 고밀도지단백을 감소시키면서 심장병과 고지혈증의 발생 가능성을 더 높인다. 또한 흡연은 혈소판의 응집을 유도하여 적혈구가 서로 엉겨 붙게 하며, 이 때문에 체내조직으로의 산소공급이 원활하게 이루어지지 않는다. 그리고 흡연은 불규칙한 심장박동을 야기하고, 담배 속의 일산화탄소와 니코틴은 심부전증을 일으킨다.

얼마나 오래 흡연을 했는가와 심혈관계질환은 큰 관련이 없다. 흡연을 그만두면 심혈관계질환의 발병 가능성이 흡연 시의 절반 이하로 줄어든다. 15년 이상 금연을 하면 발병할 가능성은 비흡연자과 거의 비슷해진다.

(3) 뇌졸중

흡연자는 비흡연자에 비해 뇌졸중(stroke)을 일으킬 가능성이 두 배 이상 높다. 뇌졸중은 뇌혈관이 터지거나 혈구가 응집되어 막혀버렸을 경우에 일어난다. 뇌로의 산소와 영양소 공급이 중단되면서 뇌조직이 손상되는데, 이는 전신마비나 사망의 원인이 된다. 흡연은 혈압을 높이기 때문에 이러한 뇌졸중의 가능성도 높인다. 혈소판응집을 촉진시키는 것도 한 원인이 된다. 5~15년 정도 금연을 하면 뇌졸중이 발병할 가능성은 일반인과 비슷해진다.

(4) 호흡계질환

흡연은 호흡계를 빠르게 손상시킨다. 흡연자들은 그러한 호흡계의 손상을 짧은 기간 내에 느끼게 되는데, 숨쉬기가 힘들어지거나 만성적인 기침, 가래 등의 증상이 나타난다. 흡연자들은 이러한 호흡계질환 때문에 작업률이 1/3 이하로 줄어들게 되며, 호흡계질환으로 인한 사망률도 비흡연자에 비해 18배나 높다.

만성 기관지염은 강한 기침을 일으킨다. 흡연으로 인해 허파의 염증이 계속되고, 두터운 점막이 생기기 때문에 흡연자들에게서 계속 기침이 나게 된다. 이러한 증상은 흡연을 하는 동안에는 계속된다. 그리고 흡연자는 감기나 독감, 폐렴 등에 대해서도 비흡연자보다 취약하다.

허파꽈리(폐포)의 파괴로 인해 폐기종(emphysema)이 생기면 환자는 산소와 이산화탄소의 교환능력을 잃게 되어 호흡이 더 힘들어진다. 건강한 사람은 호흡에 5% 정도의 에너지만을 사용하나, 폐기종환자는 80% 이상의 에너지를 숨쉬는 데 사용한다. 폐기종환자에게는 앉았다 일어서는 동작조차도 힘들어진다. 폐기종환자의 심장은 부어오르면서 작동하기가 더 힘들어지기 때문에 심장질환의 가능성이 더 높아지게 된다. 아직 알려진 치료법은 없으며, 폐기종환자 중 80%가 흡연자이다.

(5) 성기능 감소

담배회사는 흡연자들이 더 섹시하게 보인다고 광고를 하지만, 연구 결과는 그와 반대이다. 흡연을 하면 성기능 감소 증상이 나타나는데, 이는 남성의 경우 더욱 심하다. 흡연으로 혈관이 손상되고 혈류량이 줄어들기 때문에 페니스로 가는 혈액의 양이 줄어들어 발기가 잘 일어나지 않는다. 이런 현상은 심혈관계질환으로 이어진다.

(6) 기타 질환

흡연자에게서는 치주질환이 자주 발생하며, 이 때문에 치아손실이 더 많이 일어난다. 또한 니코틴은 약물의 대사속도를 빠르게 만들어 체내의 양을 줄이기 때문에 그 효과가 줄어들어서 흡연자들은 비흡연자보다 더 많은 양의 약물을 쓰게 된다.

2) 간접 흡연

간접 흡연(environmental tobcco smoke : ETS)은 주류 연기와 비주류연기의 두 범주로 나눌 수 있다. 주류 연기(mainstream smoke)는 담배를 흡입하면서 흡연자가 들이마시게 되는 연기이고, 비주류 연기(sidestream smoke)는 담배가 타면서 나는 연기 또는 흡연자가 담배를 피우고 내뿜는 연기를 가리킨다. 다른 사람들이 담배를 피우면서 내뿜는 연기를 흡입하게 되는 사람들을 수동적 흡연자(passive smoker) 또는 간접 흡연자(involuntary smoker)라고 하며, 거의 90%에 달하는 사람이 이러한 간접 흡연에 노출되어 있다.

간접 흡연자는 직접 흡연자보다 더 적은 양의 연기를 마시지만, 계속해서 연기에 노출되어 있을 가능성은 같으며, 간접 흡입을 하는 연기 속에는 발암물질이 더 많다. 연구에 따르면 간접 흡연자는 직접 흡연자보다 니코틴과 타르는 2배, 일산화탄소는 5배, 암모니아는 50배 더 많이 갖게 되는 것으로 밝혀졌다. 이런 간접 흡연의 영향은 일년에 3,000명의 폐암에 의한 사망, 37,000명의 심혈관계 질환에 의한 사망, 13,000명의 기타 암으로 인한 사망을 발생시키고 있다. 간접 흡연을 하는 집단은 벤젠이나 라돈 등을 흡입하는 그룹보다 더 강한 독성 물질을 마시는 것으로 알려졌다. 그래서 간접 흡연자들은 심장질환이나 폐암에 걸릴 가능성이 더 높은 것으로 추정된다.

한편 간접 흡연은 대기오염보다 더 위험하다. 간접 흡연으로 인한 사망위험성은 일반 대기오염에 의한 사망위험성보다 100배나 높고, 발암물질 음식섭취에 의한 사망위험성보다 10,000배나 더 높다.

간접 흡연에 의해 발생할 수 있는 질환이 심혈관계질환과 호흡계질환만 있는 것은 아니다. 어린이의 경우, 간접 흡연으로 인하여 기도를 따라 염증반응을 일으키고, 결과적으로 30만 명의 어린이에게서 폐렴이나 기관지염의 가능성이 높아졌다. 이것은 어린이의 폐기능을 약화시켜 기침감기 등 다른 질환을 일으킬 수 있는 가능성도 높인다. 이러한 영향은 특히 5세 이하의 어린이에게 더 크다.

최근의 연구에 따르면 31.2% 어린이가 집안에서 간접 흡연에 노출되는 것으로 밝혀졌다. 이 결과는 인종, 가정의 수입, 부모의 학력에 따라 달라졌다. 고수입, 고학력의 부모를 둔 어린이는 간접 흡연에 더 적게 노출되는 것으로 밝혀졌다.

좁은 공간에서의 흡연은 또 다른 문제를 일으킨다. 10~15%의 비흡연자들은 담배연기에 매우 민감한데, 이들은 심한 두통이나 눈의 가려움, 호흡곤란, 구토 등을 일으킨다. 이는 깨끗한 공기보다 4,000배나 높은 일산화탄소 농도 때문이다.

3) 금 연

금연은 쉽지 않다. 왜냐하면 니코틴에 대한 중독증세를 없애야 하기 때문이다. 금연을 하려면 일정한 기간 동안은 흡연습관을 버려야 한다.

금연을 하기 위해서는 몇 가지 매우 힘든 과정을 거쳐야 한다. 금연한 사람들도 흡연에 대한 유혹을 떨쳐내기가 쉽지 않다고 말한다. 이처럼 금연은 상당히 동적인 행위라는 것을 알아둘 필요가 있다.

니코틴중독은 극복하기 매우 어려운 중독 중 하나이다. 금연을 시작하면 거부반응이 나타날 수 있는데, 이것은 불편함, 조바심, 구토, 흡연욕구의 증가 등이다.

금연을 하면서 줄어드는 혈액 내 니코틴의 양을 대체하기 위한 몇 가지 물질이 있다. 가장 대표적인 것 두 가지가 바로 껌과 니코틴 패치이며, 어디서나 구입할 수 있다. 미국 보건식약청에서는 이러한 대체제로서 니코틴 스프레이와 니코틴 흡입제, 니코틴 알약도 승인하였다.

(1) 금연을 위한 여러 가지 방법
많은 흡연자들에게 금연을 위한 좋은 방법 중 하나는 항흡연요법이다. 그중 가장 많이 이용되는 방법은 혐오요법, 반응요법, 자기제어요법 등이다.

① 혐오요법

혐오요법(aversion therapy)이란 흡연자에게 흡연의 위해성을 보여줌으로써 흡연을 불쾌하게 생각하도록 하는 방법이다. 예를 들면 흡연자들이 담배를 빠르게 많이 피우도록 해서 피우기 싫어져서 불쾌하게끔 만드는 것이다. 이 방법은 단기적으로는 효과가 있으나 장기적으로는 그렇지 않다.

② 반응요법

흡연과 외부적 요인을 연관시키는 것이 바로 반응요법(operant strategy)이다. 예를 들면 흡연을 할 때마다 벨을 울린다. 나중에 벨을 울리게 되면 흡연자들은 담배를 피우게 되는데, 벨을 울리지 않으면 더이상 담배를 피우지 않게 된다.

③ 자기제어요법

자기제어요법(self-control strategy)이란 흡연을 특정한 환경에서 배운 습관의 일종으로 보는 것이다. 따라서 치료는 흡연을 일으키는 상황을 인식하고, 그에 대해 흡연자들이 저항할 수 있도록 하는 것이다.

(2) 금연의 장점
미국 암학회에 따르면 흡연으로 인해 손상된 조직은 스스로 복구된다고 한다. 금연을 하는 순간부터 조직들은 손상된 부분을 복구하기 시작한다.

8시간 이내에 일산화탄소와 산소의 농도가 정상으로 돌아오고, 흡연자 특유의 숨소리가 사라진다. 한 달 정도 금연을 하면 기도를 막고 있던 점막층이 사라진다. 몇 주 이내에는 혈액순환과 미각 및 후각이 좋아진다. 금연을 하면 몸에 에너지가 더 많아지고, 잠이 더 잘 오며, 좀더 몸이 가벼워진 느낌을 가진다고 금연을 경험한 사람들이 말한다.

금연 후 일년 정도가 지나면 심근경색과 폐암, 각종 암의 발병 가능성이 감소한다. 또한 호흡기질환이나 심혈관계질환의 가능성도 줄어든다. 여성의 경우 저체중아 출산의 가능성이 줄게 된다. 금연 후 2년이 지나면 심근경색의 가능성이 정상으로 떨어지고, 10년이 지나면 정상적인 수명을 유지할 수 있다.

3. 카페인

카페인(caffeine)은 크산틴(xanthine)이라는 화학물질로부터 나오는 약물이다. 관련 화학물로 테오필린과 테오브로민이 있는데, 이들은 각각 차와 초콜릿에서 발견된다. 크산틴 계열의 물질은 중추신경계를 자극하여 신경을 민감하게 만들고, 통증을 완화시키는 효과가 있다. 이와 함께 심장근육의 수축을 강화시키고, 산소 섭취와 대사속도를 빠르게 하며, 소변의 배출을 증가시킨다. 이러한 효과는 카페인이 포함된 음식을 먹은 후 15~45분 이내에 나타난다. 이러한 크산틴계 물질의 부작용으로는 각성, 불면증, 불규칙한 심장박동, 구토, 소화불량 등이 있다. 다른 약물과 같이 사용자의 정신상태에 따라 이러한 효과는 조금씩 달라진다.

여러 가지 식품에 따라 함유되어 있는 카페인의 양이 다르다. 예를 들어 커피 한 컵(약 141g)에는 약 25~105mg의 카페인이 들어있고, 초콜릿 바 속에는 15mg 정도의 카페인이 들어 있다.

1) 카페인중독

카페인의 섭취를 갑자기 끊으면 정신적으로 우울해지거나 체력저하, 피로 등을 느끼게 된다. 그래서 이러한 증상을 없애기 위해 또다시 커피를 마시게 된다. 이러한 습관이 계속되면 카페인에 대해 내성이 생기고 정신적으로 의존하게 된다. 1970대 중반까지는 카페인을 의학적으로 중독성 물질로 보지 않았기 때문에 만성적인 카페인 섭취와 여기에 의존하는 행동을 커피 과민증 정도로 생각하였다. 그러나 지금은 이러한 현상을 카페인중독(caffeine intoxication, affeinism)이라고 부른다.

카페인중독의 증상으로는 만성적인 불면증, 신경과민, 분노, 근육떨림 등이 있다. 카페인을 끊으면 카페인 금단현상이 다양하게 나타나며, 여러 가지 형태의 두통을 유발한다. 이렇게 카페인은 중독성 약물의 여러 가지 요소, 즉 내성, 정신적 의존, 금단현상 등을 충족시키며 중독성 약물로 분류된다.

하루에 67~100잔의 커피를 마시면 치명적일 수 있으며, 10잔을 마실 경우에는 이명현상, 사지마비, 혈액순환장애, 환각 등 감각기관에 문제가 발생할 수도 있다. 하루에 커피를 10잔 마시는 것이 비정상적으로 많은 양은 아닌 만큼 카페인을 섭취하는 것은 분명히 건강에 위험하다.

2) 카페인 장기복용의 영향

장기간의 카페인 복용은 심장질환, 암, 정신질환, 출산장애 등의 문제와 관련되어 있는 것으로 짐작되고 있다. 그러나 적절한 양의 카페인 복용(하루 500mg 이하, 커피 5잔 정도)이 건강과 불임에 어떠한 악영향을 미치는지에 대한 확실한 증거가 없다.

카페인 장기복용이 고혈압이나 심근경색과는 관련이 없는 것으로 나타났으며, 커피와 심장질환의 관련성을 보여주는 강력한 증거도 없다. 그러나 심장박동이 불규칙한 사람들은 커피를 마시지 말 것이 권장되는데, 이는 커피가 심장박동을 빠르게 하여 위험할 수도 있기 때문이다. 그리고 카페인이 함유된 커피와 그렇지 않은 커피 모두 위궤양을 발생시킬 가능성이 있다.

커피가 가슴에 통증과 덩어리를 발생시키는 유방섬유증과 관련이 있는지에 대해 몇 년간 연구되었는데, 카페인이 가슴에 섬유형성을 촉진한다는 연구결과가 나왔다. 그러나 이러한 증상을 가진 환자 중에서 커피를 마시지 않는 사람도 있었기 때문에 일반적인 내용으로는 받아들여지지 않았다. 동물실험에서는 과도한 카페인 복용은 기형이나 저체중아의 출산 가능성을 높인다는 결과가 나왔다. 그러나 다른 연구에서는 적정량의 카페인 복용은 사람에게는 출산 시 그리 큰 영향을 미치지 않는 것으로 밝혀졌다. 산모에게는 출산 때까지는 카페인을 복용하지 말 것을 권장한다.

4. 각종 약물과 마약

마약의 사용이 사회적으로 큰 문제가 되고 있다. 마약은 어떤 작용을 하고, 사람들이 왜 마약을 하는지를 이해하는 것이 중요하다. 사람들은 자신의 의식이나 정신상태를 변화시킬 필요를 느낄 때가 있다. 우리는 기분이 좋아지길 원한다. 가끔씩 우리는 사물에 대한 의식을 바꿔서 기분을 전환하기도 한다. 의식은 여러 가지 방법으로 바꿀 수 있다. 어린이들이 지루해질 때까지 돌고, 어른들이 속도가 빠른 활동을 통해 스릴을 얻는 것 등이 그 예이다.

우리는 의식을 전환하기 위해 음악을 듣고, 스카이다이빙을 하거나 스키·스케이트를 타고, 책을 읽고, 명상하고, 기도하고, 성관계를 갖는다. 어떤 사람들은 마약을 통해 기분을 전환하기도 한다.

1) 약물의 종류와 작용기전

(1) 약물의 종류

과학자들은 약물을 의사의 처방전이 필요한 약물, 일반의약품, 기분전환용 약물, 약용약물, 마약, 상업적 약물로 분류하였는데, 이러한 분류는 기본적으로 약물의 성능과 성분을 기준으로 만들어졌다. 각 분류에는 몸을 자극하거나 약화시키는 약물도 있으며, 환각을 일으키는 약물도 있다. 또한 사람의 정신이나 행동에 변화를 가져올 수 있는 향정신성 약물(psychoactive drug)도 있다.

- 처방이 필요한 약물……의사의 처방전이 있어야만 살 수 있다. 약 10만 가지 이상의 약이 여기에 속한다.
- 일반의약품……처방전 없이 어느 마켓에서나 살 수 있다. 미국인들은 이러한 의약품을 구입하는 데 매년 1억4천만 달러 이상을 소비하며, 의약품시장은 매년 20%씩 커지고 있는 추세이다. 30만 가지 이상의 약품이 있으며, 상점이나 약국, 인터넷 등 어디에서든 살 수 있다.
- 기분전환용 약물……신체를 편안하게 하거나, 사교적인 용도로 사용되는 약물을 의미한다. 대부분이 향정신적인 약물이지만, 합법적이다. 알코올이나 담배, 커피, 초콜릿 등이 여기에 속한다.
- 약용 약물……또 다른 일반적인 약물의 카테고리이다. 허브차를 포함하여 약 750가지의 약물이 여기에 포함되어 있다.
- 마약……가장 위해성이 강한 약물로서, 정부는 이 약물의 사용을 엄격하게 금지하고 있다. 마약은 모두 향정신성 의약품이다.
- 상업적 약물……약물적 기전을 가진 화학물질이라는 사실은 거의 인식되지 않았지만, 가장 널리 이용되는 약물이다. 적어도 1000가지 이상이 존재하며, 향수나 비누, 화장품, 샴푸 등에 포함된 물질을 의미한다.

(2) 약물의 작용기전

약물은 우리 몸속에 있는 화학물질과 비슷하기 때문에 몸속에서 작용할 수 있는데, 예를 들면 많은 진통제는 엔도르핀과 구조가 비슷하다. 대부분의 화학물질의 작용과정은 전하의 변화를 통해 일어나는데, 약물 역시 이와 비슷한 과정으로 작용한다. 따라서 약물은 우리 몸속의 화학분자처럼 작용하며, 다른 방법으로도 작용할 수 있다.

최근 이러한 약물의 작용은 약물이 특정한 수용기에 붙어서 작용한다는 수용기 이론(receptor site theory)으로 설명하고 있다. 그 약물의 크기나 모양, 전하, 화학적 성질에 따라 붙을 수 있는 수용기가 세포마다 각각 다르다. 대부분의 약물은 심장, 혈관, 허파, 간 등 여러 곳에 붙을 수 있는 수용기가 있다.

2) 약물의 투입경로

투약경로는 약물이 몸속으로 어떻게 들어가는가를 가리키는 것으로, 일반적인 경로는 다음과 같다.

(1) 구강투입

구강투입(oral ingestion)은 가장 흔한 투약 경로 중 하나로서, 알약이나 캡슐, 액체 형태로 된 약물을 투입하는 방법이다. 구강을 통해 약물을 투입하면 위장관을 지나 작은창자의 벽에서 흡수되기 때문에 약의 흡수가 비교적 느리다.

구강투입방법에 사용되는 많은 약은 위산에 녹아서 효과가 떨어지는 것을 방지하기 위해 코팅되어 있다. 그리고, 위 속에 음식물이 있을 경우에는 약물의 흡수가 느려진다. 어떤 약은 특정 음식과 같이 먹으면 약효가 떨어지기 때문에 주의해야 하고, 어떤 약은 반드시 특정 음식과 먹어야만 하는 것도 있다.

구강투입은 보통 투약 후 약 20분에서 1시간 후에 약효가 나타나기 시작한다. 물론 위에서 바로 흡수되어 약효가 즉시 나타나는 알코올과 같은 예외도 있다.

(2) 주 사

주사(injection)는 주사기를 이용하여 정맥에 약물을 직접 주입하는 방법을 의미한다. 주사 후 약 3분 이내 효과가 나타나며, 효과가 매우 빠르기 때문에 응급시에 사용한다. 그러나 이런 빠른 반응 때문에 부작용이 발생하는 경우도 있으며, 간염이나 에이즈 같은 질병이 주사기를 통해 전달될 수도 있다. 이러한 이유 때문에 정맥주사는 전염의 가장 위험한 경로가 되기도 한다.

근육주사(intramuscular injection)는 주사를 근육조직에 놓는 것을 의미하며, 주로 팔 윗부분이나 엉덩이에 놓는다. 주로 항생제나 백신주사를 놓을 때 사용하며, 이러한 방법은 정맥주사보다는 느리게 약물이 퍼진다.

피하주사(subcutaneous injection)는 피부 아래 지방조직에 주사하는 것을 의미한다. 이런 방법은 국부마취제나 인슐린주사를 놓을 때 자주 사용한다. 이 방법은 근육주사보다 더 느리게 약물이 퍼지는데, 이 때문에 혈액 속으로 더 오랫동안 약물이 퍼진다.

(3) 흡 입

흡입(inhalation)은 호흡기를 통해 약물을 투입하는 것을 가리키는데, 이 방법은 허파의 혈관을 통해 바로 약물이 퍼지기 때문에 매우 빠르게 몸속에 퍼진다. 코카인을 들이마시거나 가스를 흡입하는 것, 마리화나를 피우는 것 모두 여기에 속한다. 효과는 즉각적으로 나타나지만, 많은 양을 한꺼번에 흡입할 수 없기 때문에 그리 오래가지 않는다.

(4) 연 고

연고(inunction)는 약물을 피부를 통해 스며들도록 하는 방법이다. 가장 흔한 예로 멀미를 막는 패치 같은 것이 있다. 이러한 패치를 귀 뒤에 붙이면 약물이 피부를 통해 전달되어 천천히 퍼져서 여행자들의 멀미를 막는 작용을 한다. 또 다른 예로 니코틴 패치도 있다.

(5) 좌 약

좌약(suppository)은 왁스와 약물을 섞어 체온 정도의 온도에서 녹도록 만들어진 약이다. 이러한 종류의 약은 대부분 항문을 통해 삽입되며, 일단 삽입되면 큰창자 속에서 왁스가 녹으면서 약물이 나오고 큰창자벽을 통해서 흡수된다. 큰창자벽에는 많은 혈관이 발달되어 있어서 빠르게 흡수되며, 약효를 나타내기까지 약 15분 정도 걸린다. 또 다른 타입으로는 질내 삽입약물이 있는데, 이는 질내의 박테리아를 죽이기 위해 사용된다.

3) 약물의 사용과 오남용

보통 약물의 오남용은 마약의 사용과 관계가 있다고 생각하지만, 많은 사람들이 일반 의약품조차 오남용하고 있다. 약물오용(drug misuse)은 약물이 의도대로 사용되지 않는 경우를 의미하고, 약물남용(drug abuse)은 과도한 양의 약물을 사용하는 것을 의미한다. 이러한 약물의 오남용은 약물중독으로 이어질 수 있다.

약이란 어떻게 사용하는가에 따라 이득이 될 수도 있고 해가 될 수도 있다. 꼼꼼히 따져본 후 해가 되기보다는 이득이 될 수 있을 때 약물을 사용하는 것이 좋다. 그러나 이처럼 신중한 약물 사용에서도 의도하지 않은 부작용이 생길 수 있다.

4) 마 약

처방약이나 두통약에 중독이 되는 사람이 있는 반면, 마약에 중독되는 사람들도 있다. 마약은 판매와 사용이 모두 금지되어 있으며, 마약 문제는 사회적으로 매우 심각하다. 우리는 주변 사람이 마약으로 인해 고통받는 것을 보면서도 마약에 중독되거나 마약과 연관된 범죄에 빠져들기도 한다. 약 9.4%의 미국 노동자들이 마약과 과음을 하는 것으로 밝혀졌다. 마약은 일의 능률을 떨어뜨리며 운전을 할 경우 사고의 위험이 높다.

마약의 종류는 수백 가지가 넘지만, 일반적으로 코카인과 같은 각성제, 마리화나와 그 부수 물질, 아편과 같은 진정제, 환각제, 파티용 마약, 흡입제, 스테로이드 등으로 분류된다.

(1) 각성제류
① 코카인
코카인은 남아프리카에서 자라는 코카라는 식물의 잎으로부터 나오는 하얀 결정 모양의 가루로서, 매우 강력한 각성제 중의 하나이다.

코카인을 사용하는 방법은 몇 가지가 있다. 가루 형태는 코로 흡입할 수 있는데, 코카인이 흡입되면 코의 점막에 손상을 주기 때문에 비후염이 일어날 수 있으며, 후각을 파괴하고, 코 속의 격막에 구멍을 낼 수 있다.

코카인을 피우거나 정맥주사하는 것도 위험한 방법이다. 정맥주사보다는 피우는 것이 간염이나 에이즈가 전파될 가능성이 낮기 때문에 젊은이들이 선호하는 편이지만, 피우는 것 역시 다른 위험성이 있다. 코카인을 섞은 물질은 폭발성이 있기 때문에 피우다가 죽거나 화상을 입을 수 있으며, 허파와 간에 손상을 준다.

많은 코카인 사용자들은 한꺼번에 많은 양을 빠르게 몸속으로 주사한다. 주사 후 몇 초 이내에 사용자는 쾌감을 느끼며, 이러한 효과는 15~20분 후에 최고가 되면서 환각 속으로 빠진다. 불쾌감을 없애기 위해 더 자주 주사를 하게 되는데, 이 때 정맥에 심각한 손상을 입게 된다. 주사기를 공유해서 사용할 경우에는 간염이나 에이즈뿐만 아니라 피부염, 동맥염, 심장염 등의 발생가능성도 높다.

코카인의 효과는 사용 후 빠르게 느낄 수 있다. 흡입된 코카인은 1분 이내에 허파에 도달하고, 3분 이내에 뇌에 도달한다. 중추신경계의 수용기에 코카인이 붙게 되면 강한 쾌감을 느끼게 되는데, 이러한 쾌감은 빠르게 줄어들기 때문에 다시 쾌감을 느끼기 위해 코카인을 다시 사용하게 된다.

코카인은 마취제임과 동시에 중추신경계 자극제로서, 미량을 사용하면 심장박동을 느리게 만든다. 그러나 많은 양을 사용하면 효과가 급격히 변하여 심장박동을 빠르게 하고, 혈압을 높이며, 식욕을 잃게 만들어 체중이 줄어들고, 경련이 일어나며, 근육강축과 불규칙한 심작박동이 나타난다. 심한 경우 사망할 수도 있다. 코카인의 긍정적인 효과는 우울증과 피로를 감소시켜주고, 활발해지며, 민첩해지고, 자신감을 높일 수 있다는 것이다. 그러나 많은 양을 사용하면 불편감을 느끼고, 매우 민감해지며, 폭력성이나 편집증세가 심하게 나타난다.

② 크 랙

크랙(crack)은 암모니아나 베이킹소다, 물, 열 등으로 염화수소산염을 제거하여 순도를 높인 코카인의 속칭이다. 이 혼합물이 건조되면 코카인 결정으로 부숴서 피운다. 이 결정은 일반 코카인보다 대략 5배 정도 더 강하다. 크랙이란 이름은 이렇게 굽는 과정에서 나는 소리에서 유래한 것이다.

크랙은 순수한 정제물 형태이기 때문에 더 적은 흡입횟수로 환각을 얻을 수 있다. 조약돌 크기의 크랙을 한번 피우면 약 20분간 최대강도의 쾌락을 얻을 수 있다. 또한 사용자는 크랙이 다 타기 전에 두세 번 정도 더 피워서 흡입하게 된다.

크랙을 사용하면 빠르게 중독된다. 크랙이 허파를 통해 흡수될 때 흡입하는 양과 강도가 증가할수록 중독은 더욱 빨라진다. 심각한 중독자는 크랙 흡입을 위해서 하루에 1,000달러 이상을 쓰기도 한다.

③ 암페타민

암페타민(amphetamine)은 다양한 각성제 중 하나이다. 적은 양의 암페타민은 신경을 예민하게 만들고, 피로를 덜 느끼게 하며, 기분을 좋게 만들어준다. 그러나, 반복해서 사용하면 육체적·정신적으로 약에 의존하게 되고, 불면증이 나타나며, 심장박동·호흡·혈압이 높아지고, 호흡곤란이나 분노, 식욕억제, 시각에 문제가 생긴다. 또한 많은 양을 오랫동안 사용하면 환각증상을 일으키고, 남용자는 편집증적 반응을 보이며, 모든 것에 대해 두려움을 느끼고, 공격적으로 변하거나 반사회적인 성향을 가지게 될 수도 있다.

암페타민은 메니스, 덱스, 메스, 스피드 등 다양한 이름을 가지고 기분전환용으로 판매되기도 하고, 집중력이 부족하거나 비만인 어린이의 치료를 위해서도 사용된다.

④ 새로운 각성제

메탐페타민(methamphetamine)이라는 강력한 중독성 약물은 뇌의 특정부위를 자극하고 중추신경계를 각성시킨다. 메탐페타민은 암페타민과 화학적으로 밀접한 관련이 있으며, 암페타민보다 더 강력한 효과를 낸다.

메탐페타민은 비교적 만들기 쉽다. 헤로인 제조공장이라 불리는 곳에서 에페드린이나 가짜에페드린과 같은 일반 의약품을 가지고 음식을 만드는 것과 같은 방법으로 만들어진다.

메탐페타민의 효과는 6~8시간 동안 지속되는데, 이는 크랙이나 코카인보다 긴 시간이다. 처음에는 불편함이나 분노가 나타날 수 있고, 시간이 지나면서 체온이 상승하고, 심장박동과 혈압이 상승하며, 심하면 사망에 이를 수도 있다. 극도의 불안과 흥분이 폭력적인 행동으로 나타나는 사람들도 있다.

아이스(ice)는 주로 아시아에서 수입되는 강력한 메탐페타민으로, 순수한 결정 형태이다. 냄새가 없기 때문에 잘 들키지 않는다. 일반적으로 아이스는 중독되기 쉽다. 이것을 한 번 사용하고 나면 다시 사용하고 싶은 욕구가 매우 강하게 일어나며, 효과가 오래 간다. 각성상태를 만들어주고 기분을 좋게 해주며 흥분을 높여주기 때문에 스트레스가 심한 긴 업무에 종사하는 젊은이들이 아이스를 많이 사용하며, 가격이 싸고 효과가 강하기 때문에 젊은이들 사이에서 인기가 있다. 그러나 장기간의 사용은 폐와 신장의 손상과 함께 정신적 손상을 가지고 온다. 아이스를 2년 반 사용한 후에 심각한 정신질환이 생겼다는 보고도 있다.

(2) 마리화나

약 6000년 전에도 마리화나를 사용했다는 기록이 남아 있지만, 1960년대 전까지는 그다지 인기 있는 약물은 아니었다. 마리화나는 과거만큼 미디어의 관심을 받고 있지는 않지만, 불법약물이면서 비교적 많은 사람들이 사용하고 있다.

마리화나는 대마초로부터 얻을 수 있다. 현재의 미국에서 자라고 있는 마리화나는 1960년대 미국에서 히피 문화가 유행할 때 나타난 것이다. 마리화나 속의 테트라히드로칸나비놀(tetrahydrocannabinol : THC)이라는 물질이 마리화나의 효과를 나타내는 주요한 물질로서, 100년 전에 마리화나 한 대 속에는 약 10mg의 THC가 들어 있었으나, 현재의 마리화나에는 150mg 이상이 들어 있다.

해시시(hashish)는 대마초의 진하고 끈적한 진으로부터 추출하여 만든 제품으로, THC 함유율이 높다. 해시시 오일은 말린 마리화나를 에테르와 같은 용매제로 걸러서 THC를 추출하여 만든 타르처럼 생긴 액체로서, 1회분당 300mg이 넘는 THC가 들어 있다.

대부분 마리화나는 담배와 같이 섞어서 피우는데, 마리화나의 효과는 30분 이내에 나타나며, 3시간 정도가 되면 사라진다. THC의 주요한 효과에는 눈 혈관의 확장이 있기 때문에 마리화나를 피우면 눈이 빨개진다. 또한, 마리화나를 피우면 기침을 하고, 입이 건조해지며, 목이 아파진다. 그리고 갈증과 식욕이 일면서 혈압이 낮아지고, 근육이 풀리며, 잠이 오게 되는 증상도 있다. 분노나 편집증, 혼란스러움도 같이 느끼게 된다. 사용자는 또 다른 강한 자극도 느낄 수 있다. 색이나 소리, 또는 보고 있는 사물의 속도가 증가되거나 강화된다. 해시시를 많이 사용할수록 환각을 빨리 일으킨다.

마리화나는 무조건 나쁜 것만은 아니며, 여러 가지 의학적 용도로도 사용되고 있다. 마리화나는 암에 대한 화학치료의 부작용을 없애기 위해 사용되기도 하고, 식욕을 올려주고, AIDS같은 질병에 의해 근육의 질량이 감소하는 것을 늦춰준다. 또한 마리화나는 근육의 통증이나 떨림 현상, 눈에서 증가된 혈압을 낮추어주는 기능도 있다. 그러나 이러한 마리화나의 의학적 사용은 아직도 논쟁의 여지가 많이 남아 있다.

(3) 아 편

인간에게 알려진 가장 오래된 진통제 중 하나인 아편제(opiate)는 졸림이나 통증의 감소, 쾌감 등을 일으킨다. 진정제(narcotic)라고도 불리며, 양귀비의 우유색 즙으로부터 만들어지는 검고 진득한 물질인 아편으로부터 만들어진다. 그밖의 아편제로는 모르핀, 코데인, 헤로인, 검은 타르 헤로인 등이 있다.

진정제라는 단어의 어원은 그리스어의 '잠들게 하다(stupor)'라는 단어에서 온 것이며, 졸리게 만드는 물질을 설명하는 데 보통 사용된다. 아편제는 오랫동안 사용되어 왔고, 20세기 초까지도 진통제로서 사용되었다. 사람들은 치통과 같은 통증을 없애는 데 최상의 물질이라고 광고하기도 하였다. 남북전쟁 때는 아편보다 더 강력한 모르핀이 사용되었다. 모르핀보다는 약하지만, 그로부터 유도된 코데인이라는 물질도 널리 사용되고 있다. 이러한 약물이 점점 더 많이 사용될수록 의사들은 환자들이 이러한 약물에 의존하려 한다는 것을 발견하였고, 이를 통해 아편 계열의 약물이 중독성을 가진다는 것을 알게 되었다. 그리하여 1914년에는 해리슨법에 의해 이러한 아편계열의 약물에 대한 사용제재조치가 취해졌으며, 의사의 처방 없이는 사용할 수 없도록 하였다.

그러나 몇 가지 아편제는 아직까지도 사용되고 있다. 환자의 통증이 심할 때 의사가 모르핀이나 다른 약물을 처방하는 경우도 있다. 코데인은 진통제나 감기약 속에 포함된 경우가 많다. 그러나 다른 아편계 약물은 사용이 제한되어 있으며, 의사의 처방이 필요하다.

아편계 약물은 강력한 중추신경계 안정제로서, 진통작용은 물론 심박수를 줄이고, 호흡수나 혈압을 낮춘다. 부작용으로는 무기력증, 졸음, 어지러움, 구토, 성기능 감퇴, 환각작용 등이 있다. 아편제 중 헤로인은 가장 해로우며, 중독성이 매우 강하다.

헤로인은 모르핀으로부터 만들어지는 하얀 가루 형태이다. 검은 타르 헤로인은 끈적한 흑갈색의 불쾌한 냄새가 나는 형태로서, 비교적 순도가 높고 값이 싸다. 약 60만 명의 미국인이 헤로인에 중독된 것으로 알려져 있으며, 여성보다 남성이 3배나 더 많다. 특히 일반인들이 헤로인을 구하기가 비교적 쉽기 때문에 중독자수가 급증할 것으로 전문가들은 보고 있다. 대부분의 헤로인 사용자들은 몸에 주사하는 것보다는 피우는 방법을 선택하고 있다. 헤로인은 중산층 사람들이 많이 사용하고 있으며, 코카인에 비해 값이 싸고 덜 자극적이기 때문에 많은 사람들이 헤로인을 이용하고 있다.

헤로인은 모르핀보다 중독성이 강하고, 약효가 강하다. 그리고 헤로인은 의학적으로 사용되지 않는다. 헤로인은 졸림과 꿈을 꾸는 듯한 느낌을 발생시키며, 신경계를 안정시키면서 쾌감을 얻게 한다. 또한 호흡과 소변의 배출을 감소시키고, 동공을 수축시킨다. 동공의 수축은 마약 중독의 전형적인 증상인데, 마약 사용자는 검은 선글라스를 끼고 다니는 경우가 많다. 약물 의존성과 금단 증상이 약물을 사용한 후 몇 주 후부터 나타나기 시작한다.

헤로인을 몸에 투입하는 주요한 방법은 가루를 물에 타서 정맥에 주사하는 방법이다. 주사액이 몸에 흘러들어가면서 사용자는 쾌감과 함께 부작용을 느끼게 된다. 여기서의 쾌감은 약물의 중독성 때문이며, 마약 복용자는 하루에 4~5회 정도 주사를 한다. 이러한 방법은 정맥에 손상을 줄 수 있는데, 손상을 입은 이후에는 더 이상 주사를 할 수가 없게 된다. 그 후에 마약 사용자들은 다리나 발,

관자놀이 등의 정맥에 주사를 한다. 주사자국을 다른 사람에게 보이지 않기 위해 혀 아래에다 주사하는 사람도 있다.

신체의 생리적 현상은 중독현상을 강화시킨다고 볼 수 있다. 몸에서 생성되는 엔도르핀과 같은 아편 유사제는 많은 수용기가 있으며, 특히 중추신경계에 수용기가 많다. 엔도르핀이 수용기에 달라붙으면 고통을 줄이고, 쾌감을 느끼게 하기 때문에 엔도르핀을 체내 아편이라고 부른다. 엔도르핀의 농도가 높아지면 흥분과 쾌감을 느끼게 되는데, 이것은 엔도르핀뿐만 아니라 엔도르핀과 유사한 물질에 대해서도 같은 반응이 나타날 수 있다.

헤로인 사용을 갑자기 중지하는 것은 헤로인 중독을 치료하는 효과적인 방법이 아니다. 왜냐하면 헤로인은 재복용률이 높기 때문이다. 복용 욕구가 매우 강하기 때문에 일년 이내에 다시 복용하는 경우가 많다.

헤로인 중독은 특정한 패턴의 금단증상을 보인다. 우선 헤로인을 복용하지 않고 4~6시간 정도 지나면 복용 욕구가 높아진다. 금단증상으로는 사용 욕구의 증가, 하품, 콧물, 땀흘림, 울음 등이다. 복용한 지 12시간 정도가 지나면 중독자들은 불면증이나 동공의 확대, 식욕감소, 불편감, 근육경련 등을 느낀다. 가장 힘든 시간은 24~72시간으로, 이 기간 동안은 기존의 증상이 모두 일어나면서 설사나 구토, 극도의 분노, 혈압 상승, 빠른 호흡과 심박수 상승 등의 증상이 발생한다. 이러한 시기가 지나면 증상이 점차 사라지기 시작하면서 중독 증세가 나아지기 시작한다.

메타돈(methadone)의 사용은 헤로인 중독자들에게 사용할 수 있는 치료방법 중 하나이다. 메타돈은 흥분성 약물로서 아편제의 작용을 억제할 수 있다. 아편제제와 구조가 비슷하기 때문에 금단증상이 일어날 때 사용하면 효과를 볼 수가 있다. 환자가 헤로인을 끊을 때까지 메타돈의 사용량을 조금씩 줄여간다.

메타돈의 사용은 그 자체의 중독성 때문에 논쟁이 많다. 어떤 사람들은 중독을 막기 위해 또 다른 약물을 사용하는 것은 옳지 않다고 말하고, 또 다른 사람들은 아편제제의 약물 사용을 줄이기 위해 합법적인 약물을 사용하는 것이 효과적이라고 말한다. 이런 이유 때문에 주정부나 중앙정부에서는 메타돈 사용 프로그램을 지원해주고 있다.

메타돈 외에도 새로운 아편제제 치료약물이 많이 연구 및 개발되고 있다. 날트렉손(naltrexone, trexan)과 같은 아편제제 억제제는 치료효과가 좋다. 날트렉손은 강제로 헤로인을 사용하지 못하게 하는 것이 아니라, 헤로인을 사용해도 그 효과가 충분히 나오지 못하게 하여 사용을 하지 않는 방향으로 유도하는 약물이다. 최근에는 템제식(temgesic, buprenorphine)이라는 순하고 중독성이 없는 흥분성 약물을 개발해서 사용하고 있는데, 이 약은 아편제제 약물의 수용기에 붙어서 헤로인 사용 욕구를 줄인다.

(4) 환각제

환각제(hallucinogen)는 시각적·청각적 환각을 일으킬 수 있는 물질을 의미한다. 환각제의 일차적 효과는 사용자의 기분이나 지각, 생각을 변화시키는 것이다. 환각제의 수용기는 대부분 망양체(reticular formation)에 있는데, 망양체는 척수 최상단의 뇌간에 위치해 있으며, 외부의 자극을 인지하여 해석하는 작용을 하는 부위이다. 환각제가 망양체에 작용하면 인지가 제대로 되지 않아 여러 가지 감각이 뒤섞이게 되며, 제대로 해석되지 않기 때문에 환각이나 환청 현상이 일어나게 된다. 이러한 환각현상과 함께 무의식을 억제하고 조절하는 능력을 잃어버리게 된다. 가장 많이 알려진 환각제로는 LSD나 메스칼린, 실로사이빈, 실로신, PCP 등이 있다. 이러한 약물의 제조와 사용은 모두 불법이다.

환각제 중에서도 LSD(lysergic acid diethylamide)는 가장 악명이 높다. 1930년대에 스위스 화학자인 알버트 호프만(Albert Hoffman)에 의해 합성된 LSD는 원래 밀에 생길 수 있는 곰팡이균을 죽일 때 쓰이는 화학물질이었다. 이러한 LSD가 마음 속의 비밀을 불어내는 능력을 가진 것처럼 보였기 때문에 정신의학자들은 정신적 외상으로 고통받는 사람들에게 사용하면 효과를 볼 수 있을 것이라고 생각하여 1950년부터 1968년까지 사용되었다.

그러나 1960년대 후반부터 LSD에 대한 언론의 관심이 증폭되었다. 베트남전과 인종갈등, 정치적 암살 등을 경험한 젊은이들이 현실을 탈피하기 위해 LSD

를 사용하기 시작했던 것이다. 1970년에 정부는 LSD를 금지 약물로 지정하였으나, 1972년에 LSD 사용자수는 최고치에 이르렀다.

최근 1960년대에 대한 향수가 유행을 타면서 LSD 사용자가 다시 늘고 있다. 11만 명 이상의 미국인이 LSD를 사용해 보려고 하고 있으며, 젊은이들이 LSD에 큰 관심을 가지고 있다. 학생 중 적어도 10%가 LSD를 먹어 보았다고 대답하였고, 대학생 중에서는 4%가 이용해보았다고 대답했다.

무향무미의 하얀 가루 형태의 약물인 LSD는 물에 녹인 후 알약이나 압지, 정제 형태로 만들어진다. 대부분은 LSD를 물에 녹인 후 종이에 스며들게 해서 만든 압지 형태로 사용하는데, 이러한 압지를 간단히 삼키거나 씹는다. 그밖에 젤 속에 끼워진 정제 형태로 만들거나 알약 형태로 만들어지기도 한다.

LSD는 매우 강력한 약물이며, 20μg만으로도 충분히 강력한 효과를 낼 수 있다. 1960년대에는 1회분의 LSD양이 150~300μg였지만, 최근에는 약 20~80μg이다.

LSD는 일차적으로 환각제이지만, 그밖에도 심박수증가, 혈압상승, 체온상승, 오한, 신경반사 속도의 증가, 근육경련, 타액분비 촉진, 두통 등의 신체적 증상이 있다. 또한, 자궁근육의 수축을 촉진시키기 때문에 임산부의 경우 미숙아 출산의 가능성도 크다. 장기적인 복용의 영향에 대해서는 아직 연구 중이다.

LSD의 정신적 영향은 약물을 사용하는 사용자의 감정이나 정신상태가 어떠한가에 따라 그 효과가 매우 다양하다. 우선 쾌감은 공통적인 효과이며, 정신불안도 함께 나타날 수 있다. 이밖에도 집중력이 약해지거나, 갑자기 많은 생각을 하게 되기 때문에 혼란 증세를 보이기도 하고, 기억력에 문제가 생기기도 하며, 기괴한 기호를 그리기도 한다. 이밖에도 공격성의 감소와 감각기의 민감화 증상을 나타내기도 한다.

LSD가 환각현상을 거의 일으키지 않지만, 환영을 만들 수는 있다. 예를 들어, 정지된 물체를 움직이는 것처럼 보일 수 있다. LSD에서 가장 위험하다고 알려진 LSD에 의한 무서운 환각체험(bad trip)은 보통 신체적 상태나 환경과 관련이 있다. 예를 들어 심박수의 증가를 심장발작으로 해석할 수 있다. 이러한 환각 체험은 사용자가 감정이나 기억이 억압받을 때 나타나기 쉽다.

LSD가 육체적인 의존성을 가진다는 증거는 없지만, 정신적인 의존성을 나타내기는 쉬운 것으로 보인다. 많은 LSD 사용자들이 약을 사용하지 않으면 우울해지는데, 이 때문에 다시 약을 먹게 된다. 이러한 결과는 LSD 사용의 악순환을 가져오고, 곧 중독으로 연결된다.

(5) 합성마약(클럽마약)

합성마약(designer drug)은 화학실험실이나 가정에서 만들어져 불법적으로 판매된다. 이 약물은 원재료로부터 쉽게 제조할 수가 있다. 물론 이러한 약물의 사용과 판매는 불법이지만, 그 제조는 불법이 아니다. 그러나 새로운 법을 적용하면 이 모든 것이 불법이다.

클럽마약이라고도 불리는 합성마약의 종류로는 엑스터시, GHB, 스페셜 K, 로히프놀 등이 포함된다. 이러한 약물은 환각이나 편집증, 기억상실, 심지어 사망 등의 증상을 가지고 있으며, 알코올과 함께 사용되면 신경계가 위험할 정도로 자극받을 수 있다. 이러한 약물은 향과 맛이 없기 때문에 사람들이 약을 술에 타서 먹는 경우가 많으며, 약물 사용자 중 강간이나 폭행을 저지르는 경우가 많다.

엑스터시(ecstasy, methylenedioxymethylamphetamine : MDMA)는 '1980년대 LSD'라고도 불리며, 최근에 다시 대학가에 등장하였다. 대학생의 1/4이 이 약을 사용해 본 경험이 있다고 한다. 엑스터시는 몸이 따뜻해지면서 환각을 일으키는 작용을 한다. 이러한 효과는 복용 후 30분 이내에 나타나며, 약 4~6시간 정도 지속된다. 젊은이들은 계속 춤을 추거나, 기분을 들뜨게 만들기 위해 엑스터시를 사용한다. 또한 엑스터시는 심박수와 혈압을 같이 올려서 체온을 높이기 때문에 신장이나 심혈관계에 손상을 줄 수 있다. 만성 사용자는 감각이나 기억, 수면, 통증 등의 뇌기능에 손상을 준다. 알코올과 함께 사용되면 매우 위험하며, 치명적일 수도 있다. 최근의 연구에 따르면, 엑스터시는 뇌의 세로토닌 분비를 손상시켜 신경독성물질로 작용될 수 있다는 것이 밝혀졌다.

(6) 스테로이드

운동선수들이 근육을 늘리기 위해 단백동화스테로이드(anabolic steroid)를 사용했다는 사실이 언론을 통해 알려지면서 대중의 단백동화스테로이드에 대한 관심이 높아졌다. 이러한 단백동화스테로이드는 근육 성장에 필요한 남성 호르몬인 테스토스테론과 비슷한 인공 물질로서, 근육증강제(ergogenic drug)가 근육이나 힘, 스피드를 운동선수만큼 높여줄 것이라고 믿는 젊은이들 사이에서 많이 사용된다.

대부분의 스테로이드제는 암시장을 통해 유통되며, 대학생 운동선수 중 약 17~20%가 사용한 것으로 알려졌지만, NCAA에 의해 스테로이드제 테스트가 실시되자 사용률은 1.1%로 떨어졌다. 그러나 최근의 조사에서는 1991년부터 고등학생의 스테로이드제 사용이 늘고 있는 것으로 알려졌다. 18세 이상의 성인의 경우 스테로이드제를 얼마나 사용하는지 아직 정확하게 알 수 없지만, 적어도 수백만 명의 성인이 사용하고 있는 것으로 추정된다. 스테로이드제는 특히 여성보다는 남성에게서 많이 사용되지만, 최근에는 여성의 사용도 급격하게 늘고 있다.

스테로이드제는 주사제와 알약 형태가 있다. 스테로이드제의 효과는 쾌감과 통증을 줄이고, 근육의 파워와 크기를 늘려준다. 이러한 효과는 스테로이드제 중독으로 연결된다. 약물사용을 중지하면 대부분의 사람들이 자신의 몸 상태를 유지시켜주는 것이 없어졌다는 생각 때문에 심리적으로 위축되고, 강한 우울증을 경험하기도 하며, 자살을 시도하는 사람도 있다. 치료되지 않으면 이러한 증상이 1년 넘게 지속될 수도 있다.

부작용은 여성과 남성 모두에게서 나타난다. 스테로이드제는 폭력 성향을 증가시키고, 여드름·간암·콜레스테롤수치 증가, 고혈압, 신장질환, 면역계기능 저하 등의 부작용을 발생시킨다. 또한 주사기를 공용할 경우 AIDS의 감염 가능성도 있다. 여성의 경우 스테로이드제를 많이 사용하면 목소리가 저음이 되거나, 체모가 많아지거나, 탈모가 일어날 수 있다. 또한 음경확대나 가슴 축소, 월경이 사라지는 증상도 일어난다. 건강한 남성이 스테로이드제를 사용하면 테스토스테론의 생성이 안 되면서 가슴이 커지거나 정소의 위축이 일어난다.

스테로이드제의 남용을 막기 위해 정부에서는 스테로이드제 사용제제법을 1990년에 제정하였다. 이 법은 특별한 질병에 대한 사용이 아닌 이상 모든 스테로이드제의 사용 및 소유를 불법으로 정하였다. 스테로이드제는 현재 제2종 약물로 지정되어 있으며, 스테로이드제를 사용할 경우 5년 이하의 징역이나 벌금 25만 달러에 처해지고, 두 번 이상 사용하면 10년 이하의 징역이나 50만 달러의 벌금형에 처해진다.

  최근에는 근육의 능력을 향상시키기 위해 스테로이드제가 아닌 다른 약물을 사용하고 있는데, 이러한 스테로이드 유사제 중 가장 유명한 것은 GHB와 클렌부테롤이다. GHB(gamma hydroxybutyrate)는 치명적이고 불법이며, 효과는 그리 크지 않다. 그리고, 두통이나 구토, 설사, 기타 중추신경장애 등의 부작용을 일으킨다. 다른 나라에서는 동물에게 사용되기도 하지만, 미국에서는 전혀 사용되지 않는 약물이다.

  1991년에는 세인트루이스 카디널즈 소속의 타자인 Mark McGwire가 안드로스테네디온(이하 '안드로')이라는 남성과 여성에서 모두 생성되는 호르몬을 사용하여 논란이 되었다. 안드로(androstenedione)는 남성호르몬인 테스토스테론의 양을 증가시켜 근육량을 늘리고, 부상으로부터 빨리 회복할 수 있게 한다. 그러나 맥과이어가 이 약을 산 것은 합법적인 것이며, 야구를 위해 이 약을 사용한 것 역시 합법적이다. 최근의 조사에 따르면, 성인 남성이 하루에 세 번씩 100mg의 안드로를 주사하게 되면 몸 속의 에스트로겐 농도가 80%나 증가하며, 전립선이 확대되어 심장질환을 일으킬 위험이 10~15% 증가한다고 한다. 그러나 이러한 사실 때문에 메이저리그 선수들이 안드로를 사용하지 않을지는 의문이다.

  이 외에도 많은 근육증강제가 있다. 안드로의 경우 사용이 많은 스포츠협회에 의해 제재되어 그보다는 크레아틴같은 다른 물질을 사용하고 있다. 크레아틴 사용이 합법이긴 하지만, 여전히 안전성에 문제점은 남아 있다. 어떤 사람들은 크레아틴 역시 스테로이드와 같이 간손상이나 심장질환의 문제점이 있을 것으로 우려한다.

제8장

건강과 영양

제8장 건강과 영양

 인간이 생명을 유지하고 인체의 각 기관의 기능을 보전하기 위해서는 외부로부터 음식물을 섭취하여 필요한 영양을 공급받게 된다. 그리고 또한 외부로부터 필요한 영양물질의 공급이 부족하거나 일시에 많은 영양물질이 필요한 때를 대비하여 영양소 일부를 체내에 저장하기도 한다.
 이러한 식생활은 건강의 모든 단계에서 중요한 역할을 한다. 식품은 소화기관으로 들어가는 모든 고형물질이나 액체로서, 체조직을 구성하고 체내의 대사과정을 조절하며 열량을 제공해서 생명을 유지하게 한다. 그리고 이러한 식품의 성분을 영양소라고 하는데, 성장과 정상기능 유지를 위해 꼭 필요하지만 신체내에서 합성되지 못해서 식품으로서 공급되어야 하는 영양소를 필수영양소라 한다.
 신체에 공급되는 필수영양소를 이용한 결과가 영양상태로 나타난다. 이것은 식품을 어떻게 선택했느냐, 다시 말해서 필수영양소를 잘 공급하도록 식품을 선택했느냐에 따라 결정된다. 아직까지 현대과학은 식품을 구성하고 있는 모든 화학물질을 밝혀내지 못하고 있으며, 이런 하나하나의 구성물질들이 몸속에 들어가서 어떤 역할을 하는지 일일이 밝혀내지 못한 부분도 많다.
 그러나 분명한 것은 식품 속에는 수많은 화학물질이 존재하며, 이런 물질들을 인간이 섭취했을 때 인간의 몸속에서 단독으로 혹은 다른 물질과 함께 영양소로서의 역할을 한다는 사실을 알고 있다는 것이다. 따라서 식품섭취로 인한 영양소 섭취가 얼마나 중요한가를 알 수 있다.

1. 탄수화물

1) 탄수화물이란

 탄수화물은 지방, 단백질과 함께 3대 영양소 중의 하나로, 생물체를 구성하는 유기물로서 자연계에 다량 함유되어 있다. 우리가 알고 있는 모든 곡식류는 대부분 탄수화물로 이뤄져 있다. 탄수화물의 좋은 점은 단백질이 많은 고기류나 다른 기름진 음식물을 먹을 때보다 칼로리섭취량을 상대적으로 적게 하면서도 배를 불릴 수 있다는 것이다. 뿐만 아니라 탄수화물이 많은 곡류는 음식물의 섭취 및 소화도 고기, 특히 기름진 음식들에 비해 훨씬 쉽게 처리됨으로써 소화기관의 부담을 덜어준다.

2) 탄수화물의 기능

(1) 에너지공급

신체활동을 위해서는 에너지가 끊임없이 요구된다. 중추신경계는 에너지급원으로 오직 포도당만을 사용하므로 중추신경계의 원활한 작용을 위해서는 탄수화물은 꼭 있어야 하고, 지방도 에너지급원으로 쓰여지긴 하지만 이때에도 탄수화물이 필요하다. 탄수화물은 지방이 에너지로 쓰일 때 그 과정에서 중간대사산물인 케톤체(ketone bodies)가 지나치게 쌓여 일어나게 되는 비정상적인 상태인 케톤뇨를 예방해준다.

(2) 단백질절약작용

탄수화물의 다른 중요한 기능 중의 하나는 단백질절약작용(protein sparing action)이다. 단백질도 에너지를 낼 수 있으나 단백질은 에너지를 내는 일 외에도 단백질 고유의 중요하고도 필수적인 기능이 있다. 그러나 식사 중에 탄수화물이나 지방에 부족하면 단백질은 이 기능을 못하고 에너지를 내는 데 쓰이게 된다. 그러므로 탄수화물과 지방은 단백질이 에너지원이 되는 것보다 단백질의 고유기능을 행하도록 단백질을 절약시켜주는 작용이 있다고 볼 수 있다.

(3) 장내 운동성

식이섬유질(dietary fiber)은 셀룰로스, 헤미셀룰로스, 리그닌, 펙틴질, 검 등이다. 이것들은 장 속에서 물을 흡수하여 부드러운 덩어리를 만들고, 소화기관

근육의 수축을 자극하여 장 속에서 음식물이 잘 이동하도록 연동운동을 돕는 역할을 한다.

(4) 체성분

탄수화물은 함께 신체내에서 중요한 몇 가지 화합물을 형성하는데, 주로 윤활물질이나 손톱, 뼈, 연골, 피부 등의 중요한 구성요소가 되고 있다. 그 외에도 단당이면서 5탄당인 리보스는 DNA(디옥시라이보핵산)와 RNA(라이보핵산)의 중요한 구성성분이 되며 이당류인 젖당은 칼슘흡수를 돕는 작용을 한다.

3) 탄수화물의 소화와 흡수

(1) 소　화

탄수화물의 소화는 입에서부터 일어난다. 입에서는 기계적으로 씹어 잘게 부수어 줄 뿐만 아니라 침과도 잘 섞이게 해준다. 입에서는 이런 물리적 분해뿐만 아니라 화학적으로도 소화작용이 일어나는데, 프티알린이라는 타액 아밀라제(salivary amylase)가 분비되어 전분의 일부를 덱스트린이나 맥아당으로 소화시킨다.

위에서는 어떤 탄수화물분해효소도 분비되지 않고, 다만 위액 중 염산은 이당류인 서당을 단당류인 포도당과 과당으로 분해시킨다. 위에서 주된 소화작용은 음식물을 유미즙 상태로까지 액화시키는 장소제공 역할인데, 이 역할이 끝나면 탄수화물은 작은창자로 내려가 그곳에서 더 소화된다.

(2) 작은창자에서의 소화

작은창자에서는 이자(췌장)액, 작은창자벽에서 분비되는 액, 간으로부터의 담즙 등 여러 가지 소화액이 분비되어 액성을 알칼리성으로 만들어주는데, 이런 상태에서는 탄수화물의 소화가 잘 일어나게 된다.

이자아밀라제는 타액아밀라제와는 그 구조가 약간 다르나 전분을 분해하는 효소라는 점에서는 같다. 이 효소는 전분에 작용하여 전분을 덱스트린으로 만들고, 다시 이당류인 맥아당으로까지 소화시켜 모두 이당류가 되면 그다음에는 작은창자의 점막세포에서 분비되는 이당류분해효소들이 작용을 시작하여 이당류들을 단당류로 소화시킨다. 말타제는 맥아당을 포도당2분자로, 수크라제는 서당을 포도당과 과당으로, 락타제는 젖당을 포도당과 갈락토스로 분해시킨다.

(3) 흡 수

소화가 가능한 이당류나 다당류들이 모두 단당류로 소화가 되고나면 흡수가 일어난다. 소화기관 중 흡수가 일어나는 주된 부위는 작은창자 중에서도 중간부위인 빈창자(공장)로, 단당류들은 이곳에 있는 융모와 미세융모를 통해 수동적 확산과 능동적 운반에 의해 작은창자벽을 지나 흡수된다.

흡수된 단당류는 융모의 상피세포의 세포막을 지나 그곳에 있는 모세혈관으로 들어가게 되고, 문맥을 통해 간으로 운반된다. 간에서 포도당이 아닌 다른 단당들은 모두 포도당으로 전환되는데, 이는 포도당이 신체내에서 가장 유용한 형태의 단당이기 때문이다. 과당은 거의 확산에 의해 흡수되며, 포도당과 갈락토스도 혈

표 8-1. 식품별 영양소 함유량

식품명	열량	수분	단백질(g)	지질(g)	탄수화물	
					당질(g)	섬유(g)
쌀(칠분도미)	352	12.3	6.9	1.1	78.7	0.3
조	355	10.6	10.1	3.0	72.0	2.5
고구마 녹말	336	16.5	0.1	0.1	83.2	0.0
감자녹말	332	17.5	0.1	0.1	83.1	0.0
찹쌀	392	5.1	9.0	1.7	83.2	0.4
딸기잼	291	26.2	0.4	0.2	72.0	0.6
설탕	398	-	0.0	0.0	99.5	0.0
초콜릿	431	4.9	6.8	11.4	75.2	-
캔디	375	6.2	0.2	-	93.6	-
포도당	331	10	0.0	0.0	90.0	-

액의 농도보다 작은창자 내의 농도가 높을 때는 역시 확산에 의해 흡수된다.

4) 탄수화물과 식품

탄수화물은 대부분 곡류식품으로 섭취할 수 있다. 곡류식품에는 전분과 섬유소가 많이 포함되어 있으며, 우리나라에서는 쌀이 탄수화물의 주공급원으로 이용되고 있다. 쌀 외에 과자류, 빵류, 떡류, 국수류 등이 탄수화물로 구성되어 있다.

5) 탄수화물 섭취 권장량

우리나라에서는 총열량섭취의 60~65% 정도를 탄수화물에서 섭취하는 것이 바람직하다고 보고 있다. 세계보건기구(WHO)에서는 총열량의 50~70%를 복합당질로 섭취할 것을 제안하고 있는데, 이 제안은 복합당질이 체중의 과다증가를 방지하고, 고지혈증과 당뇨병을 관리할 수 있으며, 암의 발병을 낮추는 데 유용하다. 또한 복합당질의 급원인 식물성식품을 섭취하면 필수지방산, 칼슘, 아연, 철분과 다양한 수용성 비타민을 동시에 섭취할 수 있는 이점이 있다.

2. 지 방

1) 지방이란

지방은 탄소, 수소, 산소로 구성되어 있으며 신체에서 주로 에너지의 공급원으로의 역할을 한다. 지방은 1g에 9kcal씩의 열량을 내기 때문에 에너지효율 면에서 매우 유리하다. 지방은 몸안에 들어가 에너지로도 사용되지만, 남은 지방은 몸안에서 지방으로 축적된다.

지방의 과다섭취로 인한 비만증은 고혈압, 심장병, 성인성당뇨병의 가장 큰 위험인자일 뿐만 아니라 유방암, 직장암, 폐암, 방광암, 자궁암 등 갖가지 악성종양을 일으키는 주요한 위험인자로 꼽힌다. 지방의 과다섭취는 콜레스테롤의 균형을 깨뜨리기도 한다. 콜레스테롤은 지방질의 일종이며, 동맥경화를 가속시키는 주범인 고지혈증은 고콜레스테롤혈증의 우리말 병명이다.

2) 지방의 기능

(1) 농축된 에너지원

지방은 체내에서 농축된 에너지의 급원이 되므로 매우 중요하다. 당질이나 단백질 1g이 제공하는 열량은 4kcal인데, 지방은 2배에 해당하는 1g당 9kcal의 열량을 낸다. 체내에서 에너지를 내고 남는 지방은 보통 피하지방의 지방세포에 주로 축적된다.

(2) 필수지방산과 비필수지방산

지방산은 우리 몸과 식품 내에 들어 있는 지방의 대부분을 이루고 있는 물질로, 필수지방산과 비필수지방산으로 나눌 수 있다. 필수지방산이란 리놀레산(linoleic acid), 리놀렌산(linolenic acid) 등을 가리키는데, 이는 정상적인 성장과 건강유지에 필수적이나 체내에서 합성되지 않으므로 반드시 식품으로 섭취해야 한다. 반면 비필수지방산이란 체내에서 충분히 합성되는 지방산이다. 이전에는 아라키돈산(arachidonic acid)도 필수지방산이라고 하였으나, 아라키돈산이 리놀레산으로부터 합성된다는 것이 밝혀져서 이제는 필수지방산으로 분류하지 않는다.

리놀레산(linolenic acid) 및 아라키돈산(arachidonic acid)은 참기름, 옥수수기름, 면실유 등 식물성 기름에 많다. 필수지방산은 세포막을 이루는 인지질의 합성이나 뇌 조직성분이 되는 여러 가지 다가불포화지방산의 합성에 필요하다. 이들을 성장인자, 항피부병인자라고도 한다. 이 필수지방산이 부족하면 남성과 여성의 불임증, 신장기능이상, 간조직이상, 모세혈관약화, 적혈구약화 등이 발생할 수 있다. 그러므로 필수지방산의 공급을 위하여 어느 정도의 지방질은 반드시 먹어주어야 한다.

(3) DHA

도코사헥사에노산(docosahexaenoic acid : DHA)은 오메가 3계의 불포화지방산으로 뇌세포의 구성성분이다. 그 기능은 두뇌발달을 촉진하고 노인성 치매를 예방하여 신경계의 발달과 기억·학습기능을 향상시킬 뿐만 아니라 눈의 반사능을 향상시키고 그밖에도 암을 예방하고 알레르기를 방지한다. 이는 동물실험의 결과만을 근거로 한 것이다. 이들 작용을 원활히 수행하기 위하여 체내에서는 주로 뇌의 신경계통, 눈의 망막세포, 심장근육, 식균작용과 면역기능을 가진 백혈구의 호산구 그리고 생식능력을 증진시키는 정자 등에 다량 포함되어 있다.

그러나 아직까지는 DHA가 뇌세포의 성분인 것은 사실이나 사람에게 지능발달의 효과를 가지고 오는지에 대한 확실한 증거는 없다.

(4) 인체의 구성성분

체내에는 체중의 10~20% 이상 되는 지방이 각 조직에 중성지방의 형태로 분포되어 있다. 이들 지방은 효율 높은 에너지 저장체로서 체온저하를 막고, 장기를 보호한다. 또한 지방질은 체지방조직의 구성성분이며, 세포막, 프로스타글란딘(prostaglandin)과 호르몬, 신경보호막, 비타민 D, 소화분비액의 구성성분이다.

(5) 체온조절과 장기보호

지방은 보통 피하지방의 지방세포에 많이 축적되는데, 이는 열의 발산을 막는 절연체 작용을 하여 일정한 체온을 유지하기 위해서이다. 또한 지방조직이 체내 내부기관을 둘러싸고 있으므로 외부에서 오는 충격 등으로부터 중요한 내장기관을 보호하게 된다.

(6) 만복감

만복감이란 식사 후에 느끼는 만족감을 말하는데, 지방은 위 내에 오래 남아 있으므로 만복감을 충분히 느끼게 해준다. 왜냐하면 지방은 위를 비우는 것을 지연시켜 더 오랫동안 만복감을 주기 때문이다. 따라서 다른 영양소보다 지방은 비교적 천천히 소화된다. 또한 당질의 체내산화에서는 비타민 B1이 많이 필요하나, 지방은 체내산화에서 비타민 B1의 필요량이 당질보다 적으므로 지방을 섭취할 때는 비타민 B1을 절약할 수 있다.

(7) 맛과 향미성분 공급

지방은 식품에 특별한 맛과 향미를 주어 음식을 맛있게 한다. 식품에 풍부히 함유되어 있는 향미성분은 대부분 지용성이므로 조리할 때 사용하면 음식의 맛을 향상시키게 된다. 아이스크림이나 케이크에서 부드러운 맛이 나는 이유는 모두 지방 때문이다.

(8) 지용성 비타민의 흡수

지방질은 지용성 비타민의 체내흡수를 도와준다. 그러므로 지용성 비타민의 공급과 효율적인 흡수를 위하여 총에너지섭취량의 10% 정도에 해당하는 지방질 섭취가 요구된다.

3) 지방질과 식품

지방질은 버터나 식용유, 쇠기름, 돼지기름 등과 치즈나 크림, 잣, 호두, 땅콩 등의 견과류, 육류 등에 많이 들어 있다. 지질을 구성하는 대부분의 지방산은 필요할 때 체내에서 합성이 가능하다. 이렇게 체내에서 충분히 합성되는 지방산을 비필수지방산이라 한다.

그러나 정상적인 성장과 건강유지에 필수적이지만 체내에서 합성되지 않는 필수지방산은 반드시 식품으로 섭취해 주어야 한다. 필수지방산은 리놀레산(linoeic acid, ω-6), 리놀렌산(linolenic acid, ω-3), 아라키돈산(arachidonic acid, ω-6) 등이다. 리놀레산과 리놀렌산은 체내에서 합성이 되지 않으나 아라키돈산은 리놀레산으로부터 합성이 가능하다.

4) 지방질 섭취 권장량

체내에서 생성되지 않은 필수지방산의 섭취를 위하여 대략 총에너지섭취량의 2~4%의 지방질섭취가 요구되며, 지용성 비타민의 공급을 위하여 총에너지섭취량의 약 10%의 지방질섭취가 요구된다. 우리나라 사람의 하루 적절한 지방질섭취량은 총에너지섭취량의 20%를 권장하고 있다. 즉 2,000kcal를 섭취하는 사람은 400kcal, 약 45g을 섭취하면 된다.

쇠기름, 돼지기름, 버터 및 마가린과 같이 지방이 눈에 띄는 식품도 있으나, 육류 및 동물성가공식품(돼지고기 : 4.6%, 쇠고기 : 3.8%, 베이컨 : 43.8%, 라면 : 18.1%)은 눈에 띄지 않은 지방함량이 높으므로 섭취할 때 주의해야 한다.

3. 단 백 질

1) 단백질이란

탄수화물과 지방은 탄소, 수소, 산소로 이루어져 있으나 단백질은 이에 더하여 질소성분을 더하고 있다. 또한 단백질은 물을 제외하고 인체의 가장 많은 부분을 차지하고 체조직의 구성성분으로 중요한 역할을 하는 영양소이다.

2) 단백질의 기능

(1) 성장 및 체조직의 구성성분

인체를 구성하고 있는 기본단위인 세포의 주요성분은 단백질이다. 예를 들어 체내의 장기, 피부나 머리카락 등의 성분은 대부분 단백질이다. 단백질은 성장기 어린이나 성인의 새로운 조직발달을 도와주며, 동시에 낡은 조직을 대체하여 정상적인 성장과 건강을 유지시켜 준다.

단백질을 음식으로 섭취하면 아미노산의 형태로 체내에 흡수된다. 이들 아미노산은 체내 각각의 조직이나 장기로 운반되고, 그들 조직에 필요한 새로운 단백질을 합성해서 조직을 형성하게 된다. 이렇게 이용되는 단백질은 체내의 구성성분으로, 세포를 구성할 때 오래된 것은 파괴되고 또다시 새로운 세포를 만들게 한다.

이와 같은 경우 체조직의 유지에 쓰이는 단백질의 양은 그다지 많지 않으나, 성장기 어린이와 청소년은 성장을 위한 새로운 조직을 형성하는 양이 많으므로 체조직유지를 위한 단백질 이외에 성장을 위한 단백질의 필요량이 많다.

(2) 여러 가지 효소, 호르몬, 면역제의 주요 구성성분

효소, 호르몬, 면역제는 사람이 성장하고 건강을 유지하는 데 필수적인 역할을 한다. 이들은 단백질에 의해 만들어지며 각각의 역할은 다음과 같다.

① 효소……섭취한 음식을 소화시키는 역할을 한다.
② 호르몬……내분비기관 및 특수한 세포에 의해 생성되어 혈관에 직접 들어가 다른 장기로 운반되어 그 기능을 자극·억제하여 조절하는 작용을 한다.
③ 면역체……체내에 침입한 질병에 대한 저항력을 가진 물질이다.

(3) 체성분의 중성유지

인체는 중성 내지 약알칼리성을 유지하도록 되어 있다. 이 역할을 하는 것이 단백질의 구성성분인 아미노산이다. 아미노산에는 산성반응을 하는 부분과 알칼리성반응을 하는 부분이 있는데, 이 양면성이 체내에서 필요에 의해 반응하여 체내의 급격한 산성도(acidity) 변화를 방지하는 완충작용을 한다.

(4) 체내의 수분평형조절

세포막 내외의 체액분포는 일정한 농도차를 유지하고 있는데, 이는 전해질과 단백질에 의해 조절된다. 단백질결핍으로 혈장단백질이 감소하면 수분평형이 깨어져 혈액 내의 수분이 조직 내로 유입되어 부종이 발생할 수 있다.

(5) 당질로 전환

탄수화물의 섭취가 부족하거나 체내에 당질이 부족하면 단백질이 당질로 전환되어 사용되기도 한다. 즉 몸안의 단백질이 체내에서 연료로 쓰이기 위해 당질로 재합성되어 당질만을 연료로 사용하는 뇌·적혈구 등에 공급된다. 그러나 단백질은 체성분을 구성하는 역할을 하므로 오랜 단식이나 기아 시에는 체조직이 심하게 분해되므로 주의해야 한다.

(6) 지방질로 전환

과량의 단백질을 섭취하면 지방질로 전환되어 저장된다.

3) 단백질과 식품

단백질은 질이 우선되어야 하며 달걀이나 우유 등은 좋은 단백질공급원이다. 그리고 콩은 양에 비해 단백질함유량이 매우 많은 훌륭한 단백질원으로서 온 세계의 주목을 받고 있는데, 콩으로 만든 두부나 두유 역시 좋은 단백질식품이다.

표 8-2. 각종 단백질의 생물가(%)

식품명	생물가	식품명	생물가
달걀	94	정맥소맥	52
달걀흰자	83	백미	75
달걀노른자	96	콩	75
우유	90	땅콩	56
치즈	83	완두	48
쇠고기	83	고구마	67
상어	72	감자	72
밀	67		

콩을 제외한 식물성식품에도 소량의 단백질이 포함되어 있다. 동물성단백질과 식물성단백질은 1대 1로 취하는 것이 가장 이상적이다.

한편 단백질만을 충분히 섭취하면 좋다고 생각하는 사람이 있는데, 이것은 잘못이다. 단백질이 체내에서 잘 이용되기 위해서는 열량이 충분해야 하므로 탄수화물과 지방이 적절히 공급되어야 한다.

4) 단백질 섭취 권장량

단백질권장량은 하루 총에너지권장량의 15% 정도이다. 단백질의 체내필요량은 체중 1kg당 1g이며, 한국인 성인남자는 75g, 성인여자는 60g을 권장하고 있다. 영양권장량이란 일반 건강한 대다수 국민의 영양요구량을 충족시키기 위하여 기존의 영양지식을 참고하여 영양학자들의 권장하는 각 영양소의 섭취수준이다. 단백질권장량은 연령에 따라 정해져 있으나 체격에 따라 필요량이 증가할 수 있다. 에너지필요량은 체질량지수로부터 계산해 낼 수 있다.

4. 무 기 질

1) 무기질이란

무기질은 겨우 신체의 4%를 차지하지만, 세포가 여러 가지 기능을 하는 데 필수적인 영양소이다. 예를 들어 효소의 작용에 관여하기도 하고 체내전해질균형을 맞추고 신경자극을 전달하며 근육수축에 참여하기도 하며, 뼈의 형성과 성장 발달에 중요한 역할을 하기도 한다.

무기질은 다른 영양소로부터 합성되거나 전환될 수 없다. 따라서 반드시 식사를 통해 섭취해야 하는데, 식품 속의 무기질함량은 각각 다르다. 무기질의 필요량이 100mg 이상인 것은 다량무기질, 그 미만인 것은 미량무기질이다.

표 8-3. 무기질의 생리작용과 결핍증세 및 함유식품

	생리작용	결핍증세	함유식품
칼슘 (Ca)	뼈와 이의 수성성분, 혈액응고 신경 및 근의 활성조절, 효소의 형성 및 젖 생산에 관여	성장 지연, 뼈, 치아의 미숙, 뼈의 기형, 근육경련	우유 및 유제품, 생선, 깨소금, 분유, 치즈, 참깨, 채소, 달걀
염소 (Cl)	삼투압 조절, 효소의 활성에 관여, 위에서 염산(Hcl)형성	장질환, 구토, 설사	빵, 버터, 밀크, 달걀, 양배추, 치즈, 햄, 김치, 식염
코발트 (Co)	식욕 및 성장에 관여 빈혈방지, 근 위축 방지	식욕 부진, 성장 저해, 빈혈	간, 해산물
동 (Cu)	혈액소 형성, 조직 호흡에 관여	동물의 경우 털이 희게 된다.빈혈,부종, Kwashiokor	간, 버섯, 밀기울, 굴, 완두콩, 코코아
요오드 (I)	갑상선 호르몬의 성분, 기초 대사량의 조절	갑상선 세포의 비대(갑상선종), 복부 비대	해조류, 조개, 간유, 생선, 당근, 무, 상치
철 (Fe)	혈색소의 형성, 산소운반 및 조직호흡에 관여함	빈혈, 안색 창백, 식욕부진	달걀, 간, 우유, 녹색채소, 과일
마그네슘 (Mg)	근육의 활성조직, 효소의 활성에 관여, 신경 관여	성장 속도 부진, 근육신경 경련	
인 (P)	이와 뼈의 구성에 관여, 혈액 내에서 완충제 역할, 모든 세포의 필수구성 성분, 근 수축	성장 부진, 체력 저하	콩, 치즈, 코코아, 달걀, 올리브, 감자, 시금치
칼륨 (K)	정상 발육 및 근의 기증유지, 삼투압 유지, 완충제 역할, 심장 박동수 조절	발육 부진, 심장 질환	콩, 밀기울, 당밀, 올리브, 감자, 시금치
나트륨 (Na)	삼투압 조절, 완충제 작용, 수분의 과잉소실 방지	구토, 설사, 장질환	식염, 우유, 육류, 달걀, 당근, 시금치
유황 (S)	단백질 합성	여러 기관의 기능 저하, 유즙분비 감소, 생리불순	콩, 치즈, 달걀, 생선, 육류, 호두
아연 (Zn)	정상 발육, 조직 호흡에 관여	간경화증, 간염, 갑상선 호르몬의 과잉 분비	구르청어, 육류, 우유, 전복, 생선, 김, 미역, 시금치

2) 무기질의 종류

(1) 칼슘(Ca)

칼슘은 인체에서 가장 많은 무기질이며 체중의 1.5~2%를 차지한다. 몸안의 칼슘 99%는 주로 치아와 뼈를 구성하고 유지하며 나머지 1%는 비록 양은 적지만 혈액응고, 신경전달, 근육수축 및 이완, 체내대사 등 여러 가지 중요한 생리기능을 담당한다. 식사 중에 칼슘이 부족하면 흡수되어 뼈로부터 칼슘이 유출된다. 칼슘결핍이 오랫동안 계속되면 골밀도를 떨어뜨리고 골질량의 감소를 초래할 가능성이 있다.

우리나라 사람들의 식생활에서 칼슘은 가장 결핍되기 쉬운 영양소이다. 평균 섭취량은 계속 조금씩 증가하고 있으나 아직도 권장량에는 못미치고 있다. 한국 성인남녀의 칼슘권장량은 하루에 600mg이며 임산부, 수유부, 성장기어린이는 충분한 섭취가 필요하다.

(2) 인(P)

인은 인체내의 무기질 중에서 칼슘 다음으로 많은 양을 차지하는 것으로, 체중의 1%에 달한다. 인은 매우 중요한 생리기능을 가지고 있지만, 거의 모든 식품에 골고루 들어 있는 영양소이다. 인은 세포핵의 핵산, 세포막의 인지질, 그리고 혈청과 신경계통의 구성성분이 되며 DNA, RNA의 구조를 이룬다.

인은 소화기관에서 당질이 흡수되면 당질과 결합하여 완전 연소하며, 또 인산염은 지방과 단백질의 연소과정에 관련한다. 인을 함유하고 있는 물질의 하나인 아데노신삼인산(adenosine triphosphate : ATP)은 인산이 3개 결합되어 있는 물질로, 에너지를 많이 저장하고 있다가 필요할 때 인산이 끊어지면서 에너지를 방출하여 사용할 수 있게 한다.

인은 많은 식품에 함유되어 있어 결핍이 되는 경우가 거의 없다. 다만 중요한 것은 인의 섭취량이 너무 많으면 칼슘흡수가 저해되어 칼슘손실이 많아지므로 칼슘 : 인의 섭취비율을 1:1로 하는 것이 바람직하다. 칼슘과 마찬가지로 우유와 유제품은 인의 좋은 급원식품이며 육류, 어류, 곡류에 많고 가공식품과 탄산음료에 많이 들어 있다.

(3) 나트륨(Na)

나트륨은 세포외액에 있는 양이온으로 산·염기평형(acid-base balance)을 조절한다. 또한 나트륨은 체액의 삼투압과 체액량을 결정하는 역할을 하고 있다. 염분을 많이 섭취하여 체내에 나트륨이 증가하면 체액이 증가해서 몸이 붓게 된다. 밤에 많이 먹은 후 자고 일어나면 얼굴이 통통 붓는 이유는 이 때문이다.

짜게 먹는 식생활습관은 성인병을 일으키는 주요원인의 하나로 꼽는다. 특히 우리나라 사람의 주요 사망원인인 뇌혈관 질환, 성인병, 고혈압성질환은 지나친 소금섭취가 큰 영향을 미치므로 주의해야 한다. 실제로 우리나라 사람들이 하루 평균 섭취하는 소금의 양은 20g로, WHO의 '성인병예방을 위한 하루 최대소금 섭취량'인 10g의 2배다.

라면이나 찌개의 국물에는 염분이 많이 남아 있으므로 모두 마시지 않는 것이 좋다. 짜게 간을 맞출 때 1g에 염화나트륨 1g인 소금 대신 1g에 염화나트륨 5g인 간장을 넣는 것도 좋은 방법이다. 짠 맛 외에 다른 맛을 내는 양념재료, 예를 들어 설탕, 식초, 레몬즙, 귤 등을 이용해 향미를 돋구면 요리 안에 넣는 소금의 양을 적게 하고서도 맛있게 먹을 수 있다. 소금에 절인 식품과 간장, 된장, 고추장, 토마토케첩 등 양념류에 염분이 많이 들어 있음은 물론이거니와 과자류, 치즈, 마가린, 버터, 햄, 소시지, 베이컨, 통조림식품, 라면 등 가공식품에도 나트륨이 다량 들어있으므로 지나치게 많이 먹지 않도록 신경 쓰는 것이 좋다.

(4) 칼륨(K)

칼륨은 흡수가 잘되어 섭취한 양의 90%가 장에서 흡수된다. 흡수된 칼륨은 나트륨과 마찬가지로 체액의 삼투압을 정상적으로 유지하게 하고, 또한 체내의 산·염기평형(acid-base balance)이 유지되도록 한다. 칼륨은 나트륨, 칼슘과 함께 신경근육의 자극, 전기화학적 충격의 전달, 근육섬유의 수축 등을 조절한다. 또한 칼륨은 여러 가지 생리작용 특히 에너지방출, 글리코겐(glycogen)생성, 아미노산으로부터 단백질의 합성 등의 중요한 작용에 촉매로 작용한다.

칼륨이 일상생활에서 결핍되는 예는 드물지만, 심한 설사나 구토, 이뇨제를 오래 사용하는 경우는 결핍증이 나타날 수도 있다. 이때는 심장근육의 활동이 저하되고 심장박동수가 빨라지게 된다. 칼륨은 간, 고기생선, 시금치, 바나나, 당근, 우유, 배추, 귤 등에 다양하게 함유되어 있다. 칼륨의 소요량은 성인에게는 1일 2~4g, 체중 1kg당 0.06g로 추정하며 유아에게는 발육기에 세포의 증식이 왕성하므로 보다 많은 칼륨을 요하며 체중 1kg당 0.07g 정도 필요하다.

(5) 마그네슘(Mg)

인체에 함유된 금속이온 중 네 번째로 많고 반 이상이 뼈에 들어 있다. 마그네슘은 성인의 체내에 약 25g 정도 들어 있으며, 이 중 약 55%는 뼈의 성분으로 뼈의 강직성유지를 돕고 있고, 약 27%는 근육 등의 연조직 속에 있으며, 나머지는 체액에 들어 있다.

마그네슘은 당질, 지질, 단백질의 대사 및 합성에 관여한다. 또한 마그네슘은 신경전달물질인 아세틸콜린(acetylcholine)의 분비를 감소시키고 분해를 촉진하여 신경을 안정시킨다. 또한 근육을 이완시키는 등 칼슘과 상반된 작용을 한다. 따라서 마그네슘은 마취제나 항경련제의 성분으로 사용된다.

마그네슘의 흡수는 칼슘의 흡수량과 많은 관련이 있다. 즉 칼슘의 흡수량이 많으면 마그네슘의 흡수에 방해를 받으며, 마그네슘의 흡수량이 많으면 칼슘의 흡수를 방해한다. 마그네슘을 많이 가지고 있는 식품으로는 견과류, 두류, 녹색엽채류 등이 있다. 마그네슘의 체내요구량은 우리나라에서는 아직 정립이 되어 있지 않다. 미국은 성인남자는 1일 350mg, 성인여자는 280mg으로 설정하고 있다.

(6) 미량무기질

① 철분(Fe)

양적으로는 매우 적게 들어 있지만 생리적 기능은 아주 중요하다. 체내 철분의 약 70%는 적혈구에서 헤모글로빈의 헴성분을 형성하는 데 사용되고 5%는 근육의 미오글로빈(근육조직 내에서 산소를 일시적으로 저장한다)성분으로 존재한다. 나머지 20%는 간, 지라, 골수에 저장되어 있다. 그리고 나머지 5%는 산화효소의 일부분이다.

철은 체내 세포에 산소를 공급해주는 물질인 헤모글로빈(hemoglobin)의 구성물질이다. 몸안에 저장된 철분량이 고갈되고 섭취량도 부족해서 헤모글로빈 형성을 위해 필요한 철분량이 부족하면 만들어지는 적혈구수도 줄어들게 된다. 적혈구수가 줄어들면 혈액으로 운반되는 산소량도 감소하여 빈혈증세를 나타내게 된다.

철분결핍으로 인한 빈혈이 특히 많이 나타나는 시기는 생후 6개월에서 2살까지의 아기와 사춘기 청소년인데, 이는 성장이 급격히 이뤄짐에 따라 몸의 전체혈액량이 증가하고 근육이 발달하기 때문이다. 이유기를 거치면서 영유아기에 식습관이 제대로 형성되지 못하면 열량섭취가 부족해져 철분섭취량도 부족해진다.

임신 가능한 여성들도 빈혈이 잘 일어나는 사람 중의 하나이다. 즉 월경으로 인한 출혈이 많아서 철분결핍이 일어나기 쉽다. 또한 임산부는 태아에게 많은 철을 공급해야 하므로 여성이 남성보다 빈혈이 되기 쉽다. 따라서 이들의 철분권장량은 다른 사람과 달리 18mg으로 높이 책정되어 있다.

식품 중의 철은 헴철(heme iron)과 비헴철(nonheme iron)의 두 형태로 존재한다. 그런데 그 식품이 함유된 철분이 비헴철이면 흡수율이 10% 정도이고, 헴철은 비헴철보다 약 두 배나 흡수율이 높다. 어육류(쇠고기, 돼지고기, 닭, 생선 등)의 철분은 약 40%가 헴철종류이므로 흡수도 잘될 뿐만 아니라 비헴철의 흡수도 도우므로 양질의 철분을 얻을 수 있다. 그러나 같은 동물성식품이라도 계란이나 우유에는 비헴철이 많다.

한편, 식물성 식품, 특히 콩류와 진한 녹색채소는 철분함량은 풍부하나 존재하는 철분의 형태는 주로 비헴철이고 피틴산(콩류와 곡류), 옥살산(시금치) 등 섬유소가 같이 들어 있어 철분의 이용률이 낮다.

② 아연(Zn)

아연은 최근 생리적인 중요성이 많이 밝혀지고 있는 원소로서, 여러 가지 중요한 금속성효소(metalloenzyme)의 성분으로 작용한다. 예를 들어 DNA 합성에 관여하는 효소와 단백질분해효소인 카르복시펩티다제, 알코올분해효소 등을 활성화시키며 간에 저장된 비타민A의 이용률을 높인다.

아연은 혈당조절에 관계하는 인슐린의 생리적 기능도 증진시킨다. 따라서 아연이 결핍되면 성장장애는 물론 남성에게는 성장발달부진(hypogonaadium), 피부병, 저항력감소 등을 일으킨다. 뿐만 아니라 아연은 생체막의 구조와 기능을 정상적으로 유지시키는 역할을 한다.

1960년대 초반 이란 등 중동아시아 지역의 어린이·청소년에게 많이 발생한 성장부진, 왜소증, 생식기의 부전증 등은 아연결핍과 관련 있음이 처음 보고되었다. 성장기 어린이, 임신 가능한 여성, 채식주의자, 열량섭취가 부족한 사람은 아연결핍이 이뤄지기 쉽다.

아연이 결핍되면 성장이나 근육·생식기의 발달이 지체될 뿐만 아니라 면역기능이 떨어져 상처회복이 늦고 병에 걸리기 쉽다. 미각, 후각, 눈의 암적응능력(밝은 곳에 있다가 어두운 곳에 들어가면 안 보이던 사물이 희미하게 보이기 시작하는 것) 등의 신체기능도 떨어지게 된다.

아연은 굴에 가장 많이 들어 있고 게, 새우 등 패류와 살코기, 간, 달걀 등 육류에도 많이 들어 있다. 식물성식품은 아연의 함량이 낮으나 그중에도 콩류, 전곡류, 견과류 등은 절대적인 함량은 많다. 아연의 권장량은 다음과 같다. 성인남자는 15mg, 성인여자는 12mg이다. 그리고 임신부와 수유부는 각각 15mg, 19mg을 권장량으로 한다.

③ 구리(Cu)

구리는 체내 여러 효소의 성분으로 존재하며 그 기능이나 대사 면에서 철분과 유사하다. 예를 들어 항산화효소인 초과산화물 불균등화효소(superoxide dismutase : SOD)에 연결되어 있는데, 이 효소는 세포의 산화로 인한 손상(이 손상으로 암이 유발될 수 있다는 보고가 있다)을 방지하는 역할을 한다.

구리는 세룰로플라스민(cerulloplasmin)이라는 단백질을 구성하는 철분의 흡수를 돕는다. 또한 결합조직을 구성하는 콜라겐과 엘라스틴이 교차 결합할 때

작용하는 효소의 일부분이므로 뼈의 형성과 심장순환계의 결합조직이 제대로 유지되는 데 기여한다.

일반인에게서 구리의 결핍증은 드문 편이다. 구리는 간, 굴, 가재, 조개류 등의 해산물, 견과류, 두류 등에 풍부하다. 구리의 권장량은 우리나라에서는 아직 설정되어 있지 않다.

④ 요오드(I)

인체내의 요오드함량은 체중의 300만 분의 1 정도로 아주 미량이지만, 갑상선호르몬인 타이록신(thyroxine)의 주성분으로 중요하다. 갑상선 속에는 40mg 정도 들어 있는데, 이것이 10mg 이하로 되면 갑상선기능이 저하되어서 갑상선종을 일으킨다.

요오드는 갑상선호르몬인 타이록신(thyroxine)의 합성에 관여한다. 이 호르몬의 기능은 세포 내에서 일어나는 열량대사를 조절하며 단백질합성을 돕는다. 갑상선호르몬은 체내의 신진대사를 왕성하게 함으로써 정상적인 성장 및 건강유지, 지능발달이 되도록 한다.

요오드는 사람이나 동물에 있어서 정상적인 생식기능에 필수 불가결한 영양소이다. 임산부에게서 갑상선종을 종종 볼 수 있는데, 이것은 생식기능에 타이록신(thyroxine)이 많이 필요하다는 것을 뜻한다. 요오드는 미역, 김 등의 해조류나 해산물에 많이 들어 있다.

5. 비타민

1) 비타민이란

비타민은 에너지는 발생시키지 않지만 신체기능조절에는 필수적인 영양소이다. 하루에 필요한 비타민량은 탄수화물, 단백질, 지질에 비하면 매우 적다. 또한 특정 비타민이 어떤 식품에는 많이 들어있는 경우가 있는가 하면, 다른 식품에는 전혀 없는 등 그 분포가 일정치 않다. 그래서 비타민류를 식품이 아닌 비타민제로 쉽게 섭취하려는 잘못된 인식도 있다.

비타민은 크게 지용성과 수용성비타민으로 분류가 된다. 수용성비타민은 물에 잘 녹기 때문에 어느 양 이상 섭취하면 체내에 저장되지 못하고 소변으로 배설된다. 이런 이유로 수용성비타민은 매일의 식사를 통해서 섭취할 수밖에 없다. 비타민은 생체내에서 대사, 산화, 환원에 관여하므로 비교적 불안정하며 특히 산, 알칼리, 열, 빛, 산화제 등에 의해 쉽게 분해되는데, 그중에서도 수용성비타민은 물에 잘 용해되므로 조리 도중에 많은 손실을 가져오기도 한다.

한편 지용성비타민은 지방에 녹는 성질을 가지고 있다. 이들 비타민이 흡수되면 간과 지방조직에 저장되기 때문에 매일 섭취할 필요는 없으며, 과다하게 섭취하면 과잉중독증세를 보이기도 한다.

2) 지용성 비타민

지용성 비타민(비타민 A, D, E, K)은 주로 식품 중의 지방과 같이 섭취되어 소화되므로 지방이 부족한 식사를 하거나 지방소화에 문제가 생기면 결핍증상이 나타날 수 있다. 반면 지용성비타민의 과잉섭취는 독성을 유발할 가능성도 있다.

(1) 비타민 A

비타민 A는 어두운 곳에서 물체를 보게 하는 기전에 관여한다. 사람 눈의 망막에는 밝은 빛을 감지하고 색상을 구별하는 곳과 낮은 강도의 빛에 예민하여 침침한 광선 중에서도 볼 수 있게 하는 곳이 있다.

비타민 A는 단백질과 결합하여 로돕신(rhodopsin)을 합성한다. 이 로돕신은 어두운 곳에서 본래의 구성성분으로 전환되면서 눈에서 빛을 감지하게 된다. 이와 같은 기전을 통해서 어두운 곳에서도 물체를 볼 수 있는 것이다. 결핍 시에는 야맹증이 나타난다. 야맹증은 밝은 곳에서 있다가 어두운 곳으로 들어갈 때 시각이 지연되는 증상인데, 눈의 세포가 제기능을 발휘하지 못하기 때문에 일어난다.

비타민 A는 이 영양소가 얼마나 섭취되었는가에 따라서 태아 때부터 출생 후 일생을 통해서 저장된다는 것은 잘 알려진 사실이다. 이 저장된 장소로 중요한 곳이 바로 간이다. 간에는 중량으로 환산하여 근육조직의 약 400배의 비타민 A를 저장할 수 있다. 모체의 음식에 비타민 A가 부족하면 태아의 조직은 정상적인 발달을 하지 못한다. 비타민 A가 부족하면 미각이 저하되어 식욕이 저하된다. 따라서 성장이 부진하게 되는 원인이 되는데, 이때 지주 뼈의 성장이 중지된다.

비타민 A가 동물의 생식기능을 증진시킨다는 생화학적 기전은 확실하지 않으나 동물실험의 결과 숫쥐에게는 정충생성능력을 향상시켰고 암쥐에게는 임신을 가능하게 했다.

비타민 A는 상피세포의 건강을 유지시켜준다. 상피세포는 전신의 피부와 모든 기관의 점막을 포함한다. 상피세포는 소화기관, 심장, 간, 방광, 생식기, 혈관, 림프관, 소화액, 호르몬분비관, 눈, 입 등 표면을 덮고 있다.

비타민 A는 점막의 점액을 합성하는 데 관여한다. 이 점액은 상피세포, 특히 눈, 입, 위장, 호흡기, 비뇨생식기의 점막세포를 건강하게 유지시킨다. 또 세균감염을 방지하므로 모든 점막의 최적조건에서는 세균의 침범을 막는 역할을 한다.

한편, 비타민 A의 결핍이 일어나면 피부가 건조해지고 모낭이 각질물질로 막히게 된다. 더 심해지면 각막연화증, 피부연화증이 일어나며 피부에 깊은 비염증의 구멍이 생기고 머리털의 광택이 없어지고 손톱·발톱에 세로주름이 잡힌다. 눈에는 결막건조증, 비토반(Bitot's spot), 각막연화증이 생긴다. 치아 형성에 중요한 역할을 하며 다른 상피세포와 같이 치아의 법랑질세포에도 영향을 미친다.

비타민의 부족 시에는 치아의 법랑질층 대신에 균열이 생기며 치아가 부식되는 경향이 있으며 또 치아를 형성하는 상아세포도 위축한다. 비타민 A의 결핍은 신경, 치아, 뼈에 악영향을 미치므로 특히 출생 전과 유아기에 비타민을 충분히 공급해야 한다.

(2) 비타민 D

비타민 D는 피부에서 태양광선을 받아 콜레스테롤로부터 합성이 가능하다. 보통사람들은 일상생활 중에 태양광선을 충분히 쬐면 피부에서 필요한 만큼의 비타민 D를 합성할 수 있다.

활성형비타민 D는 장에서 칼슘과 인의 흡수율을 증진시키고 칼슘과 인의 이용을 조절하는 데 필수적이며, 뼈의 무기질화가 잘 일어나도록 한다. 한편, 비타민 D는 혈중칼슘농도가 아주 낮을 때 뼈에 저장되어 있는 칼슘이 혈액 내로 잘 유출되도록 하고, 신장에서의 칼슘과 인의 재흡수율을 높여 혈중칼슘농도를 일정하게 유지하는 기능도 한다.

한편, 비타민 D의 결핍증으로는 유아에게 구루병이, 성인에게서는 골다공증이 나타나며, 과잉증세로는 구토, 설사, 고칼슘혈증 등이 유발될 수 있다.

비타민 D는 생선의 간유, 기름진 생선 등에 들어 있으며, 우유, 유제품, 마가린, 버터, 곡류, 빵 등에 첨가하여 강화하고 있다.

(3) 비타민 E

비타민 E는 인체내에서 항산화제의 역할을 한다. 특히 세포막을 이루는 인지질 중에 있는 다가불포화지방산의 산화를 막아 세포막과 세포를 보호하는 역할을 한다. 따라서 식사 중의 다가불포화지방산함량이 많으면 체내에 비타민 E의 필요량도 증가하게 된다. 또한 비타민 E는 비타민 A와 아스코르빈산(ascorbic acid)의 산화를 방지하는 데 도움을 주므로 비타민 A와 아스코르빈산을 절약시킨다. 그리고 골수에서 적혈구를 형성하는 데 도움을 준다. 또한 노화에도 관련이 있다.

유해활성산소가 노화를 재촉하고 심장병이나 암, 뇌질환 등과 관련이 있는 것으로 알려지면서 국내에서도 이에 대한 관심이 커졌다. 유해활성산소는 우리 몸에서 해가 되는 산소화합물의 총칭이며, 산소 프리라디칼(free radical)로 불리운다. 최근 연구에 의하면 약 250여 가지 질병에서 유해활성산소가 발생되는 게 확인됐고, 이 병들을 막기 위한 항산화제의 효능이 서서히 입증되고 있다. 유해활성산소는 인체의 정상적인 대사과정에서 끊임없이 만들어지는 물질로, 통상 우리가 호흡하는 산소의 2~5%정도는 유해활성산소로 바뀌어진다고 한다. 유해활성산소가 위험한 이유는 몸안의 유해활성산소는 세포와 단백질, DNA를 손상시켜 세포구조나 기능 신호전달체계에 이상을 일으키기 때문이다.

비타민 E는 식물성기름, 전곡, 푸른 채소, 견과류, 콩, 곡류의 배아, 마가린, 땅콩기름, 씨앗, 쇼트닝 등에 많이 들어 있다.

(4) 비타민 K

비타민 K는 혈액응고에 필수적이며, 비타민 K의 공급이 충분하지 않으며 응고과정이 방해를 받아 혈액응고가 지연된다. 또한 뼈의 칼슘침착에 관여하는 오스테오칼신(osteocalcin)이라는 단백질합성에도 필요하다.

비타민 K가 많이 들어 있는 식품은 상추, 양배추, 시금치, 케일 등 녹색채소이다.

3) 수용성 비타민

수용성 비타민은 비타민 C, B1, B2, 나이아신, B6, B12, 판토테산, 엽산, 비오틴 등 9종이다.

(1) 비타민 C

비타민 C의 가장 중요한 기능은 체내에서 콜라겐(collagen)합성과정에 관여하는 것이다. 콜라겐은 골격의 유기질이나 결합조직 등을 구성하는 단백질로 체단백의 1/3을 차지하고 있다. 따라서 비타민 C가 결핍되면 콜라겐합성이 방해되므로 잇몸이 허는 등의 괴혈병이 생긴다. 또한 모세혈관이 약해져서 멍이 쉽게 들고 골격의 형성도 방해되어 성장이 지연된다.

비타민 C의 신체내 역할은 산화·환원반응에 참여하여 고도의 불포화지방산, 비타민 A, 비타민 E 등이 산화되는 것을 막아주는 것이다. 또한 비타민 C는 감기 바이러스나 스트레스 등에 저항력을 높이는 것으로 알려졌다.

비타민 C의 가장 좋은 급원은 채소와 과일이다. 특히 비타민 C 함량이 높은 채소는 풋고추, 시금치, 무청, 무, 배추이며 과일로는 감귤류, 딸기, 홍시 등이다.

(2) 비타민 B1(티아민)

비타민 B1은 조효소가 되어 에너지 대사과정에 참여한다. 조효소란 효소와 결합하여 대사과정이 진행되도록 효소를 도와주는 물질이다. 특히 탄수화물대사에는 필요불가결한 물질이다.

각기병을 예방하는 주요 비타민으로 이것은 신경기능, 식욕, 정상적 소화에 필요하며 성장, 생식, 젖분비에 요구된다. 결핍증으로 식욕감퇴, 무력감, 체중감소 등이 나타나며, 심하면 각기병이 나타나는데 비타민 B1을 보충하면 나아진다.

비타민 B1이 많이 들어있는 식품은 맥주효모, 돼지고기, 콩류 등이다.

(3) 비타민 B2(리보플라빈)

비타민 B2는 여러 가지 효소 및 조효소의 성분이 되며 체내에서 일어나는 여러 가지 산화·환원반응을 촉매하는 역할을 한다. 비타민 B2는 세포 내 호흡작용에 절대적으로 필요하며 수소이온을 받아 화학반응에 전달하여 주는 역할을 한다.

비타민 B2가 성분이 된 효소는 탄수화물, 단백질, 지질의 대사에 관여하는데, 이 과정에서 에너지가 서서히 방출되어 세포활동에 사용된다. 그리고 비타민 B2는 부신피질에서의 코티코이드(corticoid)형성, 골수에서의 적혈구조성, 글리코겐(glycogen)합성, 지방산의 이화작용 및 갑상선기능을 원활하게도 한다.

육류, 닭고기, 생선과 같은 동물성식품과 우유 및 유제품이 비타민 B2의 좋은 급원식품이며 이밖에도 콩류, 녹색야채, 버섯, 곡류, 알류도 함량이 높은 식품이다.

(4) 비타민 B6

비타민 B6은 식품 중에 피리독신(pyridoxine), 피리독살(pyridoxal), 피리독사민(pyridoxamine)의 형태로 존재한다. 이들 세 가지형의 비타민 B6은 장내에서 상당히 안정하여 소장 상부에서 쉽게 흡수되는데 일단 흡수되면 인산과 결합하여 조효소가 된다. 또한 지질 및 핵사대사와 헴(hem) 및 여러 신경전달물질 합성에도 조효소로서 작용한다.

비타민 B6의 급원식품으로는 생선, 돼지고기, 닭고기, 난류, 동물의 내장(간, 콩팥) 등의 동물성식품을 비롯하여 현미, 대두 등을 들 수 있다.

(5) 비타민 B12

빈혈의 원인 중에 식생활을 살펴보면 철분(Fe)이나 구리(Cu)의 섭취가 부족할 경우, 또는 철(Fe)의 흡수가 불량했을 경우이다. 비타민 B12는 악성빈혈을 예방하는 주요 비타민이다. 이것이 결핍되면 간 해독작용에 장애가 생겨 2차적으로 장내 세균에 의하여 생긴 유해물질에 의하여 중독되기 때문에 악성빈혈을 일으킨다.

비타민 B12는 동물의 발육촉진효과가 있다. 왜냐하면 비타민 B12가 아미노산 대사, 특히 메티오닌(methionine), 라이신(lysine)에 관여하여 영양가를 높임으로써 소아의 성장에 도움을 주기 때문이다. 또한 비타민 B12는 탄수화물, 단백질, 지질의 대사에 중요한 생리기능을 갖고 있다.

보통 건강한 성인은 하루 1mg의 비타민 B12를 섭취하면 충분하며, 육류, 간, 생선, 우유 및 유제품, 난류 등에 많이 들어 있다.

(6) 나이아신

나이아신은 체내에서 보조효소의 형태로 존재하며, 필수아미노산의 하나인 트립토판(tryptophan)의 전구체이다. 나이아신은 항펠라그라인자로 불리는 비타민이다. 나이아신이 결핍되면 펠라그라(pellagra)라는 증세가 나타나는데, 이 때문에 피부, 소화기관, 중추신경에 장애를 일으켜 피부염, 설사, 우울증 등이 나타나게 된다. 나이아신의 좋은 급원은 육류(특히 간), 생선, 두유, 땅콩 등을 들 수 있으며 우유나 난류는 나이아신을 거의 함유하고 있지 않으나 충당할 만큼의 트립토판을 함유하고 있다.

(7) 엽산(folate)

엽산은 세포분열과 동물의 생식작용에 필요하며 비필수아미노산들의 합성에도 관여한다. 비타민 B2와 더불어 골수 내에서 적혈구형성을 조절하는 작용도

한다. 또한 임신 중 면역방어체계와 태아의 면역발달에 관여한다.

엽산결핍은 임산부, 수유부, 조산아, 사춘기 아동, 노인 등에게 발생하며 특히 임신부의 엽산결핍은 조산, 사산, 저체중아출산 등을 초래한다는 보고가 있다. 엽산이 많이 들어 있는 식품은 간, 엽채류, 두류, 과일류 등이다.

(8) 판토텐산(pantothenic acid)

판토텐산은 매우 다양한 기능을 가진 코엔자임 A(coenzyme A)의 구성성분이다. 이 코엔자임 A는 당질, 지질, 단백질 등 영양소의 산화과정뿐만 아니라 지방산, 콜레스테롤, 스테로이드 등의 지질합성, 신경전달물질의 합성 등 여러 반응에 참여하고 있다. 판토텐산은 모든 식품에 많아 결핍증은 거의 발생하지 않는다. 판토텐산은 모든 식품 속에 존재하며 특히 동물성식품, 전곡류, 두류, 버섯, 효모 등에 많이 함유되어 있으므로 결핍증은 거의 발생하지 않는다.

(9) 바이오틴(biotin)

바이오틴은 보조효소로서 작용하며 CO_2를 고착시키는 일과 이탈시키는 일, 즉 아미노산의 아미노기를 이탈시키는 작용에 관여한다. 또한 지방산의 합성과 산화작용, 탄수화물의 대사작용, 그리고 단백질대사작용에 관여한다.

식품에 널리 분포되어 있으며 특히 간, 신장, 난황, 전곡, 두류, 모든 육류, 밀배아 등에 많이 함유되어 있다.

6. 물

체중의 약 2/3를 차지하는 수분은 ① 영양분의 운반, 소화, 흡수, ② 여러 가지 물질의 용해, ③ 체내 노폐물의 배설, ④ 체온조절, ⑤ 자기보호, ⑥ 세포 내의 물리적 상태유지기능을 한다. 성인은 1일 2~5L의 물을 섭취하여야 한다.

탈수 시에는 묽은 소금물을 마셔야 하며, 아침 공복 시의 섭취는 위·주름창자

(결장)의 반사능력을 좋게 하므로 특히 변비에 좋다.

7. 운동과 올바른 식생활

1) 올바른 식습관의 형성

(1) 여러 가지 식품을 골고루 먹어야 한다
① 다양한 식품을 선택하여 체내에서의 역할이 다른 여러 영양소를 균형 있게 섭취한다.
② 비타민, 무기질, 식이섬유가 많은 채소, 과일, 해조류 등을 충분히 섭취한다.
③ 우리나라 국민들에게 부족하기 쉬운 칼슘과 리보플라빈(비타민B2)을 많이 함유한 우유 또는 우유가공식품을 먹는다.
④ 지방의 섭취는 총열량의 20% 정도로 한다.
⑤ 백미보다는 현미를, 쌀밥보다는 잡곡밥을 많이 먹는다.

(2) 정상체중을 유지할 수 있도록 알맞게 먹어야 한다
① 알맞게 먹고 신체활동을 활발히 하여 정상체중을 유지한다.
② 과식, 결식이나 폭식을 하지 않는다.
③ 지방이 많이 들어간 음식섭취를 절제하고 육류 이외에 생선, 알류 등을 골고루 먹는다.
④ 열량만 많이 있는 단 음식, 자극성이 많은 청량음료 등의 섭취를 절제한다.

(3) 식사는 규칙적으로 즐겁게 해야 한다
① 식사는 일상생활의 원동력이므로 하루에 세끼를 규칙적으로 하고 즐거운 식사를 통하여 생활의 안정을 얻는다.
② 음식은 천천히 잘 씹어서 먹는다.

표 8-4. 한국인의 영양권장량 (성인, 중등 활동, 남 60kg, 여 52kg)

구분	연령(세)	체중(kg)	신장(cm)	열량(kcal)	단백질(mg)	비타민A B-카로틴	티아민(mg)	리보플라빈(mg)	니아신	아스코르브산	비타민D	칼슘(g)	철(g)
영아	0.0~0.5	6	60	700	-	1,400 (4,200)	0.4	0.4	6	35	400	0.4	10
	0.5~1.0	9	72	1,000	2.4 g/kg	1,400 (4,200)	0.5	0.6	8	35	400	0.5	15
소아	1~3	11	82	1,100	35	1,500 (4,500)	0.6	0.7	8	40	400	0.5	15
	4~6	17	105	1,500	45	1,700 (5,100)	0.8	0.9	10	40	400	0.5	10
	7~9	25	123	2,000	55	1,900 (5,700)	1.0	1.2	13	40	400	0.5	10
남자	10~12	32	138	2,300	65	2,100 (6,300)	1.2	1.4	15	40	400	0.7	15
	13~15	44	155	2,500	80	2,300 (6,900)	1.3	1.5	17	60	400	0.7	15
	16~19	56	166	2,900	85	2,500 (7,500)	1.5	1.7	19	60	400	0.7	18
	20~49	60	168	2,700	80	2,000 (6,000)	1.4	1.6	18	60	-	0.5	10
	50~65	60	166	2,400	75	2,000 (6,000)	1.2	1.4	16	60	-	0.7	10
	66+	59	165	2,100	75	2,000 (6,000)	1.1	1.3	14	60	-	0.7	10

③ 식사시간을 가정생활의 구심점으로 하여 가족 간의 대화와 화합의 시간으로 한다.

(4) 음식은 되도록 싱겁게 먹어야 한다

① 고혈압 등 많은 질병의 위험요인이 되는 소금을 하루에 10g 이하로 섭취하도록 노력한다.
② 저장식품을 지나치게 짜게 만들지 말고 가공식품은 보통 염도가 높으므로 적게 먹는다.
③ 다양한 재료와 조리법으로 소금의 과다섭취요인을 줄인다.
④ 식탁에서 소금이나 간장을 넣는 습관을 없앤다.

(5) 과음을 삼가야 한다
① 지방간, 간경변 등의 원인이 되고 간암의 위험요인이 되는 알코올의 섭취를 줄인다.
② 과음은 알코올의 체내작용으로 식욕을 저하시키고 다른 식품 중의 영양소의 흡수와 이용을 방해하여 영양의 균형을 깨뜨린다.

2) 연령별 올바른 식생활

(1) 1~2세
① 신생아는 모유 또는 조제분유를 먹는다. 아기에게 모유보다 더 좋은 음식은 없다. 모유는 질병에 대한 면역성을 제공하고, 대변이 잘 나오도록 하며, 산모의 체중감소를 돕는 등 조제분유보다 많은 장점을 가지고 있다.
② 조제분유를 먹일 때에는 젖병과 젖꼭지를 깨끗하게 유지하고, 기재된 사용방법에 따라 먹이며 구토, 설사, 발진 등 우유에 과민반응을 보이는 경우도 있으므로 이에 주의한다.
③ 이유기부터 광범위한 음식을 제공해 맛에 대해 익숙해지도록 하고, 다양한 조리법을 사용하여 아이 입맛에 맞게 공급하는 것이 좋다.
④ 견과류, 딱딱한 사탕 등 목이 메일 수 있는 음식물에 주의한다.
⑤ 과일, 야채, 곡류를 포함한 다양한 음식물을 접할 수 있도록 한다.

(2) 3~5세
① 설탕과 지방이 많이 들어 있는 과자류는 영양분이 부족하고 규칙적인 식사를 방해할 수 있으므로 제한한다.
② 청량음료 대신 물을 충분히 마시도록 하며 카페인이 들어 있는 음식이나 음료수는 피하도록 한다.
③ 과일, 야채, 곡류를 포함한 다양한 음식물을 섭취하게 하며 아침식사를 거르지 않도록 한다.

(3) 6~12세
① 패스트푸드를 먹을 경우 닭튀김, 청량음료 대신 구운 치킨, 샐러드 등을 선택한다.
② 비만과 과체중은 운동능력저하, 심리적 열등감증가, 학업성적부진 등의 원인이 되므로 적절한 운동과 음식조절로 비만을 예방한다.
③ 여아의 경우 외모를 의식하여 다이어트를 하는 경우가 많은데, 영양부족은 성장에 장애가 될 수 있으므로 주의한다.
④ 충분한 에너지와 단백질, 칼슘, 철분 등의 공급이 필요하므로 균형잡힌 식사를 하며 아침식사를 거르지 않도록 한다.
⑤ 가족들의 식사준비에 참여시킨다.

(4) 13~19세
① 야채, 과일 등 섬유질이 풍부한 음식을 먹는다.
② 술은 영양분이 적으며 판단력을 흐리게 해 사회적인 문제를 일으킬 수 있으므로 마시지 않도록 한다.
③ 심한 다이어트에 의한 영양부족은 성장에 장애가 될 수 있으므로 적절한 운동과 음식조절을 통해 체중을 적절히 유지하도록 한다.

(5) 노년기
① 노인은 소화기능이 저하되고 치아기능이 약해져 식욕이 떨어지기 쉬우므로 식품, 향료, 색깔, 모양, 온도, 향기, 재질 등을 다양화한다.
② 치아가 빈약하면 반가공한 유연하고 으깬 식사를 제공한다.
③ 가족이나 친지들과 함께 식사하는 등 외롭지 않게 한다.
④ 식사 전에 적당한 신체활동을 하여 식욕을 증진시킨다.

제9장

운동처방의 원리

1. 운동처방이란

　의료현장에서는 질병·상해를 치료하기 위하여 의약품을 투여한다. 진단에 기초하여 환자의 연령, 체중, 증상 등에 맞는 종류와 양의 의약품을 의사가 '처방'하면 약사가 그에 따라 조제하여 환자에게 전달하는 것이다. 또한 각종 신체장애에 대해 그 정도와 잔존기능 및 생활상황 등에 맞게 보장구를 처방하여 환자에게 전달한다. 이러한 일련의 전문적 의료행위를 성립키기 위해서는 의사가 '처방전'을 작성하여 관련 전문가에게 전달하면 그들은 처방 내용에 따라 조제하게 된다.

　운동처방의 기본적 개념도 이와 동일하다. 즉 운동처방사는 운동을 실시하는 각 개인의 특성(성, 연령, 체격, 체력수준, 건강도, 병·장애의 유무와 정도, 운동경험도 등)을 고려하여 각각에 따른 운동의 질(종류)과 양(정도, 시간, 빈도), 운동법을 결정하고, 주의사항을 지시한다. 약은 그 질·양이 각 개인에게 적합하지 않으면 위장장애, 피부발진, 간장애 등의 부작용이 생기고, 의수·보장구가 적합하지 않으면 불쾌감, 통증, 외상, 장애 등의 폐해가 생긴다. 이와 마찬가지로 운동도 개인의 특성에 적합하면 효과를 얻을 수 있으나 질과 양이 적합하지 않으면 오히려 부작용이나 폐해를 줄 위험(risk)을 갖고 있다.

　운동처방의 대전제는 약이나 보장구와 마찬가지로 '운동이 인체의 건강유지와 회복에 도움을 주어야 한다'는 것이며, 개인의 특성에 맞는 운동의 질과 양을 결정하는 것은 운동처방사의 역할이다. 그에 따라 구체적인 형태로 운동을 실천하게 하는 것은 운동지도를 담당하는 전문가의 역할이 된다.

　운동은 '양날의 칼'이다. 처방이 잘못되거나 운동의 실천이 부적절하면 피해를 입을 수 있다. 그러므로 적절한 운동처방을 하려면 의학 및 운동의 특성에 관한 지식, 기술, 경험이 필요하다.

　한편 건강을 위한 운동의 기본조건에는 3가지가 있다. 첫째는 건강을 해치지 않고 안전하게 할 수 있는 운동이어야 하며, 둘째는 운동효과가 좋은 것이어야 하고, 셋째는 재미있게 즐길 수 있는 운동이어야 한다.

2. 운동처방의 목적

운동처방의 목적은 체력을 향상시키는 것, 만성질환 위험인자(risk factor)를 줄임으로써 건강을 유지하는 것, 운동실시 중의 사고를 예방하는 것 등이다. 이러한 일반적인 목적은 개인적인 흥미, 건강상의 필요성, 질병 등에 기초하기 때문에 모든 운동프로그램이 모든 사람에게 똑같은 효과를 주는 것은 아니다. 기본적으로는 특정 개인에게 특정 효과를 가져다주는 것이 운동처방의 목적이라 할 수 있다.

그 구체적인 효과는 일상적인 신체활동을 포함한 개인의 행동에 변화를 일으키고 신체기능의 개선, 체력의 향상, 건강증진, 질병·장애의 경감, 삶의 질 향상 등을 가져다준다.

3. 운동처방의 구성요소

운동처방에서는 어떤 운동을, 어느 정도로, 얼마만큼의 시간 동안, 얼마나 자주하여야 하는가를 제시하여야 한다. 여기서 고려되어야 할 중요한 요인은 운동처방의 구성요소이다.

운동처방의 구성요소에는 질적 요소와 양적 요소가 있다.

1) 운동처방의 질적 요소

(1) 운동형태
운동형태는 운동의 목적에 따라 선정되어야 한다. 운동의 효과는 실시한 운동형태에 따라 다르게 나타나므로 각 개인이 행할 운동형태를 결정하는 것은 운동처방에서 고려되어야 할 중요한 요소 중의 하나이다.

(2) 운동강도

운동강도는 일정시간 내에 수행된 운동량을 의미하는데, 이것은 운동형태와 개인의 체력수준을 고려하여 설정되어야 한다. 운동강도는 VO_2max에 대한 백분율(%VO_2max), HRmax에 대한 백분율(%HRmax)로 표현하며, 대사당량(MET), 목표심박수(THR), 운동자각도(RPE) 등을 이용하여 표현하기도 한다.

그리고 운동처방프로그램 작성에서 중요시되는 운동강도는 심폐적성을 위해서 순환계가 감당할 수 있는 한도 내에서 충분한 부하를 주는 것이다. 운동강도는 최대운동능력의 50~85%, 즉 VO_2max의 50~85% 범위 내에서 운동을 하는 것이 가장 이상적이다. 최대운동 50% 이하의 운동은 심폐기능에 별효과가 없고, 85% 이상은 너무 무리하기 때문에 권장되지 않는다.

2) 운동처방의 양적 요소

(1) 운동지속시간

운동지속시간(duration of exercise)은 운동강도와 관련하여 결정하는데, 이 둘은 서로 반비례 관계가 있다. 즉 운동강도가 높으면 운동시간이 짧아지고 운동강도가 낮으면 운동시간이 길어진다. 적당한 운동강도와 운동시간의 설정기준은 운동이 끝난 후 1시간 이내에 안정상태로 회복되고, 피로를 느끼지 않을 정도가 가장 이상적이다.

운동지속시간은 일련의 운동을 실시하는 데 소요되는 시간으로 표시하는 것이 원칙이지만, 운동형태에 따라서 세트 또는 세션으로 나타낼 수 있다. 운동지속시간은 일반적으로 15~60분으로 하는데, 운동을 처음 시작하는 초보자는 운동시간이 10~20분 정도가 적당하고, 운동이 어느 정도 진행된 후는 운동시간을 15~45분으로 늘리고, 체력이 좋아지면 30~60분으로 늘리는 것이 좋다.

(2) 운동빈도

운동빈도(frequency of exercise)란 처방된 운동형태 · 운동강도 · 운동지속시간으로 구성된 운동프로그램을 1주일 중 실시할 날짜수를 의미한다. 일반적으로 주당 3~5회로 하되 운동프로그램의 진전단계와 기능적 유산소능력의 수준에 따라 조정한다. 일주일에 3회 운동할 경우에는 격일식(월, 수, 금)과 3일 연속식(월, 화, 수)으로 할 수 있으며, 어느 방법이든 훈련효과에 대해서는 별차이가 없으나 운동초기에는 관절 등의 상해를 예방하기 위해서 격일식이 바람직하다.

운동량은 같은데 운동빈도를 줄이면 일회운동량이 너무 커지기 때문에 상해를 입는 등 신체에 무리가 따른다. Pollock 등(1969)은 주당 3회 이하 운동에서는 심폐기능은 다소 향상되었으나 체지방은 감소하지 않음을 보여주고 있다. 따라서 주당 5회를 원칙으로 하되, 운동초기에는 주당 3~4회로 하는 것이 바람직하다.

(3) 운동기간

운동기간이란 계획된 운동프로그램을 얼마의 기간 동안 실시하여야만 운동효과가 나타나는가, 또 운동효과를 향상시키기 위해서 운동프로그램은 언제 조정할 것인가를 검토하여 계획된 운동프로그램을 수행하는 기간, 즉 운동프로그램을 변경시키기 전까지의 기간, 또는 특정 운동프로그램을 통해 체력향상이 더 이상 이루어지지 않는 정체기를 말한다.

운동기간은 통상 초기훈련기(intial condition stage), 향상훈련기(improvement conditioning stage), 유지훈련기(maintenance conditioning stage)로 나누어진다.

통상 근기능 강화는 10~12주, 심폐기능 강화는 12~14주, 유연성 향상은 8~10주 정도면 나타나는 것으로 보고되고 있다. 이러한 향상도는 연령에 따라 다른데, 30세 이후 나이가 10세씩 증가할 때마다 신체적응이 1주일씩 더 걸리는 것으로 알려져 있다.

4. 운동처방의 과정

여기에서는 운동처방을 할 때 운동처방전을 작성하고 실시해 나가기 위한 절차를 설명한다(그림 9-1).

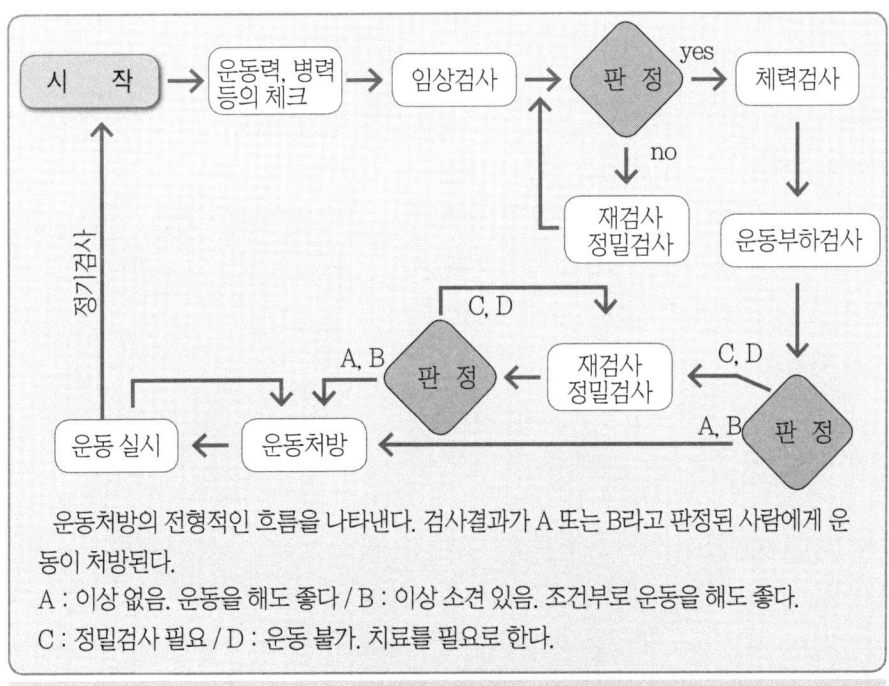

그림 9-1. 운동처방의 절차

1) 의학검사

먼저 신체의 이상이나 질환의 유무를 검사하고, 운동을 해도 되는지 판단한다. 검사는 문진과 임상검사로 이루어져 있는데, 그 결과는 앞으로의 운동부하검사나 체력검사의 가부, 운동금지, 운동종목 결정이나 강도제한 등에 도움이 된다.

2) 운동부하검사

 실제로 운동을 부하하여 보고, 순환기계 등에 특별한 이상이 발생하지 않는가를 검사한다. 그리고 동시에 그 사람의 체력 또는 운동능력의 한계(운동내성능력)를 평가한다. 이 검사의 결과는 처방해야 하는 운동강도상의 한계(안전한계)를 결정할 때 중요한 정보를 제공한다. 따라서 운동부하검사는 역동적인 의학검사인 동시에 체력검사로서의 역할도 한다.

 원칙적으로 운동부하검사는 의사 또는 그 감독하에 있는 전문가가 심전도 등을 모니터링하면서 실시하는 것이기 때문에, 그 원칙에 따른 방법을 중심으로 한다. 그런데 그러한 방법은 많은 경비와 시간을 요하기 때문에 커다란 집단을 대상으로 할 때에는 가끔 어려움이 동반된다. 그래서 건강한 젊은 사람의 집단을 대상을 할 경우에는 간편한 운동부하검사방법도 생각해 두어야 한다.

3) 체력검사

 운동부하검사는 트레드밀이나 자전거에르고미터 등을 이용하여 실시하므로, 운동의 양식은 일상적으로 실시하는 것과 반드시 일치하지 않는다. 운동부하검사에서 측정할 수 있는 체력요소에는 한계가 있다. 그래서 다른 체력요소검사를 별도로 실시하여, 그 사람의 체력 전반의 특징을 파악할 필요가 있다. 그 결과는 그 사람의 체력적인 특징을 클로즈업하고, 체력적으로 문제점이 있으면 그것을 강화하도록 운동처방에 반영시킬 수 있다. 또한 운동처방이 그 사람의 체력에 어떠한 효과를 미쳤는지를 평가하는 데 도움이 된다.

4) 운동처방전의 작성

 이러한 검사결과로부터 그 사람의 건강상태, 체력상태, 운동능력의 한계 등을 파악할 수 있다. 그 결과에 기초하여 운동의 가부, 운동의 강도에 관한 안전한계 및 유효한계를 결정한다. 또한 1회의 필요운동량(운동시간)이나 1시간의 운동빈도 등에 관한 개략적인 추측도 할 수 있다.

5) 운동처방전의 교부

운동처방전은 원칙적으로 본인과 직접 대면하여 작성·교부한다. 우선 검사결과의 개요를 설명하고, 특히 주의사항이 있으면 그에 대해 부가설명하도록 한다. 이어서 일상적인 신체활동상황을 묻고, 그 정도를 파악한다.

이렇게 파악된 상황을 기초로 하여 지금까지 본인의 운동경력과 기호에 맞춰 실행해야 할 운동종목을 선택하도록 한다. 운동종목을 선택한 다음에는 필요한 운동강도를 구체적으로 설명하고, 1일 운동시간과 1주일의 운동빈도에 관해서도 설명한다.

6) 사후관리와 재검사

일정 기간마다 피검자와 접촉하여 운동실시상황을 질문하여 부작용이나 피로의 유무 등을 판단하고, 필요하면 처방내용을 재조정한다. 많은 사람들이 도중에 운동을 중지하는 경향이 있는데, 이러한 경향을 방지하기 위해서는 피검자와의 정기적인 교류가 필요하다.

적어도 연 1회 이상 검사를 실시하고, 과거 1년 동안 운동실시상황을 파악하여 그 사이의 운동효과를 평가한다. 필요하면 그 시점의 상황에 기초하여 운동처방 내용을 수정한다.

5. 체력검사와 체력측정방법

1) 체력검사종목

(1) 근력과 근지구력

근력은 근육의 수축에 의하여 발휘되는 힘의 총합을 뜻한다. 근력의 크기는 근육의 횡단면적에 비례하는데, 일반적으로 근육의 횡단면적 1cm2 당 5kg 정도의 근력이 발휘될 수 있다고 한다.

다시 말하면 보디빌더와 같이 근육이 잘 발달된 사람의 근력이 강하다고 말할 수 있다. 근력을 엄밀하게 측정하기 위해서는 근육의 횡단면적을 측정할 필요가 있다. 근육의 횡단면적은 과거에는 X-Ray에 의한 방법으로 측정되었으나, 최근에는 초음파장치를 이용하여 더욱 정확하게 측정할 수 있다. 그러나 이 방법으로 신체를 진단하는 것은 현실적으로 어렵기 때문에 운동성과에 의한 방법으로 근력계를 사용하여 근력을 측정하는 것이 일반적이다. 근력계에 의한 근력의 진단이 현재 널리 이용되고 있으나 우리나라에서는 아직까지 일반인이 손쉽게 측정할 수 있을 정도로 근력계의 보급이 이루어져 있지 않기 때문에 이 방법도 현실적으로 이용하기가 곤란하다.

그러므로 근력과의 그 특성을 달리하고 있지만, 근력을 바탕으로 발휘되는 근지구력을 진단함으로써 근력을 간접적으로 알아볼 수 있다. 근지구력은 근육이 얼마나 운동을 오래 계속할 수 있는가 하는 능력을 의미한다. 근력은 근수축에 의해 발휘되는 힘을 그 내용으로 하고 있는데 반해, 근지구력은 근수축의 지속시간을 내용으로 하고 있다는 점에서 특성을 달리한다. 예를 들면 얼마나 무거운 역기를 들 수 있느냐 하는 것은 근력이며, 10kg의 역기를 몇 번 계속하여 들어올렸다 내렸다를 반복할 수 있느냐 하는 것은 근지구력이다.

근력의 측정항목에는 악력, 배근력, 등근력, 다리근력 등이 있으며, 근지구력 검사에는 팔굽혀펴기, 윗몸일으키기, 턱걸이 등을 사용한다. 근력과 근지구력을 측정할 때에는 일반적으로 한두 가지 항목만을 선택하여 실시한다.

(2) 순발력

단거리달리기, 높이뛰기, 멀리뛰기, 재빠른 동작, 던지기 등의 운동에서 한정된 시간 내에 일을 할 수 있는 능력, 그리고 스포츠 장면에서는 최대노력을 기울인 동적 운동으로서 순간적인 힘을 발휘하는 능력을 파워(power) 혹은 순발력이라 한다. 즉 파워란 단위시간 내에 이루어지는 작업능력을 뜻하는 것으로, 힘과 속도로 나타낼 수 있다.

위에서 언급한 바와 같이 파워를 크게 하기 위해서는 힘을 크게 발휘하든지 아니면 속도를 크게 발휘해야 한다. 여기에서의 힘이란 곧 근력을 의미하며, 속도란 근수축의 스피드를 말한다. 그런데 힘과 스피드의 관계는 간단하지 않다는 데 문제가 있다.

예컨대 무거운 물건을 들어 옮기려 할 때에는 큰 힘이 필요한 반면 결코 재빠른 속도로 옮길 수는 없으며, 반대로 가벼운 물건을 들어 옮기려 할 때에는 작은 힘이 필요하지만 재빠른 속도로 옮길 수 있다. 즉 근육의 수축속도는 부하가 크면 클수록 속도는 느려진다는 것이다. 순발력을 측정하는 방법으로 일반인들에게 널리 이용되고 있는 것으로는 제자리높이뛰기, 제자리멀리뛰기, 단거리달리기 등이 있다.

(3) 심폐지구력

심폐지구력의 평가는 심장혈관계 및 허파기능에 이상이 없고, 호흡순환계의 산소공급능력, 근육의 산소이용과 에너지대사능력에 의해 이루어진다. 따라서 심폐지구력의 지표로는 최대산소소비량이 가장 중요시된다.

심폐지구력을 검사하기 위해서는 운동검사를 통해 최대산소소비량을 직접 측정하거나 자전거운동 및 스텝테스트를 통하여 최대산소소비량을 간접 추정하기도 한다. 일반인을 대상으로 널리 이용되고 있는 심폐지구력 측정방법으로는 1,000m 달리기, 1,200m 달리기, 2,000m 달리기, 12분 달리기 등이 있다.

(4) 유연성

 유연성은 관절의 가동범위와 근육이나 관절주변조직(힘줄, 인대 등)의 신장능력에 의해 결정되는 체력요소로서, 운동의 효율성 증진과 상해예방 등에 중요하다. 유연성이 좋으려면 우선 근육경직이 없어야 하며, 관절이나 신경조직에 손상이 없고 유연해야 한다. 유연성 측정은 신체 각 분절이 모두 측정대상이지만 일반적으로 윗몸앞으로 굽히기와 윗몸 뒤로 일으키기가 주로 사용된다.

(5) 비만도

 비만도 검사는 체성분을 파악하는 검사인데, 이때 체지방의 비율이 중요시된다. 체지방 검사방법에는 수중체중측정법, 피부두겹집기법, 신체부위 둘레측정법 등이 있으며, 일반적으로 수중체중측정법, 피부두겹집기법이 사용된다.
 체지방률은 성인병의 발병률과 높은 상관을 나타낼 뿐만 아니라 심리적 문제를 야기하기도 하므로 건강과 체력 프로그램 실시 전에 반드시 측정해야 한다. 일반적으로 남자가 15~20%, 여자가 20~25% 정도이다.

2) 측정항목 및 방법

(1) 제자리 멀리뛰기
① 체력측정요소 : 순발력
② 측정방법
- 피검자는 발구름판 위에서 10~20cm 정도 발을 벌리고 서서 편한 자세를 취한다.
- 발끝이 발구름선을 넘지 않도록 서서 팔이나 몸통, 다리로 충분하게 반동을 주어 가능한 한 멀리 뛴다.
- 발구름은 양발로 하며 공중자세는 자유롭게 한다.
- 멀리 뛴 거리는 발구름선으로 부터 가장 가까운 착지점(발꿈치) 사이로 하되 구름선과 직각이 되도록 계측한다.

- 2회 실시하여 좋은 기록을 택한다.

(2) 윗몸일으키기
① 체력 측정요소 : 근지구력
② 측정방법
- 피검자는 발을 30cm 정도 벌린 채 무릎을 직각으로 굽히고 매트에 등을 대고 누워 양 손을 깍지 낀 채 머리 뒤를 받친 자세로 준비한다.
- 보조자가 피검자의 발목을 양손으로 누른 상태에서 신호에 따라 윗몸을 일으켜 양팔꿈치가 양무릎에 닿도록 한 다음 다시 누운 자세로 돌아간다.
- 이 동작을 1분간 반복한다

(3) 앉아 윗몸 앞으로 굽히기
① 체력측정요소 : 유연성
② 측정방법
- 피검자는 신발을 벗고 양발바닥이 측정기구의 수직면에 완전히 닿도록 무릎을 편 채 똑바로 앉는다.
- 양발 사이의 거리는 5cm 이하로 한다.
- 피검자는 양팔과 양손을 펴서 측정대 위에 대고 준비자세를 취한다.
- 윗몸을 앞으로 굽힐 때 무릎을 굽히지 않도록 한다.

(4) 1,200m 달리기
① 체력측정요소 : 심폐지구력
② 측정방법
- 피검자는 출반선에 서서 출발신호에 의해 출발한다.
- 달린 거리(트랙을 통과한 횟수)를 피검자에게 정확히 알린다.
- 달리기 전에 자신의 능력에 맞는 적절한 페이스 조절의 중요성을 숙지한다. 만약 전체 거리를 완주할 수 없다면 중간에 걸어도 좋다.

(5) 체지방률(%)
① 체력측정요소 : 비만도
② 측정부위
- 남자 : 가슴, 배, 넙다리안쪽
- 여자 : 위팔세갈래근, 엉덩뼈위쪽, 넙다리앞쪽
③ 측정방법
- 엄지손가락과 집게손가락으로 측정부위의 피하지방을 견고하게 잡고 서서히 들어올린다.
- 피지후계(skinfold caliper)를 손가락으로 잡은 부위의 위나 아래쪽 1cm 부위에 댄다.
- 피하지방을 견고하게 잡은 후 피지후계의 손잡이를 서서히 놓는다.
- 피지후계의 손잡이를 놓은 후 1~2초간 0.5mm까지 측정하여 기록한다.

3) 한국인의 체력평가기준치

체력이 우수하면 직업생활에서 생산성을 높일 수 있으며, 일상적인 활동 중에서도 쉽고 편하게, 그리고 능률적으로 일을 해낼 수 있을 뿐만 아니라 피로가 덜하고 역동적으로 살아갈 수 있다. 개개인의 체력수준은 타고난 능력이나 생활양식, 운동경험 등 다양한 요인에 의해 결정되지만 체력요소에 따라서 개인의 능력에 차이가 있는 것은 사실이다. 예를 들어 근력은 강하지만 심폐지구력이 약한 사람이 있는가 하면, 그 반대의 경우도 있다.

다양한 환경 속에서 건강한 삶을 유지하려면 우선적으로 기초체력을 고르게 발달시키는 것이 좋다.

표 9-1은 2009년에 발표된 체육과학연구원의 '2009 국민체력실태조사' 결과이다. 동일한 방법으로 체력검사를 실시한다면 이들 기준표에 의해 측정결과의 등급을 매길 수 있을 것이다. 자신의 체력수준을 정확히 파악하는 것은 체력의 중요성과 운동의 필요성을 인식하고, 운동처방을 계획하는 데 필수적이다.

표 9-1. 국민체력실태조사 결과(2009)

항목	조사 결과
신장	- 남자의 신장은 20대 초반의 평균이 174.1cm로 가장 높은 값을 나타냈으며 연령에 따라 서서히 감소함. 2007년과 비교했을 때, 2009년 조사에서 20~30대의 평균 신장은 소폭(1cm 내외) 감소하였으나 40대 이후 성인 연령층의 경우는 소폭(1cm 내외) 향상됨 - 여자의 신장은 20대 초반의 평균이 161.5cm로 가장 높은 값을 나타냈으며 연령 증가에 따라 서서히 감소함. 2007년과 비교했을 때 거의 유사한 결과를 나타냄
체중	- 남자의 체중은 30대 후반에 74.4kg으로 가장 높은 값을 나타낸 후 연령에 따라 서서히 감소함. 2007년도 조사에서 20대 후반에 73.3kg으로 체중이 정점에 도달한 후 감소세를 보인 것에 비교하면 20~30대 청장년들의 체중 증가가 심화되고 있음 - 여자 체중의 경우 20대 초반에 55.0kg으로 가장 낮았으며 서서히 증가해 60대 초반에 58.7kg으로 가장 높은 값을 보임. 2007년도 조사와 비교하여 20~30대에서는 1kg 정도 증가하였으며 40대 이후 1~2kg 정도 감소함
신체 질량 지수	- 남자의 신체질량지수(body mass index; BMI)는 30대 초반에서 25.2kg/m²로 가장 큰 값을 나타내었으며 40대에서 소폭 감소한 후 50대에서 다시 증가함. 2007년도 조사에서 50대 초반에 25.0kg/m²로 가장 높은 값을 보였던 것에 비하면 20~30대 청장년들의 비만이 심각한 수준에 이르고 있음을 나타냄 - 여자의 경우 연령대의 증가에 따라 신체질량지수의 평균값도 증가하는 추세를 보이며 65세 이상의 노인연령 층에서 가장 높은 값인 24.9kg/m²의 값을 나타냄. 2007년 측정과 비교하였을 때 40대 이전까지는 비슷한 값을 나타낸 반면 40대 이후 연령층에서는 비교적 낮은 값을 보임
체지방률	- 남자의 체지방률은 연령에 따라 증가하는 추세를 보임. 가장 낮은 체지방률 값은 20대 초반으로 12.2%였고 가장 높은 체지방률 값은 65세 이상 노인으로 19.9%임. 2007년도에 비하여 2009년도 조사에서는 연령에 따른 체지방률의 증가 추세가 더욱 가파르게 진행되는 특징을 보임 - 여자의 체지방률 역시 연령이 증가함에 따라 증가하는 추세를 보임. 남자의 경우와 마찬가지로 20대 초반의 연령층의 체지방률이 22.4%로 가장 낮았고, 65세 이상의 연령층에서 가장 높은 27.4%임 - 남녀 모두 2007년 보다 체지방률이 1% 내외 상승되었으며 연령이 높아짐에 따라 상승 정도는 더욱 커지고 남자의 경우 40대 이후 연령층에서 대략 2% 정도의 체지방률이 상승됨
악력	- 남자의 경우는 20대 초반에서 30대 후반까지 상승하여 30대 후반에 악력이 44.4kg으로 최고값을 나타내었으며 이후 연령대부터 지속적 감소함 - 여자의 경우에도 20대 초반에서 30대 후반까지 상승하다 30대 후반에서 26.1kg으로 최고값을 나타내었으며 이후 서서히 감소함 - 한·중·일 3국의 악력 비교 결과 전 연령대에서 일본이 가장 높고 한국이 가장 낮은 것으로 나타남
윗몸 일으키기	- 남자는 20대 초반에 가장 높은 43.7회의 평균을 기록하고, 이후 감소하는 추세를 보임. 2007년 조사와 비교하였을 때 20대의 평균값은 2~3회 낮았으나 30대 후반부터 노인연령층 까지는 2~3회 높아짐 - 여자는 20대 후반에서 30.7회로 최고값을 나타냈으며 이후 연령 증가에 따라 감소하는 추세를 보였다. 2007년도 조사에 비해 20대 여성들은 3~5회 감소하였으며 30대 이후의 여성들은 4~6회 증가함

항목	조사 결과
제자리 멀리뛰기	- 남자의 경우 20대 후반에 215.2cm로 가장 높았으며 이후 연령 증가에 따라 지속적으로 감소하였음. 2007년도 조사와 비교하여 20~30대는 6~17cm 감소하였으며 40대 이후는 비슷한 수준을 보임 - 여자는 30대 초반에서 150.0cm로 가장 좋은 기록을 보였으며 이후 연령 증가에 따라 서서히 감소하였음. 2007년도 조사에 비하여 20대는 20cm 가량 기록이 감소하였으며 30대 이후는 유사한 수준을 나타냄
50m 달리기	- 남자의 경우 20대 초반에서 8.1초로 가장 빨랐으며 연령 증가에 따라 완만한 증가를 보임. 2007년도 조사와 비교하여 20~30대의 기록은 0.6~0.8초 느려졌으며 40대 이후는 유사한 수준이었음 - 여자의 경우 20대 초반에서 9.9초로 가장 빨랐으며 연령이 증가함에 따라 서서히 기록이 증가함. 2007년도 조사에 비해 20대 초반의 경우 0.6초 정도 느려졌으며 40대 후반부터 0.8초 정도 빨라짐
앉아 윗몸 앞으로 굽히기	- 남자의 경우 20대 초반에서 최고치인 13.1cm를 기록함. 2007년도 조사에 비하여 20~30대는 기록이 감소하였으며 40대 이후는 유사한 수준을 나타냄 - 여자의 경우 30대 후반에서 16.8cm로 가장 높게 나타났다. 30대 후반 이후에 연령증가에 따라 점차적으로 감소하나, 연령 증가에 따른 유연성의 감소 폭은 크지 않음. 2007년도와 비교하여 20대 여성은 기록이 3cm 가량 감소하였으며 이후 연령 대에서는 유사한 수준을 나타냄
20m 왕복 오래 달리기	- 남자의 경우 20대 후반에서 42.6회로 최고값을 나타냈으며 이후 기록이 서서히 감소함. 성인 여자의 경우 20대 후반 최고값인 25.8회의 평균값을 기록한 이후 서서히 감소하는 추세를 보임 - 일본과 비교했을 때 20대는 20회 가량 기록이 낮으며 30대는 15회 정도 40~50대는 7~10회 정도 그리고 60대는 4회 정도 기록이 뒤지는 것으로 나타남
노인체력	- 65세 이상 노인들의 생활 체력을 평가하기 위하여 노인체력검사를 구분하여 실시함. 하체의 근지구력 요인을 평가하기 위해 '의자에서일어섰다앉기' 유연성 측정을 위해 '등뒤에서손잡기', 평형성 측정을 위해 '눈뜨고외발서기', 전신지구력 측정을 위해서는 '6분걷기'를 실시함 - '일어섰다앉기'에서 남자는 17.7회, 여자는 16.0회로 2007년도에 비해 남자는 0.9회 여자는 1.8회 감소함 - '등뒤에서손잡기'에서 남자는 -13.1cm, 여자는 -4.9cm로 2007년도에 비해 남자는 2.6cm 감소하였으며 여자는 1.5cm 증가함 - '눈뜨고외발서기'에서 남자는 30.4초, 여자는 45.5초로 2007년도에 비해 남자는 1.3초 여자는 15.0초 향상됨 - '6분걷기'에서 남자는 505.1m, 여자는 469.1m로 2007년도에 비하여 남자는 82.4m 여자는 64.6m 감소됨 - 일본 노인과 비교 결과 평형성(눈뜨고외발서기)과 전신지구력(6분걷기)이 상당히 저조한 것으로 나타남

※ 출처 : 국민체육진흥공단 체육과학연구원(2009). 2009 국민체력실태조사.

제10장
스포츠상해와 응급처치

운동은 단조로운 일상생활에 활력과 흥미를 제공한다. 그러나 운동을 하다보면 몸이 이상이 생기거나 상해를 당하는 수가 있다. 특히 급격하게 강한 운동을 갑자기 실시하게 되면 심장에 치명적인 부담을 주게 된다. 따라서 운동 중에 나타날 수 있는 신체적 이상신호화 상해의 유형을 알아두면 운동상해를 예방하고 적절한 조치를 취하는 데 도움이 된다.

1. 스포츠상해의 종류

1) 근육의 상해

근육은 힘줄(건)을 통하여 뼈에 연결되어 인체의 움직임을 만들어내는 기능을 한다. 근육은 운동선수의 움직임처럼 간헐적으로 격렬히 움직일 때도 있고, 사격 선수들의 섬세한 움직임처럼 극도로 정교하게 움직이기도 하며, 깨어 있는 동안 신체의 자세를 조절하는 것처럼 거의 영구적으로 움직이기도 한다.

근육에는 다량의 혈액공급이 필요하며, 지속적인 운동을 통해 강화된다. 근육의 상해는 직접적인 타격으로 인한 타박상이나 피로로 인한 근육섬유의 단열 등이 원인이 된다.

(1) 근육의 통증

격렬한 운동은 종종 근육의 통증을 유발한다. 근육통에는 두 가지 유형이 있는데, 첫 번째 유형은 급성과 이에 수반되는 증상으로 운동 중이나 운동 직후에 나타난다. 두 번째 유형은 통증이 지연되어 상해 후 대략 12시간 이후에 나타난다. 24~48시간 이후에 가장 심해지며 증상이 점차 가라앉게 되어 3~4일 후면 없어진다. 이러한 두 번째 유형의 통증은 근육긴장, 부종형성, 경직증가 등을 보이게 된다.

근육통증의 예방 및 치료방법으로는 적당한 수준으로 운동을 시작하여 점차로 강도를 높여 가며 운동하는 것이다. 스트레칭을 포함한 준비운동을 철저히 함으로써 근육통은 상당 부분 예방할 수 있으며, 무리한 운동 후에는 냉찜질과 마사지를 해 주는 것도 효과적이다.

(2) 타박상

연부조직이 외부의 딱딱한 물체에 의해 타격을 받아 발생하게 된다. 타격의 강도가 크면 모세혈관이 파열되어 조직으로 출혈된다. 출혈로 인해 환부는 며칠 동안 푸른 자주빛으로 변색되며, 환부를 만지면 상당히 고통스럽다. 대부분의 경우 며칠 내로 통증이 가라앉으며, 2~3주 후면 피부의 변색도 사라지게 된다.

만약 동일한 부위에 반복하여 타박상을 입게 되면 상해부위에 작은 칼슘침전이 생기게 된다. 이렇게 침전된 칼슘은 근 복부의 섬유들 사이에서 발견되며, 뼈 아래로부터 돌기를 형성하여 심각한 상해인 근염으로 진전된다. 근염을 방지하기 위해서는 상해를 입은 부위에 패드를 대주는 것이 좋다.

처음 타박상을 입었을 때 적절하게 그 부위를 보호하고 충분한 휴식을 취하면 근염으로 진전되지 않는다.

(3) 근육의 경련

근육 내의 염분과 칼륨의 불균형상태로 인하여 생기는 불수의근의 수축현상이 근육의 경련을 가져올 수 있다. 보통은 스트레칭이나 마사지를 실시함으로써 곧 회복된다. 특히 수영 중에 근육의 경련이 발생하면 생명에 심각한 위험을 가져올 수 있으므로 세심한 주의가 요구된다.

예방 및 치료방법으로는 적당한 준비운동, 발한으로 손실된 염분 및 칼륨의 보충, 운동 후 충분한 정리운동 등으로 근육의 경련을 막을 수 있다. 운동 후 경련 상태를 신속히 해소하지 않고 그대로 두면 장기간 동안 만성적인 통증으로 고생하는 수가 있으므로 주의해야 한다.

2) 힘줄의 상해

힘줄(건, tendon)은 뼈와 근육을 연결하는 작용을 한다. 힘줄은 혈액공급이 빈약하고 신진대사가 활발하지는 못하지만, 잘 짜여진 교원질섬유조직 때문에 높은 장력을 발휘한다. 일반적으로 힘줄의 탄력성은 제한적이어서 노화에 따라 힘줄의 탄성이 감소하면 상해의 원인이 된다. 대부분의 힘줄은 미끄러지는 운동의 윤활제로서 이용되는 윤활액(synovial fluid)을 포함하는 섬유집(섬유초)을 가지고 있다.

신체에서 가장 큰 두 개의 힘줄은 아킬레스힘줄과 무릎힘줄이다. 힘줄의 상해는 움직일 때 통증을 유발하며, 심한 상해는 힘줄을 단열시키거나 염증을 일으킨다.

(1) 건염

건염(tendinitis)은 과도한 운동에 의해 자주 발생한다. 근육이 활동하는 동안 힘줄은 반드시 움직이거나 다른 기관으로 미끄러져야 한다. 특별한 운동이 반복적으로 수행되면 힘줄의 염증을 유발하게 된다. 이러한 염증은 운동 시에 통증과 부어오름, 약간의 열과 염발음성 수포음(crepitus)을 나타낸다.

염발음성 수포음은 귀 근처에서 손가락으로 머리를 감을 때 생성되는 소리와 같이 우지직우지직하는 소리를 말한다. 이것은 익숙하지 않거나 과도한 운동에 의해 발생되며, 일반적으로 특별한 치료를 하지 않아도 하루나 이틀 내에 가라앉는다.

(2) 건초염

건초염(tenosynovitis)은 힘줄을 싸고 있는 윤활집(synovial sheath) 자체 혹은 윤활집 내부 공간이 염증성 변화로 충혈되어 부종이 발생하는 것으로, 염증세포가 침윤되는 경우를 건막염이라 하고, 건의 윤활집염이라고도 한다.

관절운동 시 염증이 생긴 힘줄부위에 통증이 있으며, 종창(부종)이 있고, 정도에 따라 휴식 시에도 통증이 있을 뿐만 아니라 근력이 약화될 수 있다. 운동을 많이 할수록 통증과 종창이 증가된다.

치료는 염증반응을 감소시키기 위하여 원인요소를 제거하고 소염제, 휴식, 냉찜질, 초음파 등의 물리치료를 한다. 보통은 휴식, 얼음찜질, 부목, 약물복용, 생활양상의 변화 등으로 치료될 수 있다. 스테로이드 사용은 힘줄에 직접적인 영향을 주어 교원질(콜라겐)의 괴사를 일으켜 힘줄의 단열을 초래하기도 하므로 주의해야 한다.

3) 뼈, 관절 및 인대의 상해

뼈는 석회질로 된 겉질과 속질로 구성되어 있다. 또 뼈는 여러 가지 형태의 관절로 결합되어 있으며, 각 부위의 기능에 따라 구조와 역할이 다르다. 뼈는 원래 연골로 되어 있다가 골화가 된 것이다.

관절은 윤활액을 포함하는 강한 섬유성 캡슐형태로, 인대에 의해 안정화되고 강화된다. 무릎관절은 여러 인대로 둘러싸여 있다.

(1) 뼈의 골절

골절은 운동을 할 때 가장 흔하게 발생한다. 이것은 직접적인 타격이나 회전력 때문이다. 골절은 일반적으로 개방골절(open fracture)과 폐쇄골절(close fracture)로 분류된다. 폐쇄골절은 뼈의 미세한 탈골 때문이며 연부조직의 단열은 거의 없다. 개방골절은 골절 말단부가 크게 탈골됨으로써 뼈가 피부표층을 뚫고 나오는 것이다. 두 가지 골절 모두 적당히 처치되지 않으면 상당히 심각해지며, 개방골절의 경우에는 감염위험성이 더욱 커진다.

이밖에도 뼈가 부러져 다른 조직에도 상해를 입히는 복합골절과 육체적 활동에 의해 빈번하게 일어나는 피로골절(stress fracture)이 있다. 급성 상해에 의해 발생되는 다른 골절들과는 달리 피로골절은 과도한 운동이나 피로에 의해 발생된다. 피로골절은 큰 부하를 지지하는 다리나 발의 뼈에서 흔히 일어난다.

어떠한 경우라도 반복되는 힘이 뼈에 전달된다면 뼈의 특정 부위에 염증과 미세한 골절이 유발된다. 초기에는 둔한 통증을 느끼지만 날이 갈수록 그 통증은 심해진다. 초기의 통증은 활동 시 더 심하지만 피로골절이 진전되며 활동을 정지한 후에 통증이 더 심하게 나타난다.

골절을 치료하기 위해서는 적어도 4~6주 이상이 소요된다. 골절부위를 X-ray로 판정하여 정확히 재정렬시켜 고정한 다음 활동을 감소시켜 처치한다. 치료 후에는 일정 기간 동안 기능적인 재활훈련이 필수적이다. 왜냐하면 상해를 입은 다리는 고정에 의해 매우 약화되어 있기 때문이다.

골절부위는 수복 후에도 여러 해 동안 아플 수 있으나, 조기에 치료하면 완전한 스포츠 활동이 가능하다.

(2) 인대의 염좌

인대는 단단하고 피탄성적인 조직으로 뼈와 뼈를 연결한다. 인대는 밀성 결합조직으로 구성되며, 섬유아세포로부터 생성된 콜라겐 다발로 평행하게 배열되어 있다.

인대는 힘줄과 구조적으로 매우 비슷하지만 힘줄보다 납작하며, 콜라겐 섬유보다 치밀하게 배열되어 있다. 만일 관절에 한계이상의 자극이 가해지면 인대의 염좌(sprain)가 발생한다.

(3) 관절의 상해

정상적인 생활과 스포츠 활동은 오래 기간 동안 관절의 구조와 기능을 보존시켜 준다. 운동 그 자체가 노후의 관절염에 영향을 끼치지는 않는다. 활동적인 관절의 움직임은 관절의 영양과 윤활을 촉진하여 좋은 기능을 유지하게 한다.

그러나 심한 관절상해나 충분한 치료가 되지 않은 관절상해는 노후가 되면 관절염으로 되기 쉬우므로 즉각적인 진단과 효율적인 처치가 중요하다.

심한 관절상해 시에는 부목으로 지지하고 휴식을 취해야 한다. 때로는 짧은 기간 동안 염증발생을 방지하기 위해 깁스고정을 하기도 한다. 물리치료의 목적은 저항성 운동을 통한 회복에 있으며, 고통을 덜어 주기 위해서는 초음파 또는 냉찜질을 하기도 한다. 냉찜질은 괄약을 통하여 운동을 억제시키는 작은 섬유의 유착을 막아준다. 만일 관절을 가동할 수 있으면 관절가동범위를 회복시키기 위해 활동적인 운동을 수행해야 한다.

2. 스포츠상해의 예방

아주 강한 운동을 갑자기 실시하게 되면 심장에 치명적인 부담을 줄 수도 있다. 그러므로 적당한 준비운동을 실시한 후에 운동을 시작하는 것이 운동상해를 줄이는 방법이다. 그리고 적절한 정리운동은 운동으로 인한 몸의 피로를 신속히 회복시키고 부작용을 해소시키는 데 유용한다.

1) 준비운동

준비운동은 주운동 전에 체온을 높여 호흡순환계, 근육계 등을 안정상태로부터 운동하기 적당한 상태로 서서히 유도하기 위한 운동이다. 안정상태에서 급하게 강한 운동을 시작하면 체내의 모든 기능이 급격한 변화를 일으켜 상해의 원인이 되므로 항상 준비운동을 실시해야 한다.

운동 시에는 근육이 강하게 수축하여 뼈·관절 등에 강력한 힘이 작용하므로 격렬한 운동은 인체의 각 기관에 장애를 일으키는 경우가 적지 않다. 그러므로 충분한 준비운동으로 운동적응상태가 되면 운동에 의한 상해를 미연에 방지하고 운동능력을 충분히 발휘할 수 있다. 준비운동은 어느 운동에서나 공통된 일반 준비운동과 운동종목에 따른 고유의 특수 준비운동으로 나뉜다.

준비운동 시간은 개인에 따라 다르지만 땀이 나기 시작하는 때를 주운동을 하기 위한 준비가 된 상태로 볼 수 있다. 땀이 난다는 것은 근육의 온도가 상승했다는 것이며, 추운 날씨에는 준비운동에 더 많은 시간을 할애하여야 한다.

(1) 준비운동의 효과

일반적으로 준비운동은 인체 각 기관의 생리적 기능을 향상시키는 역할을 한다. 즉 근육온도 상승, 근육모세혈관의 확장, 심폐기능의 향상 등으로 운동기능을 향상시킬 뿐만 아니라, 전문기술 발휘에 필요한 신경소통작용도 원활하게 하는 역할을 한다.

① 체온의 상승

체온의 상승은 준비운동에 의하여 인체내에 나타나는 중요한 현상의 하나이다. 운동은 근육의 에너지 연소와 발열반응을 촉진시키므로, 근육의 온도가 현저히 상승하면 근육을 통과하는 혈류량을 증가시키고, 체내의 신진대사도 항진하여 체온이 상승한다.

② 신체의 유연성 증가

준비운동은 신체를 유연하게 하여 격렬한 운동 시에 발생하기 쉬운 근육 및 관절상해의 예방효과가 크다. 준비운동으로 하는 유연체조는 경기종목에 따라 다르나, 보통 6~8종목을 8~12회 반복하는 요령으로 실시한 다음 점차 운동동작을 크게 한다.

③ 호흡순환기능의 향상

환기량 및 산소소비량은 안정상태에서 운동을 시작하면 3~5분이 경과하여야 최고값에 도달하나, 준비운동에 의하여 체온이 상승하고 혈류량이 증가한 다음에 운동을 시작하면 산소소비량은 곧 최고값에 도달하게 된다.

한편 준비운동은 심박수를 증가시키는데, 심박수는 운동을 중지한 후에도 일정 기간 유지되므로, 다음의 주운동에 대하여 심장기능이 준비태세에 있게 된다. 결국 준비운동은 신체의 호흡순환기능을 향상시켜 운동 중 산소소비량의 증가시킴으로써 운동효율을 높여준다.

④ 신경기능의 향상

준비운동은 신경계, 특히 척추와 대뇌의 흥분성을 증가시킴으로써 반사적인 동작에 영향을 미쳐 정확하고 예민한 동작을 실행하게 된다. 또한 준비운동은 반응 시간을 단축시키는데, 이는 대뇌의 흥분이 증가된 결과로 해석된다.

(2) 준비운동의 종류와 방법

대부분의 운동선수들은 격렬한 운동이나 경기 전에 반드시 준비운동을 한다. 이때 준비운동은 대체로 유연체조를 중심으로 시작하여 점차 경기에 필요한 특수한 운동 동작을 첨가한다.

준비운동은 우선 신체를 유연하게 하기 위하여 신체 각 부위의 근육 및 관절을 서서히, 그리고 점차적으로 움직이게 하고, 심호흡이나 러닝에 의하여 호흡 및 순환계의 기능을 조정하고 체온을 상승시키는 제1단계의 운동이 있다. 이어서 전문 종목에 대한 기술을 주로 하여 근육과 신경계의 조정을 목적으로 하는 제2단계의 운동을 하게 된다.

준비운동은 여러 가지가 있으나 가장 많이 사용되는 것은 스트레칭, 맨손 체조, 조깅, 주운동과 유사한 동작을 가볍게 수행하는 운동 등이 있다. 스트레칭은 신체 각 관절의 신전 및 굴곡, 근육의 적절한 수축·이완동작으로 전체적으로 8~10회 반복하며, 주운동에서 주로 사용되는 관절부위에 초점을 맞춘다.

스트레칭은 근육을 부드럽게 하여 격렬한 운동에 적응할 수 있는 준비를 갖추게 하며, 근육의 신전범위를 높이는 데 도움이 된다. 맨손체조는 스트레칭에 비해 약간 높은 강도의 근수축동작으로, 신체와 근육의 온도를 좀더 높여주므로 정확한 동작으로 반복실시하는 것이 중요하다. 조깅은 스트레칭 후 혹은 스트레칭 중간에 실시하는 것이 일반적이며, 체온상승, 산소공급을 위한 사전준비를 목적으로 실시한다. 일반적으로 준비운동의 강도와 시간은 스트레칭의 경우 10~20분, 맨손체조 5~10분, 조깅은 심박수가 130~140회/분을 유지하는 수준에서 5~10분을 유지한다.

2) 정리운동

격렬한 운동을 하다가 갑자기 정지하고 안정상태를 취하면 현기증 등의 증상이 일어난다. 이것은 운동에 의해 항진되어 있던 생리기능이 갑작스런 운동정지로 조화를 잃어버리기 때문이다. 그러므로 운동 후 1~2분간이라도 가벼운 조깅이나 보행 또는 체조로 정리운동을 하는 것이 좋다.

(1) 정리운동의 효과

심한 운동 후에 일어나는 현상 중 가장 흔한 것은 현기증, 피로감 등이다. 이것은 근육의 펌프작용이 갑자기 정지하기 때문에 혈액의 정맥환류가 감소되어 심박출량의 저하와 혈압 저하를 일으키기 때문이다.

주운동의 종목이나 강도에 따라서 심한 운동 후에는 1~2분간 가벼운 조깅이나 보행, 유연체조, 다리근육의 마사지 등을 실시하면 이러한 여러 가지 이상현상을 예방할 수 있다.

정리운동은 운동 중에 혹사당한 인체의 여러 기관에 대한 부하를 점차적으로 감소시켜 안정상태로 유도하는 데 중요한 목적이 있다.

심한 운동 직후 휴식시간에 가벼운 정리운동을 실시한 동적 휴식을 한 경우와 완전휴식을 한 경우에 피로물질인 혈중젖산의 양을 측정한 결과, 동적 휴식을 한 경우에 피로물질의 제거가 빠르게 진행되었다.

(2) 정리운동의 종류와 방법

정리운동은 운동종목, 강도, 시간 등에 따라 다르게 실시하고 있으나 원칙적으로는 동일하다. 운동의 강도는 강한 것부터 점차 가벼운 것을 율동적으로 하여 근육의 긴장을 풀어주며, 가벼운 운동으로 운동부위의 혈액순환을 촉진시켜 노폐물을 완전히 제거시킨다.

정리운동의 종류로는 신체에 부담을 주지 않는 스트레칭이 바람직하며, 운동부위를 충분히 이완시켜 운동 다음날 근육통증이 오지 않도록 해야 한다.

3) 기타 스포츠상해의 예방

스포츠상해를 예방하기 위해서는 상해가 일어나기 쉬운 부위와 상해발생의 기전을 충분히 알아둘 필요가 있다.

다음과 같은 주의사항을 잘 지키면 스포츠상해를 예방할 수 있을 것이다.
① 무리한 운동을 하지 않는다……스포츠상해는 주로 무리한 운동에서 많이 발생한다.
② 병에 걸리거나 피로할 때는 운동을 하지 않는다……감기나 병에 걸렸을 때 또는 피로할 때는 운동을 삼가고, 평소에 하지 않았던 운동을 할 때에는 특히 주의한다.
③ 복장이나 기구를 잘 관리한다……운동에 알맞은 복장을 갖추어야 하는데, 그렇지 않으면 충분한 운동효과를 얻을 수 없을 뿐만 아니라 상해발생의 위험이 높다. 또 불량한 기구를 사용하면 상해를 입기 쉽다.
④ 올바른 자세로 운동한다……바르지 못한 운동자세는 인체에 무리를 가하게 되며, 이는 스포츠상해의 원인이 된다.
⑤ 운동하고 있는 곳의 환경에 신경을 쓴다……기후, 조명, 환경상태 등 운동환경을 미리 점검하는 것도 스포츠상해 예방의 중요한 요소이다. 특히 겨울철이나 여름철에 운동을 할 때에는 세심한 주의가 요구된다.

3. 응급처치의 원리

언제 어디에서든지 예기치 못했던 각종 사고로 생명의 위기와 직면한 사람을 만날지 모른다. 회의 도중 갑자기 동료가 심장마비를 일으키며 쓰러질 때, 자동차 운전중 교통사고로 사람이 다쳤을 때, 집에서 끓는 물에 아이가 데었을 때, 어린이가 사탕을 먹다 목에 걸렸을 때, 어떻게 대처하여야 하는가?

구급차가 오는 5~10분이 마치 몇시간이나 되는 것처럼 느껴지는데, 그나마 구급차라도 오지 못하는 곳이라면, 우리는 무엇을 어떻게 해야할까?

인간의 뇌는 4~6분의 산소공급 차단으로도 돌이킬 수 없는 영구적인 손상이 초래된다. 119구급대나 의사가 도착하기전에 환자의 의식을 회복시키거나 더 이상 상태가 나빠지지 않도록 응급처치를 한다면 귀중한 생명을 구했다고 할 수 있을 것이다. 정확한 응급처치는 나의 가족과 이웃의 고귀한 생명을 구할 수 있는 중요한 기술인 것이다.

1) 응급처치의 목적

응급처치란 사고나 질병 또는 재해로부터 자기자신을 지키고, 갑자기 환자가 발생하였을 때 그 환자에게 의사의 치료를 적기에 받을 수 있도록 의사의 진료 전까지의 즉각적이고 임시적인 적절한 응급조치를 말한다.

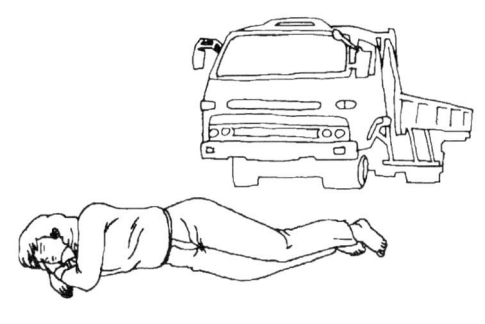

응급처치의 목적은 부상자의 생명을 구하고, 상태 악화를 방지하며, 고통을 경감 및 회복하는 데 있다.

2) 응급처치의 실시범위와 준수사항

- 생사의 판정은 하지 않는다.(생사판정은 의사가 한다)
- 원칙적으로 의약품의 사용을 피한다.
- 의사의 치료를 받기 전까지의 응급처치로 끝난다. 의사에게 응급처치 내용을 설명하고 인계한 후에는 모든 것을 의사의 지시에 따른다.
- 동의를 구하여 실시한다.
  - 성인 : 의식이 있으면 본인에게, 의식이 없으면 보호자에게 동의를 구한다.
  - 소·유아 : 동의를 구함과 동시에 응급처치를 실시한다.
  - 의식도 없고 보호자도 없는 경우 : 주변사람에게 알린 후(묵시적 동의로 인정) 도움을 받아 실시한다.

3) 응급처치의 활동원칙

사고가 발생하였을 경우 환자나 발견자에게 가장 중요한 것은 두려워하거나 당황하지 말고 침착하게 행동하여야 한다.

환자에게 접근하기 전에 현장을 관찰하여 현장상황을 정확히 판단, 부상자뿐만 아니라 자신의 안전을 최대한 유지한다.

환자에게 접근하기 전에 현장을 관찰하여 현장상황을 정확히 판단, 부상자뿐만 아니라 자신의 안전을 최대한 유지한다.

① 연락

정신적 혼란(panic)으로 잊기 쉬우나 반드시 119나 의료기관에 연락하도록 한다. 이때 장소, 환자 수, 환자상태 및 부상정도, 연락자 성명, 다시 연락받을 전화번호 등을 알린다.

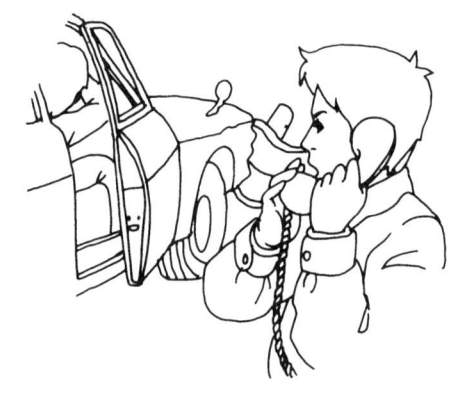

② 긴급환자 우선처치

호흡정지환자, 대량출혈환자, 의식불명환자, 중독환자, 쇼크환자 등 긴급을 요하는 환자를 우선 처치한다.

③ 정확한 처치

불필요하거나 정확하지 않은 응급처치는 환자의 상태를 더욱 악화시킬 수 있으므로 환자에게 정확한 응급처치를 실시한다.

④ 협조자를 구함

응급처치, 연락, 환자운반, 군중정리 등 협조자를 구하고, 구급대원이나 의료인이 도착하면 그동안의 상황을 상세히 설명하고 환자를 인계한다.

⑤ 증거물이나 소집품 보존

의사의 진단과 사건해결에 참고가 되는 환자배설물, 토한 것, 남은 음식물이나 약품 등, 그리고 환자의 소지품을 보존한다.

4. 응급처치의 실제

1) 환자에 대한 평가

환자에 대한 정확한 상태조사는 필수적이며 호흡정지나 심정지 환자의 처치는 즉각적으로 이루어 지도록 해야 한다.

(1) 기본적 평가 (ABC 평가)
airway(기도) ─┐
breathing(호흡) ─┤─ 구조호흡 ─┐
circulation(순환/맥박) ─────────┴─ 심폐소생

(2) 평가방법
① 전체적 상황판단
- 환자에게 접근하면서 전체적인 상황을 파악한다. 현장안전, 의식, 기도유지 및 호흡상태, 출혈, 외상, 피부색, 운동감각 기능 등
② 의식유무 확인
- 환자에게 질문 또는 자극을 주어 의식을 확인한다. 질문에 대답하면 기도 및 의식수준이 비교적 양호한 상태라고 추측, 말을 못하거나 의식이 없으면 ABC평가를 한다.
③ 기도유지 상태 확인
- 머리를 젖히고 턱을 위로 당기어 기도를 확보해 준다.
- 입을 벌려 기도가 막혔는지 확인하며, 이물질을 제거하거나 혀가 후방으로

말려 들어가지 않도록 기도유지기 삽입, 손가락을 이용한다.
- 외상환자의 경우 경추나 척추 손상의 우려가 크므로 이물제거를 위해 함부로 목을 젖히거나, 환자의 몸을 돌리지 않도록 한다.

④ 호흡 및 맥박확인
- 호흡을 확인한다.(환자의 가슴을 보고, 숨소리를 듣고, 숨결을 느낀다 - 약 10초간)
- 성인인 경우 경동맥에서 촉지해 본다.(5~10초)
※ 유아인 경우 상완동맥에서 촉지한다. 호흡이 없으면 2회 인공호흡을 실시한 후 환자의 회복상태를 확인한다.
※ 입과 입으로 인공호흡을 하는 것은 전염병에 쉽게 노출됨으로 수건이나 휴지 등을 이용하여 인공호흡을 한다. 맥박도 없으면 즉시 심폐소생술을 실시한다.
※ 맥박이 아주느리거나(성인 60회/분 이하), 아주 빠르면(성인 100회/분 이상) 위험한 상태이다.

⑤ 얼굴색, 피부색, 체온을 살펴본다.
- 청색 : 안색, 피부색 특히 입술과 손톱색이 청색이면, 혈액속에 산소가 부족한 것을 의미 - 기도폐쇄 등
- 창백 : 안색, 피부색이 창백하고 피부가 차갑고 건조하면, 쇼크, 공포, 대출혈, 질식, 심장발작 등으로 혈압이 낮아지고 혈액순환이 악화된 증세이다.
- 붉은색 : 안색, 피부색이 붉으면 고혈압, 일산화탄소 중독, 일사병, 열사병, 고열 등

⑥ 동공확인(심장, 중추신경계의 상태를 나타냄)
- 동공확대 : 의식장애, 약물중독, 심정지
- 동공축소 : 중추신경계 장애, 마약중독, 약물중독
- 양쪽상이 : 뇌손상, 두부손상, 뇌경색, 뇌출혈
- 빛에 무반응 : 뇌손상, 뇌졸중, 시신경 손상

⑦ 손발이 움직이나 본다.

- 의식은 있는데 손발이 움직이지 않음 – 신경계통 손상
- 살을 꼬집어도 아픈 것을 느끼지 못함 – 척수 손상
- 하지를 움직이지 못함 – 요추신경손상
- 사지운동 제한 – 경추신경손상
- 몸 한쪽 마비 – 뇌손상

☞ 운반할 때에는 이에 대한 주의를 해야한다.
☞ 골절인 경우에도 사지의 말단쪽이 움직이지 않을 때가 있다.

2) 쇼크에 대한 처치

쇼크라 함은 다양한 의미를 가지고 있으나 이 장에서는 혈액순환의 저하로 신체 장기로 비정상적으로 공급되는 것을 말한다.

뇌, 장기등에 치명적인 손상을 가져올수 있어 정확하고 신속한 응급처치가 요구된다.

(1) 쇼크란 무엇인가

응급처치에서 쇼크라 함은 순간적인 혈액순환의 감퇴로 말미암아 신체의 전 기능이 부진되거나 허탈된 상태를 말한다.

⇒ 원인 – 혈액손실, 혈관확장, 심박동 이상, 호흡기능의 이상, 알레르기 반응 등이 쇼크를 일으키는 원인이 된다.

(2) 쇼크의 대표적 증상

- 불안감과 두려움
- 약하고 빠른 맥박
- 차가운 피부
- 축축한 피부(식은땀)
- 청색증

- 얕고 빠르며 불규칙한 호흡
- 동공반응 느려짐
- 오심과 구토, 갈증
- 혈압저하
- 의식소실

(3) 쇼크에 대한 처치
① 원칙
- 기도유지 및 척추고정(구토가 심한 경우 옆으로 누인다)
- 출혈부위 지혈(직접압박)
- 적정자세 유지 : 척추손상이 의심되는 환자는 긴 척추고정판에 고정후 하지쪽의 척추고정판을 높인다. 그 외의 환자는 대부분 무릎을 곧게 유지하여 하지를 높임(15~30cm)
- 골절부위 부목고정
- 환자안정
- 환자의 체온유지
- 병원이송

② 자세
- 머리나 척추에 부상이 없으면 하체를 25~30cm 정도 높여준다.
※ 두부손상의 경우 하지거상은 뇌내압 상승으로 상태 악화 우려가 있다.
- 가슴에 부상을 당하여 호흡이 힘든 환자인 경우에는 부상자의 머리와 어깨를 높게하여 눕힌다.(비스듬히 앉힌다)
- 구토하는 환자는 위속에서 나온 이물질이 기도로 넘어가지 않게 얼굴을 옆으로 돌려준다.

③ 보온(36.5도 유지)
- 부상자의 몸이 식으면 쇼크상태가 악화된다.
- 담요, 상의, 신문지등 얻을 수 있는 대용품을 사용한다.

※ 27도 이하 : 심장마비 발생 우려
※ 35도 이하, 41도 이상 : 뇌손상 우려
④ 음료
- 원칙적으로 주지 않는다. 갈증해소를 위하여 필요한 경우 깨끗한 수건 등으로 물을 적셔서 입술만 적셔준다.
- 음료절대 금지 : 두부, 복부, 흉부의 손상, 내출혈, 대출혈환자(수술을 할 수도 있음)
- 자극성 없는 미온수(물) 공급 가능한 경우(의식이 있는 경우) : 일사병, 설사등에 의한 탈수, 화상, 약물중독, 뱀에 물린 경우 등
- 환자가 의식이 있고, 마실 것을 줄 필요가 있을 때에는 따뜻한 물, 우유, 엽차 같은 것이 좋으며, 조금씩 마시게 된다.

3) 기도유지

응급처치에서 가장 중요한 것은 환자가 숨을 쉴 수 있도록 기도를 확보해 주는 것으로 구조호흡이나 심폐소생술등의 선행조치가 된다.

(1) 기도유지의 중요성
공기가 폐에 까지 잘 들어 갈 수 있도록 기도를 열어주는 것은 가장 중요한 응급처치로 의식이 없는 환자는 반드시 먼저 기도를 열어 주어야 한다.
- 의식이 없는 환자가 기도개방만으로 구조되는 사례가 많음
- 기도가 폐쇄되어 있으면 어떠한 구조호흡을 실시하여도 효과가 없음

(2) 기도폐쇄의 원인
- 혀 : 의식이 없을 때의 가장 흔한 기도폐쇄의 원인
※ 미숙한 응급처치로 인한 가장 많은 사망원인임
- 이물질 : 구토물, 혈액, 음식물, 의치등

- 부 종 : 기도부위의 부종, 손상, 성대의 경련, 심한 알레르기등

(3) 기도폐쇄의 징후와 증상
① 부분적 기도폐쇄
- 말을 약간씩 하거나 기침을 할 수 있다.
⇒ 완전 폐쇄로 진행되지 않도록 한다.
⇒ 기침을 하도록 격려한다.
⇒ 이물질이 더 깊이 들어가지 않도록 손가락 사용시 주의한다.
② 완전 기도폐쇄
- 숨을 쉴 수 없고 말을 할 수 없음
- 반사적으로 목을 움켜쥐는 동작을 함
- 청색증이 나타나거나, 애를 써 호흡을 하려함

(4) 기도유지 방법
① 두부 후굴법(머리 뒤로 젖히고 위로 당기기)
- 가장 기본적인 기도유지 방법으로 의식이 있으며 경추손상이 없는 환자에게 적합하다.
- 환자의 옆에 앉아 한손으로 이마를 잡아 뒤로 민다.
- 이렇게 젖혀도 기도가 확보되지 않으면 이마에 대지 않은 한 손으로 턱을 밀어 올려준다.
② 하악 견인법(턱을 전방으로 밀어 올리기)
- 의식이 없거나 경추손상의 의심이 가는 환자에게 적합한 방법이다.
- 환자의 하악 밑으로 손가락을 놓고 턱을 전방에서 위로 들어 올린다.

(5) 이물질 제거

① 하임리히법(손으로 복부밀쳐올리기)
- 환자의 뒤쪽에 위치하여 명치끝과 배꼽 중간을 잡아 위쪽으로 압박한다.
☞ 10세 미만의 소, 유아 – 실시하지 않는다.
☞ 임신말기 및 비만인에게는 흉부압박으로 한다.

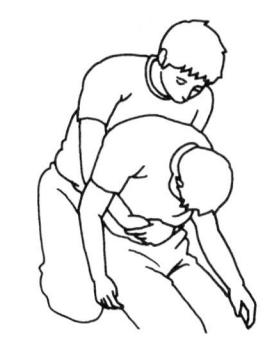

② 손가락으로 이물질 꺼내기
- 부상자의 얼굴을 옆으로 하고 꺼즈, 손수건등을 이용하여 손가락으로 이물을 제거한다.
☞ 의식이 있는 환자의 경우 손가락을 물리지 않도록 주의한다.

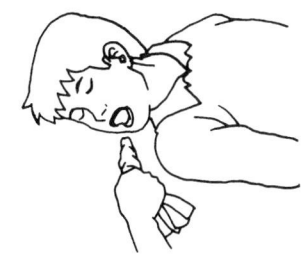

③ 등 두드리기
- 상체를 숙인후 등부위를 4~5회 두드린다.

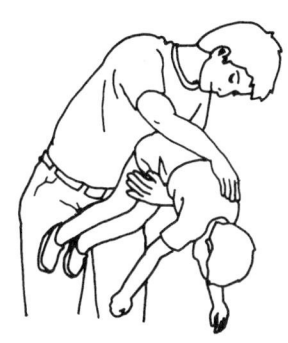

④ 영아의 경우
- 음식물, 사탕, 동전등에 의해 기도가 막힌 경우 실시한다.

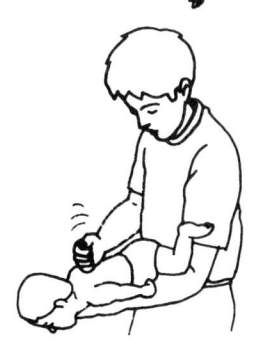

4) 구조호흡

자력으로 호흡을 할 수 없는 환자에게 산소공급을 도와 스스로 호흡을 할 수 있도록 구조호흡을 실시한다.

(1) 호흡확인
기도개방후 호흡의 유무를 확인하여 호흡이 없는 경우 구조호흡을 실시한다. 호흡의 관찰은 기도를 확보한 상태에서 환자의 가슴, 코, 입 등을 통하여 보고, 듣고, 느낀다.

(2) 실시방법
① 의식유무 확인
- 양쪽 어깨를 두드리며 "여보세요" "괜찮아요?" 등의 말을 하여 확인한다.

② 기도유지

③ 호흡유무 관찰
- 약 10초간 보고, 듣고, 느낌으로써 관찰한다.

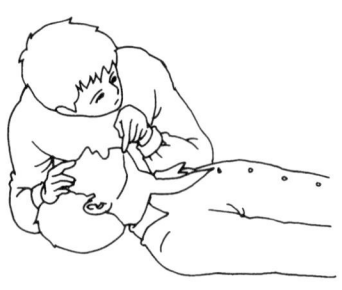

④ 2회 불어넣기
- 호흡이 없으면 즉시 2번 불어 넣기를 실시한다.
☞ 천천히(부드럽게) 깊게(충분히) 실시 (1.5~2초 실시)
- 구강 대 구강, 구강 대 비강 구조호흡법을 실시한다.
☞ 불어 넣을 때 공기가 새지 않도록 한다.

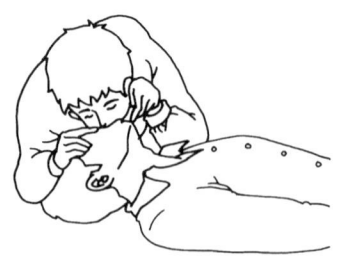

⑤ 맥박확인
- 2번 불어 넣기를 한 후, 10초 이내로 맥박을 확인한다.

☞ 맥박확인 : 경동맥(성인), 상완동맥(영아)
☞ 호흡확인 : 보고, 듣고, 느낀다.
● 맥박 有, 호흡 無 : 구조호흡
● 맥박 無, 호흡 有 : 심폐소생
⑥ 인공호흡 실시
● 5초에 1회씩 실시 – 1분에 12회
● 불어넣기 실시 후 호흡확인과 맥박 확인
☞ 호흡이 없으면 인공호흡 실시,
☞ 맥박이 없으면 즉시 심폐소생술 실시
● 인공호흡 – 성인 : 5초에 1회
● 소아 : 4초에 1회
● 영아 : 3초에 1회 –> 코와 입에 같이 불어 넣는다.

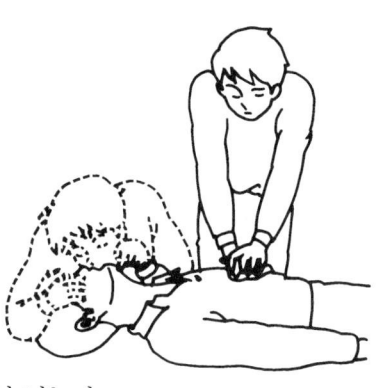

(3) 주의사항
● 과호흡이 되지 않도록 한다.
● 규칙적으로 실시한다.
● 맥박이 있으면 심폐소생술을 하지 않는다.
● 쇼크처치를 실시한다.

(4) 실시한계
● 자발적 호흡시까지
● 의사에게 인계시까지
● 다른 사람과 교대시까지(의료인, 응급구조사등)

5) 심폐소생술

심장이 멎고 4~6분이 경과하면 산소부족으로 뇌가 손상되어 원상회복되지 않으므로 호흡과 맥박이 없으면 즉시 심폐소생술을 실시하여 심장으로부터 혈액을 보내 주어야 한다.

(1) 실시대상
- 호흡과 맥박이 없는 환자
- 심정지 환자의 임상적 증상
☞ 죽은 것 같은 모습, 무의식 상태, 무호흡, 자극에 대한 무반응, 맥박없음, 청색증 등

(2) 압박위치
가. 성인 및 소아
- 검상돌기(명치)로부터 손가락 검지와 중지 두 개 옆

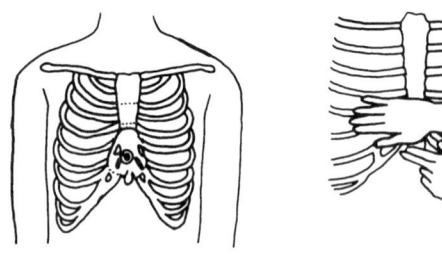

나. 영아(1세 이하)
- 양쪽 젖꼭지를 수평으로 가상선을 그어 중앙에서 세손가락 중 위에서 중지와 약지로 압박한다.
- 유두선 중앙에서 손가락 하나 넓이의 아래부분이 압박점이다.

(3) 압박방법

① 손 모양
- 성인(위로 겹친 깍지)
※ 우측 검지와 중지를 이용 검상돌기 (명치)부위를 대고 좌측 손꿈치를 그 옆의 흉골 하부 1/3부위에 착지 우측손을 곧바로 좌측손 등위로 깍지를 낀다.

② 압박자세
- 손 바닥을 흉골 위에 위치시킨다.
- 양팔을 곧게 편채 환자와 처치자의 몸이 수직이 되도록하여 압박하고, 손바닥은 이완시에도 가슴에서 떼면 안 된다.
- 압박과 이완은 리듬 있게, 같은 속도로 규칙적으로 한다.

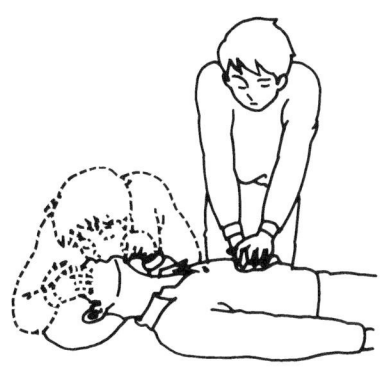

(4) 실시방법

① 1인이 하는 경우
- 환자의 옆 흉복부에 무릎을 위치한다.
☞ 환자는 수평자세, 바닥은 평편하고 쿠션이 없는게 좋다.
- 기도확보, 호흡유무 확인(10초)
- 2번 불어넣기(1~2초)
- 맥박, 호흡 확인(5~10초)
- 30회 압박
- 2회 불어넣기
- 30회 압박, 다시 2회 불어넣기
- 호흡과 맥박확인(10초)
☞ 처음만 1분후 확인하고 2회 이상은 3~4분마다 상태확인

※ 확인해 보니 호흡과 맥박이 모두 있다면 옆으로 누여 계속 기도를 유지할 수 있도록 해준다.

② 2인이 하는 경우
- 환자를 똑바로 누이고, 환자를 사이에 두고 위치한다.
- 1명은 구조호흡(불어넣기), 다른 1명은 심장압박을 한다.
- 심장압박 실시자는 횟수를 부르면서 1분당 80~100회의 리듬으로 압박하고, 구조호흡 실시자는 [5]와 [1]의 호칭사이에 충분히 불어넣기를 한다.(1.5~2초)
- 이후 심장압박과 불어넣기를 30:2 비율로 계속한다.(1분간 4주기)
- 1분간 실시후 맥박이 느껴지지 않으면 계속 심폐소생술 실시

(5) 유의사항
- 누르고 난 후 흉골에서 손바닥이 떨어지면 안된다.
- 이완시 손을 떼지 말고 힘을 완전히 뺀다.
- 율동적으로 규칙적으로 압박한다.(4~5cm정도의 깊이, 80~100회의 속도)
- 압박에서 다음 압박까지 정지해선 안된다.
- 팔은 환자의 몸과 수직상태를 유지한다.
- 팔꿈치 구부리지 말 것
- 속도유지
- 바닥이 딱딱하고 평평한 곳에서 실시

6) 지혈법

외상의 경우 대부분 출혈을 동반하는데 이를 멈추게 하는 것으로 지혈은 가장 흔한 응급처치 방법이다. 과다 출혈시에는 생명이 위독해 질 수 있으므로 정확한 지혈법을 익히도록 한다.

(1) 출혈과 지혈

- 체중이 50kg~70kg인 사람 --- 4,000~5,000cc 의 혈액 보유
☞ 1,000cc(20%) 출혈 ⇒ 생명위독
☞ 1,500cc(30%) 출혈 ⇒ 생명을 잃게 됨

① 출혈이 심하지 않은 경우
- 감염예방에 최선을 다한다.
- 흙이나 더러운 것이 묻었을 때는 깨끗한 물로 씻어 준다.
- 소독된 거즈를 상처에 대고 직접압박 한다.
- 상처부위에 대어준 거즈는 떼어내지 말고 덧대어 압박한다.
- 깨끗하지 못한 손, 헝겊으로 함부로 건드리지 말고, 엉키어 뭉친 핏덩어리도 떼어내지 말아야 한다.
- 지혈이 되면 붕대를 감고 병원으로 이송한다.

② 출혈이 심한 경우
- 소독된 거즈나 깨끗한 헝겊으로 즉시 세게 누른다.
- 동시에 출혈부위를 심장부위보다 높게하고 압박점을 찾아 눌러준다.
- 환자를 편안하게 높이고 보온한다.
- 음료 등을 주어서는 안된다. 갈증호소시 물수건 등으로 입을 축여준다.

(2) 지혈방법

① 직접압박법
- 상처부위를 포비돈으로 소독 후 멸균된 거즈나 헝겊을 두텁게 상처 바로 위에 부착 압박한다.

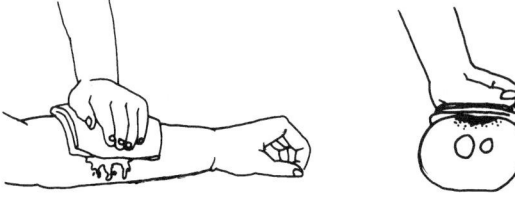

② 국소거양법
- 상처부위를 심장보다 높이하여 주는 방법으로 직접압박이나 지압점압박과 함께 실시한다.

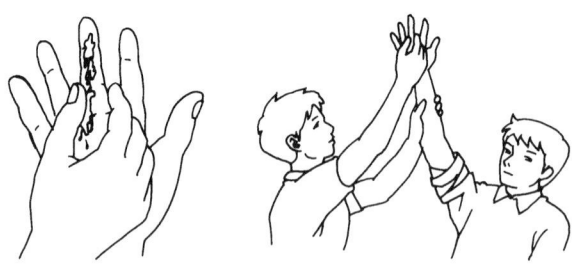

③ 지압점압박법
- 동맥손상 등 직접압박으로 지혈이 되지 않을 경우 지압점을 압박한다.
- 압박은 손상된 곳과 심장사이의 동맥을 뼈에 압박 함으로서 출혈을 막을 수 있다.
- 지압점 압박은 언제나 직접압박과 함께한다.

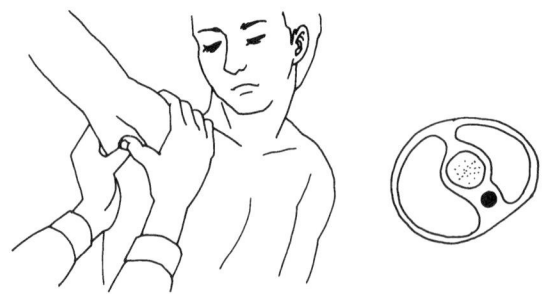

④ 지혈대 사용법
- 팔이나 다리의 절단과 같은 심한 출혈이 있을 때 직접압박, 지압점 압박을 하여도 출혈을 막지 못 할 경우 최후의 수단으로 사용한다.
- 지혈대는 적어도 5cm되는 넓이의 띠를 사용하며, 철사나 끈의 사용은 금한다.

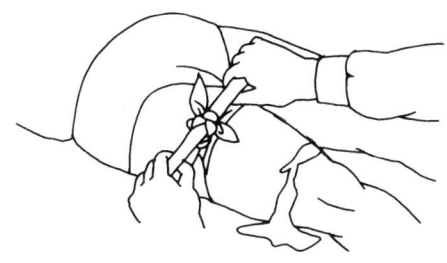

- 상처로부터 심장쪽으로 약 5cm위에 매도록 하여 완전히 지혈이 되도록 꼭 매야한다.
- 지혈대를 맨곳은 노출시키며 맨 시간을 기입한 쪽지를 달아준다.
- 지혈대는 한번 매면 의사의 지시가 있을 때 풀도록 하되 장시간 이송시 30~60분 마다 느슨하게 하여 말초조직의 순환상태를 점검한다.
- 지혈대 사용은 지혈의 가장 최후 선택 방법이다.
- 사지에 한하고 지혈대를 맨 곳은 반드시 노출시킨다.
- 지혈대는 관절부위나 무릎, 팔꿈치 부위에는 착용시키지 않는다.

5. 환자운반법

1) 운반운칙

- 적절한 응급처치가 되었는지 확인
- 운반여부 및 방법 결정 - 부상정도, 부상부위, 운반의 필요성, 운반도구, 운반인원 등을 고려하여 결정
- 운반에 필요한 기구(도구) 준비
- 운반인원 확보

2) 주의사항

- 적절치 못한 운반은 환자의 상태를 악화시킬 수 있음
  ⇒ 올바른 운반법이 필요
- 충분한 응급처치후, 침착히 움직임을 최소화하여 운반
- 운반중에도 환자를 지속적으로 관찰
- 매우 급한 경우도 현장이 안전하다면 반드시 응급처치를 하고, 운반시에는 세심한 주의를 기해 안정을 기할 것
- 상병자가 움직이는 경우 상시 적절한 기술에 의해 행할 것
- 골절이나 의식이 있는 상병자는 반드시 부목으로 고정한다.
※ 가급적 구급차나 의사를 기다리도록 한다.

3) 운반방법

(1) 1인 운반법
- 부축하여 걷기, 업기, 안기, 끌기 등의 방법이 있다.
- 환자의 상태에 따라 적절하게 운반방법을 선택한다.

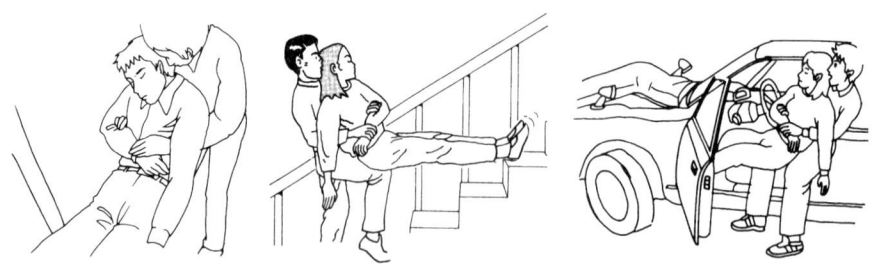

(2) 2인 운반법
- 환자의 발을 앞쪽으로 하여 운반
- 구급차로 운반시 머리를 앞쪽으로 운반

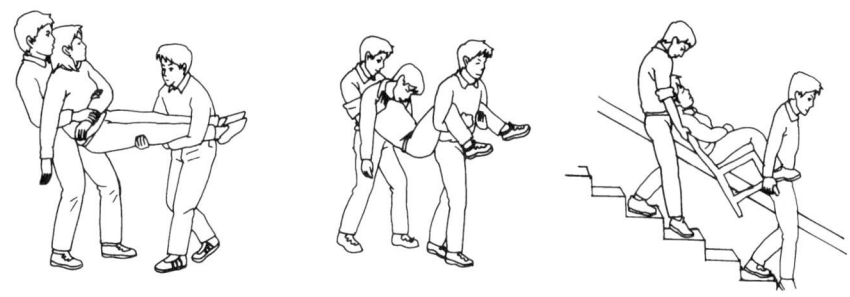

4) 운반도구 만들기

- 담요, 로프, 수건, 옷 등을 이용하여 들것을 만들 수 있다.
- 들것운반은 환자를 고정한 후 머리를 뒤쪽으로 하여 운반한다.

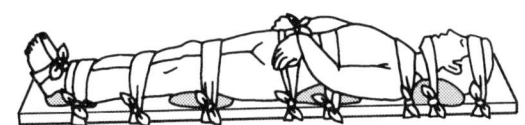

제11장
인체에 대한 이해

1. 인체운동의 해부학적 정의

1) 운동면

(1) 전후면
해부학적 자세를 취하고 있는 사람을 좌우로 양분하는 수직면으로, 시상면이라고도 한다. 특별히 체중을 정확히 2등분하는 면을 정중면이라고 한다. 굴곡·신전·과신전의 기본움직임이 일어난다.

(2) 좌우면
해부학적 자세를 취하고 있는 사람을 전후로 양분하는 수직면으로, 내전·외전의 움직임이 일어난다.

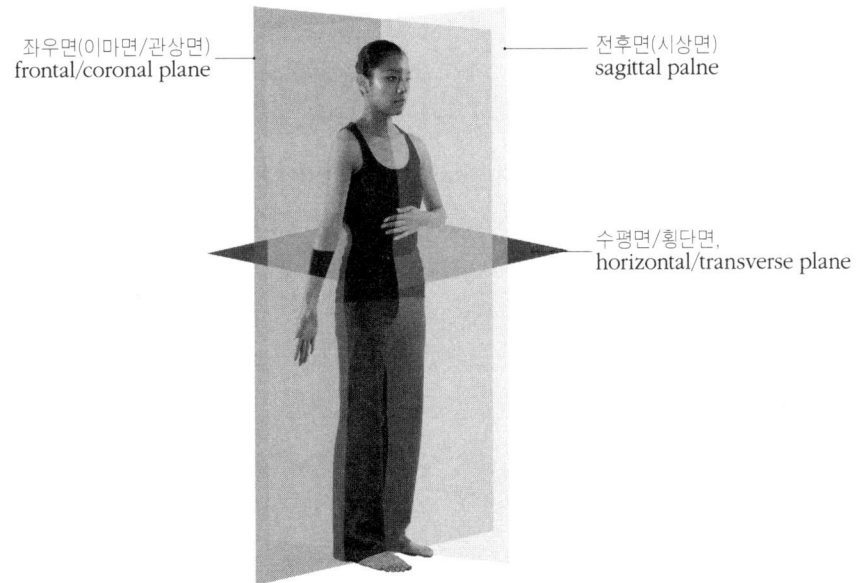

그림 11-1. 인체의 운동면

(3) 수평면

해부학적 자세를 취하고 있는 사람을 상하로 양분하는 면으로, 횡단면이라고도 한다. 회전운동이 일어난다.

2) 방향에 관련된 용어

- 안쪽(내측) : 정중면에 보다 가까운 쪽
- 가쪽(외측) : 정중면에 보다 먼 쪽
- 앞 : 인체 앞면에 보다 가까운 쪽
- 뒤 : 인체 뒷면에 보다 가까운 쪽
- 위(상) : 인체에서 상대적인 위 부분

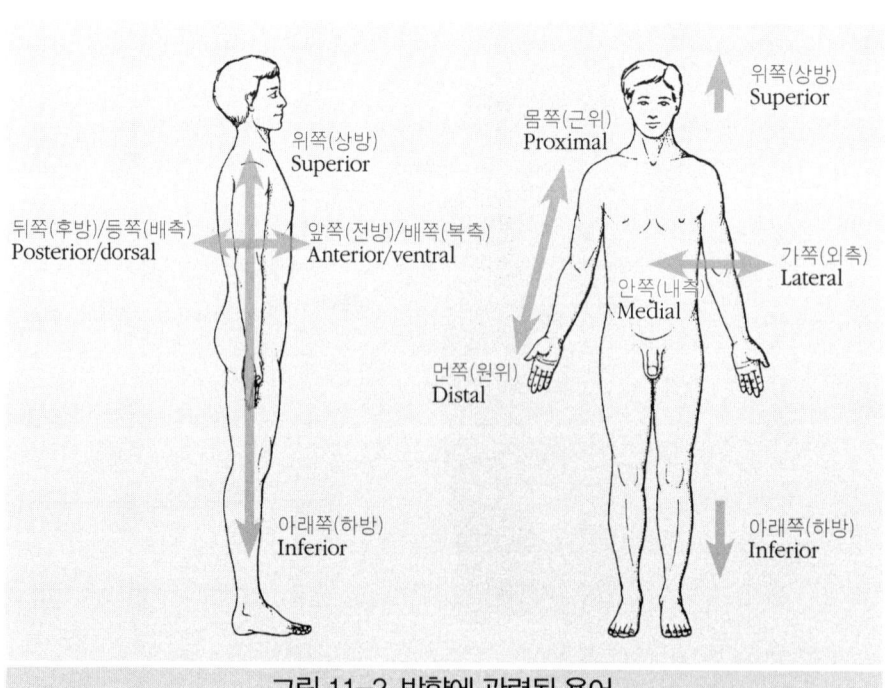

그림 11-2. 방향에 관련된 용어

- 아래(하) : 인체에서 상대적인 아랫부분
- 몸쪽(근위) : 구간부(몸통)에서 보다 가까운 쪽(사지)
- 먼쪽(원위) : 구간부에서 보다 먼 쪽
- 손바닥쪽(장측, palmar)
- 발바닥쪽(저측, planter)
- 손등쪽/발등쪽(배측, dorsal)

3) 관절운동에 관련된 용어

- 굽힘(굴곡) : 관절각도가 작아지는 것
- 폄(신전) : 관절각도가 커지는 것
- 모음(내전) : 정중면으로 가까이 오는 운동
- 벌림(외전) : 정중면에서 신체의 일부분을 멀리 하는 운동
- 휘돌림(회선) : 굽힘·폄·모음·벌림등의 연속운동으로 팔다리나 신체의 일부로 원뿔을 그리는 운동
- 돌림(회전) : 장축을 축으로 하여 도는 운동
- 안쪽돌림(회내) : 해부학적 자세에서 손바닥이 안쪽으로 돌리는 운동
- 가쪽돌림(회외) : 해부학적 자세에서 손바닥을 바깥쪽으로 돌리는 운동
- 강하 : 아래로 내리는 운동
- 거상 : 위로 올리는 운동
- 전인 : 앞으로 내미는 운동
- 후인 : 뒤로 끄는 운동
- 엎침(내번) : 발꿈치와 발바닥이 안쪽(안쪽 복숭아뼈)을 향하는 운동
- 뒤침(외번) : 발꿈치의 발바닥이 바깥쪽(가쪽 복숭아뼈)을 향하는 운동

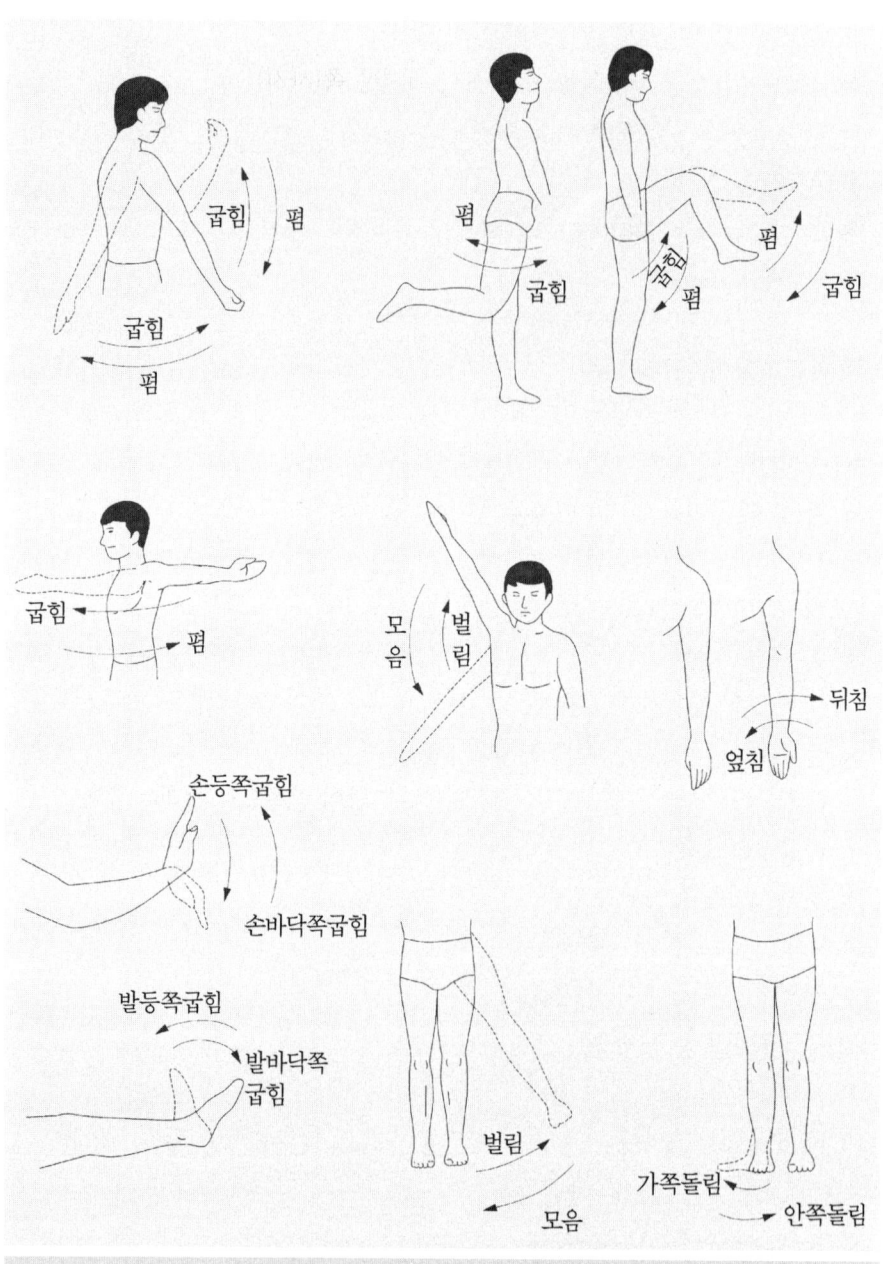

그림 11-3. 관절운동의 정의

2. 인체의 근육계

1) 근육의 일반적 작용

인체의 약 40%를 차지하는 근육은 뼈를 움직여서 신체운동을 발생시키면서 골격의 형태를 유지시켜 인체의 윤곽을 형성한다. 근육은 그 부위에 따라서 머리(두부), 목(경부), 등(배부), 배(복부), 가슴(흉부), 팔 (상지), 다리(하지) 등 7부의 근육군으로 대별된다. 운동 시의 근육은 흥분성·수축성·신장성·탄력성 등이 특징적으로 나타난다.

- 흥분성 : 자극을 받아들이거나 반응할 수 있는 능력
- 수축성 : 근육이 자극을 받아 모양이 변하여 더 짧아지고 더 두꺼워지는 것
- 신장성 : 일반적으로 근육의 길이가 정상적인 상태보다 더 길어지는 것을 의미하는데, 수축운동을 억제하기 위해서 신장성 운동이 일어남
- 탄력성 : 근육이 수축운동을 하거나 신장한 이후에 원래상태로 되돌아오는 작용

2) 근육별 기능

- 이마힘살(전두근) : 이마에 주름을 잡는다.
- 눈썹주름근(추미근) : 눈썹을 내 하방으로 당기고 좌·우미간의 주름을 만들며 이물질의 흐름으로부터 눈을 보호한다.
- 눈둘레근(안륜근) : 눈을 뜨고 감는 주동역할을 하며 눈물을 빨아들인다.
- 코근(비근) : 코를 보호하며 콧구멍을 좁히거나 넓히는 역할을 한다.
- 볼근(협근) : 입속에 있는 음식물을 이빨 쪽으로 보내며 많은 공기를 내보내는 역할을 한다.
- 깨물근(교근) : 음식물을 먹을 때 주동적 역할을 한다.

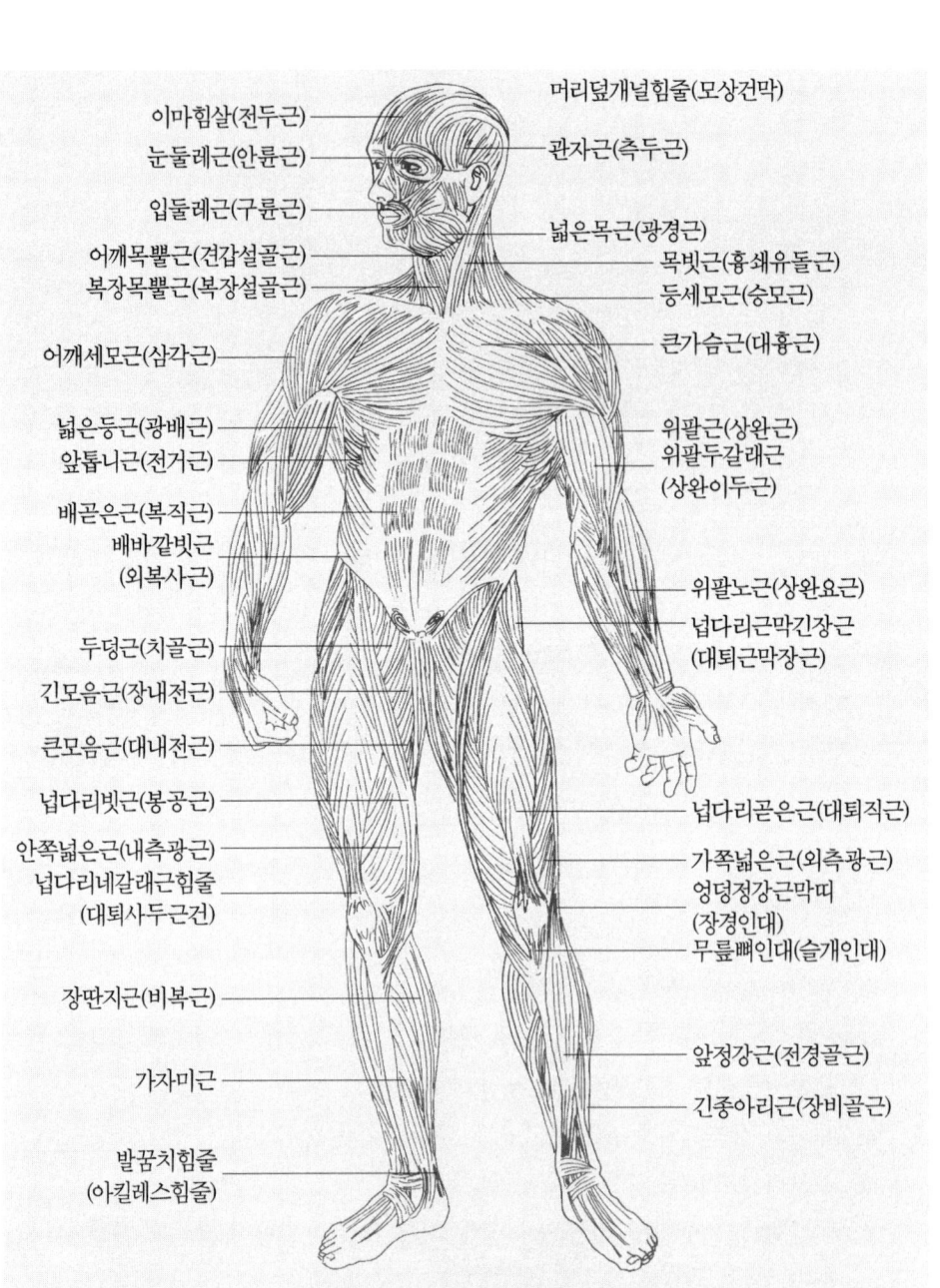

그림 11-4. 인체 앞면의 근육

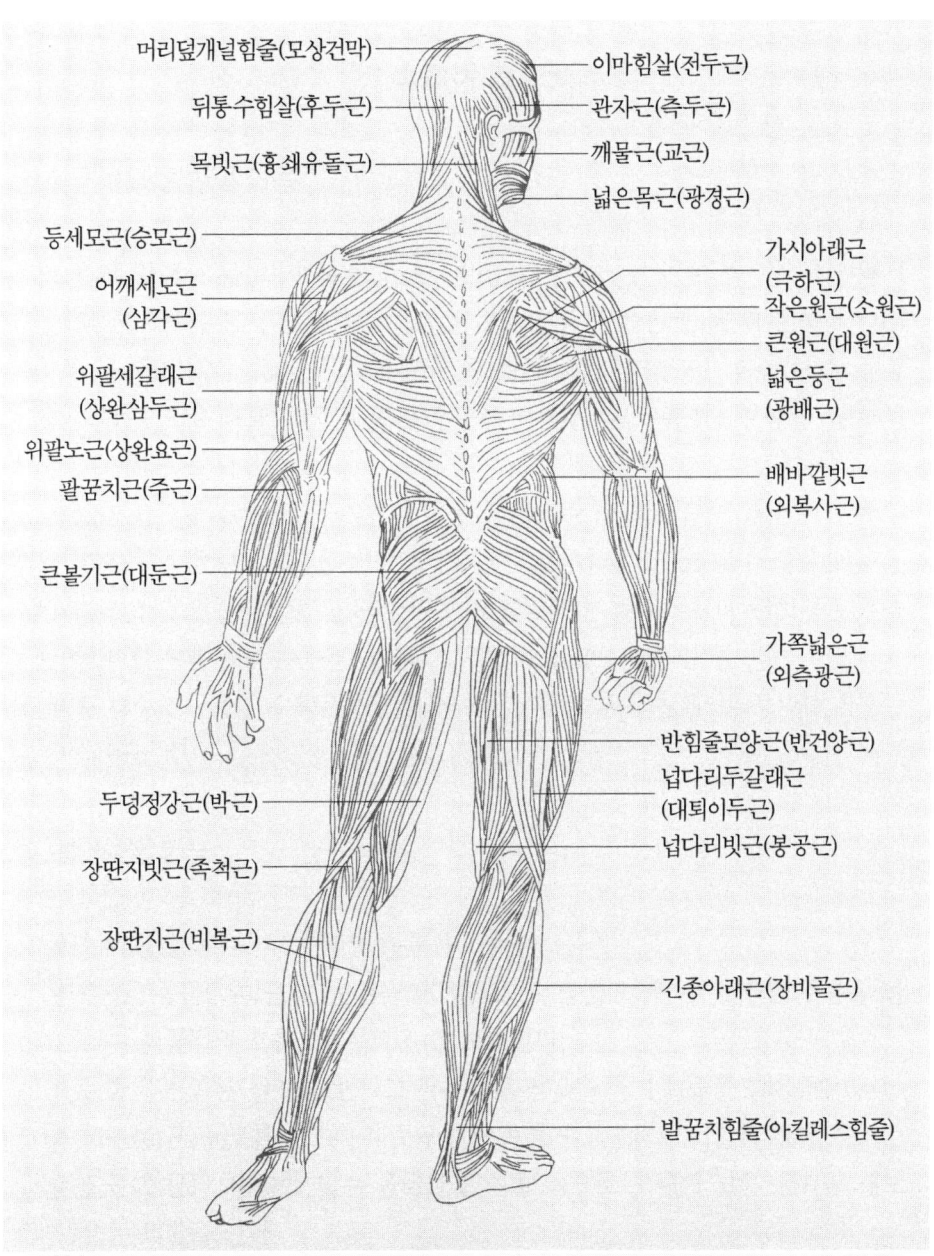

그림 11-5. 인체 뒷면의 근육

- 입둘레근(구륜근) : 말을 하며 입을 보호하는 역할을 한다.
- 아래입술내림근(하순하체근) : 턱 아랫부분을 보호하고 침샘 활동을 돕는다.
- 윗입술올림근(상순거근) : 턱의 위 부분을 보호하고 치아의 작용을 돕는다.
- 관인두근(이관인두근) : 전신경혈의 축소판이며 혈액순환을 돕는다.
- 목가시근(경극근) : 목을 젖히는 역할을 한다.
- 넓은목근(광경근) : 목 속에 있는 장기나 혈관을 보호하는 작용을 한다.
- 목빗근(흉쇄유돌근) : 양쪽이 동시에 작용하면 머리를 뒤로 안면을 위로 하고, 한쪽이 작용하면 머리를 옆으로 돌린다.
- 등세모근(승모근) : 팔이음뼈가 자유롭게 움직일 수 있게 하는 보조적 역할을 하며 어깨의 기능을 조절한다.
- 어깨올림근(견갑거근) : 어깨뼈를 위로 끌어올리는 작용을 한다.
- 넓은등근(광배근) : 복장뼈를 지탱시킨다.
- 마름모근(능형근) : 어깨뼈의 정상위치를 유지시킨다.
- 넓은가슴근(대흉근) : 허파와 심장을 보호하며 갈비뼈와 복장뼈를 끌어올린다.
- 앞톱니근(전거근) : 어깨뼈를 가쪽에서 회전시킨다.
- 배곧은근(복직근) : 가슴막의 앞벽을 인하하거나 골반의 전부를 인상하며, 척주를 전굴하고 복압을 가한다.
- 배바깥빗근(외복사근) : 가슴우리와 골반을 서로 접근시키고 복압을 높이는 작용을 하며, 한쪽 배바깥빗근이 작용하면 가슴우리가 반대쪽으로 회선한다.
- 배속빗근(내복사근) : 가슴우리와 골반을 서로 접근시키고 복압을 높이는 작용을 하며, 한쪽 배속빗근이 작용하면 가슴우리가 같은 쪽으로 회선한다.
- 허리네모근(요방형근) : 허리의 움직임에 작용한다.
- 어깨세모근(삼각근) : 위팔을 수평위치까지 외전시키고, 앞 혹은 뒤쪽으로 올린다.
- 위팔두갈래근(상완이두근) : 아래팔을 굴곡시키며 위팔을 전방으로 올리고 내·외 전시킨다.
- 위팔세갈래근(상완삼두근) : 아래팔을 신전시키는 작용을 한다.

- 팔꿈치근(주근) : 위팔세갈래근의 작용을 돕는다.
- 오목위팔근(상완요근) : 굽힘근무리와 폄근무리로 나누며 회내·회외작용에 관여하고 팔을 회전시키며 손목운동에도 관여한다.
- 두덩근(치골근) : 넙다리를 앞으로 끌어올리고, 허리뼈와 골반을 전방으로 굽히는 작용한다.
- 넙다리곧은근(대퇴직근) : 다리를 끌어올리는 역할을 한다.
- 넙다리빗근(봉공근) : 다리를 안쪽으로 당긴다.
- 넙다리두갈래근(대퇴이두근) : 넙다리를 신전시키고 무릎관절을 굽히며, 종아리를 외전시킨다. 또한 골반을 직립시킨다.
- 장딴지근(비복근) : 발꿈치를 올리고 발바닥 굴곡작용과 무릎관절 굴곡작용을 하며, 종아리 및 넙다리를 후·하방으로 당긴다.
- 가자미근 : 발바닥을 외·후방으로 돌린다.
- 발꿈치힘줄(종골건) : 발목의 움직임을 원활하게 한다.

3. 인체의 골격계

성인의 총골격은 206개인데, 이를 구체적으로 구분하면 다음과 같다.
- 머리뼈 : 23개(뇌머리뼈 8개+얼굴뼈 15개)
- 몸통의 골격 : 57개(척추 32개+가슴우리 25개)
- 팔다리의 골격 : 126개(팔 64개+다리 62개)

1) 머리뼈

(1) 뇌머리뼈(뇌두개골)(8개)
① 뒤통수뼈(후두골)
② 나비뼈(접형골)

③ 관자뼈(측두골) : 2개
④ 마루뼈(두정골) : 2개
⑤ 이마뼈(전두골)
⑥ 벌집뼈(사골)

(2) 얼굴뼈(안면골) (15개)
① 아래코선반(하비갑개) : 2개
② 눈물뼈(누골) : 2개
③ 코뼈(비골) : 2개
④ 보습뼈(서골)
⑤ 광대뼈(관골) : 2개
⑥ 입천장뼈(구개골) : 2개
⑦ 위턱뼈(상악골) : 2개
⑧ 아래턱뼈(하악골)
⑨ 목뿔뼈(설골)

2) 몸통의 골격

(1) 척주의 골격(32개)
① 목뼈(cervical vertebrae) : 7개, C1~C7
② 등뼈(thoracic vertebrae) : 12개, T1~T12
③ 허리뼈(lumbar vertebrae) : 5개, L1~L5
④ 엉치뼈(sacral) : 5개, S1~S5
⑤ 꼬리뼈(coccyx) : 3~5개, Co1~Co5

(2) 가슴우리(흉곽)(25개)
① 등뼈(흉추) : 12개

② 갈비뼈(늑골) : 12쌍
  - 진성갈비뼈 : 1~7
  - 가성갈비뼈 : 8~10
  - 부유갈비뼈 : 11~12
③ 복장뼈(흉골)

3) 팔다리의 골격

(1) 팔뼈(상지골)(64개)
① 팔이음뼈(상지대)
  - 빗장뼈(쇄골) : 2개
  - 어깨뼈(견갑골) : 2개
② 팔(상지)
  - 위팔(상완) 위팔뼈(상완골) : 2개
  - 아래팔(전완)
    · 자뼈(척골) : 2개
    · 노뼈(요골) : 2개

(2) 손
  - 손목뼈(수근골) : 16개
  - 손허리뼈(중수골) : 10개
  - 손가락뼈(수지골) : 28개

(3) 다리뼈(62개)
① 다리이음뼈(하지대)
  - 볼기뼈(관골) : 2개

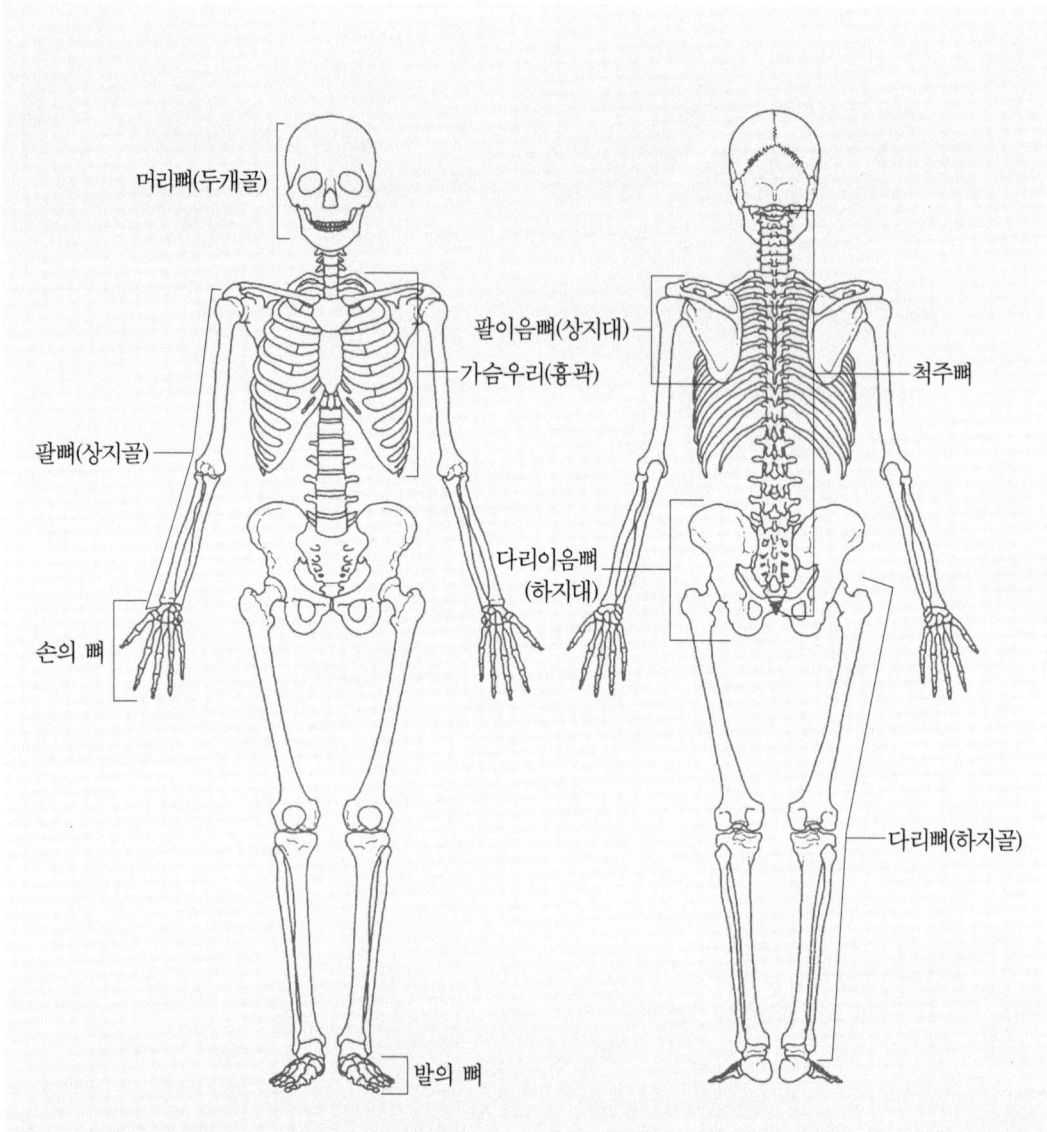

그림 11-6. 인체의 골격

② 넙다리
- 넙다리뼈(대퇴골) : 2개
- 무릎뼈(슬개골) : 2개
③ 다리
- 정강뼈(경골) : 2개
- 종아리뼈(비골) : 2개

(4) 발
- 발목뼈(족근골) : 14개
- 발허리뼈(중족골) : 10개
- 발가락뼈(족지골) : 28개

4. 인체의 관절

1) 발관절과 발의 운동

발관절은 발바닥쪽굽힘·발등쪽굽힘·안쪽돌림·가쪽돌림·엎침·뒤침운동을 하며, 발가락은 체중이 발로 옮겨질 때 발을 고정시키는 중요한 역할을 한다. 발가락에서의 운동은 발가락을 아래로 둥글게 감는 굽힘, 그 반대동작인 폄동작이 있다. 발목과 발동작은 독립적이나 발바닥쪽굽힘을 증가시키기 위한 동작에서 발가락을 굽히려는 경향이 나타난다. 발관절과 발은 체중을 지지하는 장치이며 인체를 이동시키거나 다른 동작의 수행에 사용된다.

2) 무릎관절의 운동

무릎관절의 앞쪽에는 편평한 삼각형 모양의 무릎뼈가 위치하고 있으며 무릎관

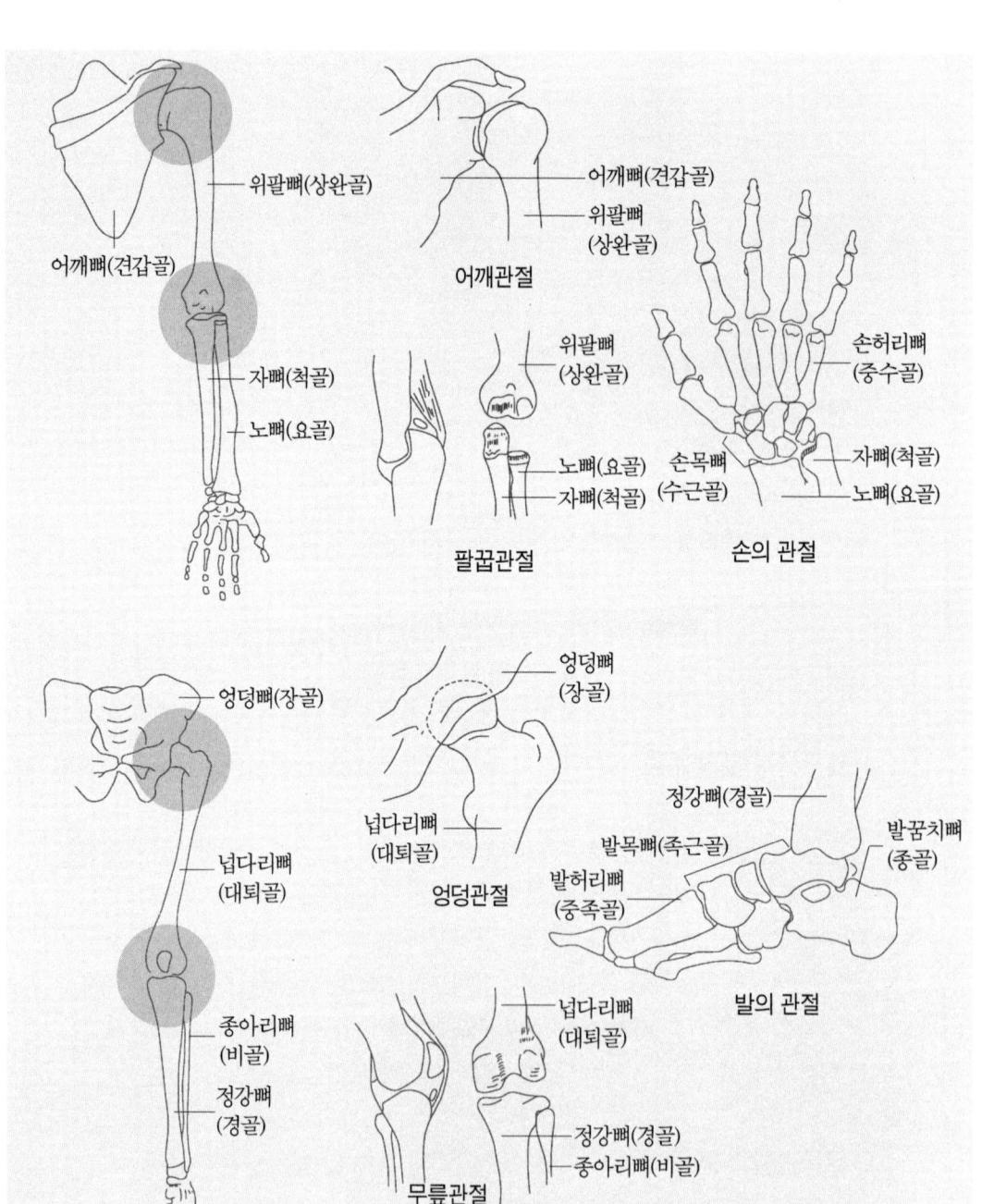

그림 11-7. 인체의 관절

절 주위의 강한 폄근은 지레역할을 한다. 무릎관절의 운동은 넙다리 가쪽과 안쪽에서 약간의 비틀림 작용도 있지만 주로 종아리의 굽힘과 폄운동이다. 폄의 운동범위는 약 170°로서 폄 동작과 동시에 안쪽·가쪽으로 다소 회전하는 휘돌림운동이 일어난다. 이는 무릎뼈가 체중을 지지지하는 동작에 도움이 된다. 충분히 굽혔을 때 넙다리뼈와 정강뼈의 각도는 약 10도이다.

3) 골반과 엉덩관절의 운동

골반의 기능은 다음과 같다.
① 내장을 받쳐 보호한다.
② 몸통과 다리에 분포되는 대부분 근육의 근원지이다.
③ 몸통이나 신체 이동에서 오는 충격을 흡수한다.
④ 팔과 몸통의 무게를 다리로 전달하는 작용을 한다.
한편 성인 남녀 골반의 해부학적 차이는 다음과 같다.
엉덩관절의 동작은 엉덩이의 움직임의 각도를 조절하는데, Y형 인대로 인하여 동작이 상당히 제한받으며 동작을 골반으로 전달하는 기능을 한다.

4) 척주의 운동

척주의 운동에는 돌림·굽힘·가쪽굽힘의 3종이 있다.
① 돌림……척주는 종축 주위를 회전한다. 제2목뼈에서 이 운동이 가장 크고, 다음은 하부 등뼈의 축과 상부 목뼈의 축의 순이며 허리뼈에서의 운동이 가장 제한되어 있다.
② 굽힘……앞뒤쪽으로 굽혀진다. 목뼈에서 가장 용이하고 다음은 허리뼈이며, 등뼈에서 가장 제한적이다.
③ 가쪽굽힘……목뼈 아래쪽과 등뼈 위쪽에서 최대의 가쪽굽힘을 할 수 있고 허리에서도 많이 나타난다.

5) 어깨관절의 운동과 기능

어깨관절은 팔의 모음·벌림, 휘돌림, 굽힘과 폄 운동을 하게 하고 어깨뼈와 같이 팔을 들어 올리는 동작을 한다.

6) 팔꿉관절의 운동과 기능

팔꿉관절은 위팔근과 위팔두갈래근의 수축으로 굽힘운동을 하며, 오목위팔근의 수축으로 아래팔을 약간 가쪽돌림시키면서 굽힘운동을 한다. 또한 위팔세갈래근의 수축으로 폄작용을 한다.

7) 손관절의 운동

손목에서는 손바닥뼈의 굽힘과 폄운동, 모음과 벌림 운동, 안쪽돌림과 가쪽돌림 운동이 일어난다. 이 중에서 안쪽돌림과 가쪽돌림 운동은 아래팔의 자뼈와 노뼈 사이에서의 운동이며, 손목뼈의 움직임에 의한 것은 아니다. 즉 안쪽돌림과 가쪽돌림은 아래팔근육의 작용에 의해서 자뼈와과 노뼈의 비틀림작용으로 인해서 일어나는 것이다.

참고문헌

강두희(1992). 생리학, 신광출판사.
고려의학 편집부 역(2005). 중독 백과. 고려의학.
국민생활체육협의회(1993). 생활체육과 성인병. 국민생활체육협의회.
국민체육진흥공단 체육과학연구원(2009). 2009 국민체력 실태조사.
곽정옥 외(1997). 현대 보건학, 효일문화사.
김동석(2007). 공중보건학, 수문사.
김명 역(2008). 신체 발육발달론, 대경북스.
김명일 외(2007). 운동처방에센스, 대경북스.
김복현 역(2006). 토탈건강혁명, 대경북스.
김복현 외(2004). 운동생리학 플러스, 대경북스.
김재구 · 노호성(2009). 운동처방총론, 대경북스.
김정진(1985). 생리학, 고문사.
김창국 역(2003). 생체역학, 대경북스.
김창국 외(2005). 인간 움직임을 이해하기 위한 인체해부학, 대경북스.
나재철(2004). 운동생리학, 대경북스.
노재성 외(2008). 지도자를 위한 트레이닝 방법론, 대경북스.
대한산업의학회(2002). 산업의학 진료의 실제. 대한산업의학회.
대한신경정신의학회(2005). 신경정신의학. 중앙문화사.
박계순 · 이한준(2008). 뉴 패러다임 보건학, 대경북스.
박명준 외(2007). 공중보건학. 지구문화사.
박선환(2001). 정신건강론. 양서원.
서영환 · 손연희(2009). 퍼포먼스향상을 위한 뉴 스포츠영양학, 대경북스.
서채문(2010). 건강교육학(전정판), 대경북스.
송정자(1998). 영양판정, 청구문화사.
스포츠의학사전편집포럼(2003). 스포츠의과학대사전. 대경북스.
유승희 외(2009). 신 체육측정평가(전정판), 대경북스.
이우주(1999). 의학대사전(제2판), 아카데미서적.

이창현 외 역(2004). BEST 여성건강의학. 대경북스.
위성식(2001). 최신 운동생리학. 대경북스.
전태원(1994). 운동검사와 처방. 태근문화사.
정길상 역(2002). 입문 운동생리학. 대경북스.
정영숙 외(2006). 학교보건. 현문사.
정일규 외(2009). 휴먼 퍼포먼스와 운동영양학. 대경북스.
정일규 외(2007). 휴먼 퍼포먼스와 운동생리학. 대경북스.
최혜미(1998). 21세기 영양학. 교문사.
태웅건강연구회(2005). 만병의 근원 스트레스를 즐기자. 태웅출판사.
통계청(2006). 2005년 출생통계 잠정결과.
편집부(2009). 체육과학대사전. 대경북스.
한국보건사회연구원(2005). 2002, 2003 영아·모성사망조사. 한국보건사회연구원.
한국보건사회연구원(2005). 2004년도 전국 노인생활실태 및 복지욕구조사.
한국청소년개발원(2006). 청소년문제론. 교육과학사.
한국환경보건학회(2008). 환경보건학. 신광출판사.
한상철(2003). 청소년문제행동(심리학적 접근). 학지사.
한양일(1993). 영양생리학. 효일문화사.

高橋和敏(1981). 社會體育とその指導. 東京：東海大學出版會.
菅源礼(1977). 現代社會體育論. 東京：不昧堂.
池上晴夫(1984). 健康のためスポーツ醫學. 講談社.
學校體育硏究同志會(1978). 技術指導と集團づメリ. ベースボール・マガジン社.
絲川嘉則 外(1999). 榮養學總論. 南江堂.
勝田茂(2002). 入門運動生理學. 杏林書院.
奧田豊子 外(2003). スポーツ榮養學. 嵯峨野書院.
青山晴子(2002). スポーツ先手の榮養學と食事プログラム. 西東社.
堀原一(2005). 新家庭の醫學. 時事通信社.
坂井健雄(2007). 家庭の醫學. 保健同人社.
東あかね 外(2007). 健康管理槪論. 講談社.
久保正秋(2010). 體育·スポーツ哲學的見方. 東海大学出版会.

Aiken, L. R.(1994). *Dying, Death, and Bereavement, 3rd ed.* 4. Allyn & Bacon.

Anismam, H., and Z. Merali(2002). Cytokines, Stress and Depressive Illness. *Brain, Behavior, and Immunity 16, no. 5* : 513–524.

Barley, J. et al.(1997). Risk Factors for Violent Death in the Home, *Archives of Internal Medicine 157* : 786.

Bouchard, C., Shephard, R. J., Stephens, T., Sutton, J. R., Mcpherson, B. D.(1990). *Exercise Fitness and Health*, Human Kinetics.

Despopoulos, A., Silbernagl, S.(1986). *Color Atlas of Physiology*, Goerg Thieme Verlag Thieme Inc.

DeVreis, H. A.(1983). *Physiology of Exercise*, Wm. C. Brown Company Pub.

Ferketick, A. K. et al.(2002). Depression as an Antecedent to Heart Disease Among Women and Men in the NHANES I Study National Health and Nutrition Examination Survey, *Archives of Internal Medicine 60, no. 9* : 1261–1268.

Fogarty, M.(2003). Public Health and Smoking Cessation, *The Scientist, 17*, no. 6, 23.

Franklink, B. A., Gordon, S.(1989). *Timmis, Exercise Modern Medicine*, Williams & Wilkins.

George, L. K.(2003). *The Health-Promoting Effects of Social Bonds, Center for the Study of Aging and Human Development*, Duke University.

Glaser, R. et al.(1998). The Influence of Psychological Stress on the Immune Response to Vaccines, *Annals of the New York Academy of Sciences 840* : 649–655.

Hansen, G. and P. Venturelli(2002). *Drugs and Society, 7th ed*, 49. Jones & Bartlett.

Hargreves, M.(1995). *Exercise Metabolism*, Human Kinetics.

Hoeger, W. W. K., & Hoeger, S. A.(1995). *Lifetime Physical Fitness and Wellness*, Morton Publishing Company.

Howley, T. E., & Franks, D. B.(2003). *Health Fitness Instructor's Handbook*, Human Kinetics.

Jones, N. L., McCartney, N. & McComas, A. J.(1994). *Human Muscle Power*, Human Kinetics.

Kenny, D., F. J. McGuigan, and J. Sheppard (Eds)(2000). *Stress and Health Research and Clinical Applications*, Gordon and Breach Pub.

National Institute on Drug Abuse(2000). *Anabolic Steroid Abuse*, NIDA Research Report Series.

National Institute on Drug Abuse(2004). *National Survey Results on Drug Use: 1975-2003*, Monitoring the Future.

Niaura, R. et al.(2002). Hostility, Metabolic Syndrome, and Incident Coronary Heart Disease, *Health Psychology 21*, no. 6 : 588-593.

Olivardia, R., H. Pope, and J. Hudson(2000). Muscle Dysmorphia in Male Weightlifters: A Case-Control Study, *American Journal of Psychiatry 157*: 1291-1296.

Peachey, L. D.(1983). *Skeletal Muscle, Handbook of Physiology, Section 10*, Waverly:Baltimore.

Ritter, C.(1988). *Social Supports, Social Networks, and Health Behaviors, in Health Behavior: Emerging Perspectives*, ed. D. Gochman Plenum.

Seeley, R. R., Stephens, T. D., & Tate, P.(1996). *Essential of Anatomy and Physiology*. Mosby-year Book, Inc. Sed. Edition.

Smith, A.(2003). Breakfast, Stress, and Catching Colds, *Journal of Family Health Care 13*, No. 1 : 2.

Stunkard, A. J.(1980). *Obesity*, W. B. Saunders Co. : Philadelpia.

Wilmore, J. H., Costill, D. L.(1994). *Physiology of Sport and Exercise*, Human Kinetics : Champaign.

Wilmore, J. H., Costill, D. L.(1988). *Training for Sport and Activity*, Wm. C. Brown Pulishers.